后浪出版公司

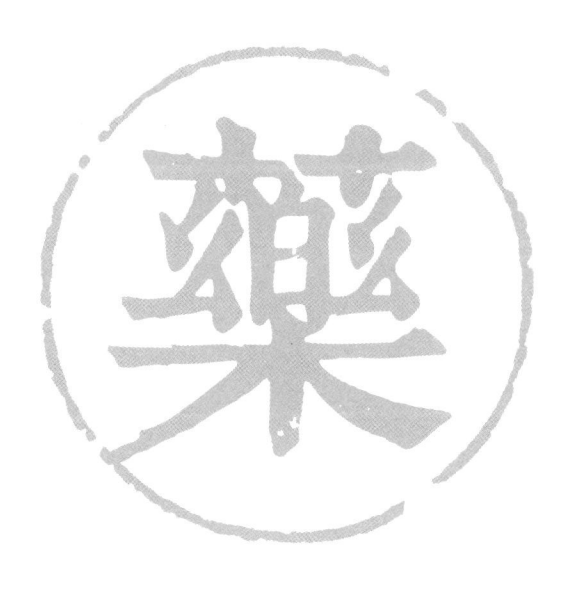

无药

朱幼棣 著

世界图书出版公司
北京·广州·上海·西安

目 录

01 配置资源：为什么是市场？ 1
02 改革：放开搞活医疗资源 25
03 满眼冰山——也谈葛兰素史克（中国）公司商业贿赂案 36
04 守望大国医改 48
05 建立新机制比增加投入更重要 63
06 "基药"退出的 N 个理由 70
07 《大国医改》改什么？ 78
08 中国医改为何这么难 83
09 药品招标：行政"设租"与"寻租" 99
10 "以药补医"为何取而不消？ 114
11 如何解决基药目录"断尾"问题 124
12 基药超低价中标：穷人的毒药？ 135
13 谈药品采购的"二次议价" 143
14 比争论有无"全民免费医疗"更重要 156
15 流通之惑：药品集中招标采购"三公"吗？ 163
16 "两票制"能清理流通环节吗？ 168
17 朱幼棣、许戈辉：对话医改 175

18 用市场定价解决"廉价高效药消失" 186
19 中国公立医院能否全部回归公益？ 194
20 公立医院改革：要不要分类？ 202
21 谈穷人的尊严 209
22 也谈医生的"体面收入" 218
23 取消药品加成：利益链的断与续 227
24 谈医生的自由执业 240
25 有无必要设立"医强险"？ 251
26 医患纠纷与医患对抗 254
27 毒胶囊——微缩的药业现状 272
28 疑似回扣时，为何整体失语？ 280
29 如何面对医检分离的诉求 283
30 社会药店之路 286
31 中国有没有药物经济学？ 296
32 免费医疗与医保的二元结构 302
33 《民营医院蓝皮书2013》前言 309
34 回归医疗服务的市场定价机制 312
35 专业的研究和文学的写作 317
36 如何厘清医改中政府、财政和市场的边界？ 323
37 公立医院的改革不止一种模式和选择 329
38 中国医改的全球视角 333

后　记　353

01 配置资源：为什么是市场？
——凯恩斯主义和医改路径的选择

一

几年前，对新医改方案的讨论相当热烈，参与的官员和专家众多，各种建议不断，好像中国进入了改革的新纪元。

2009年春天，新医改大幕开启后不久，人们却发现改革大戏尚未成熟，剧情冗长拖沓，手法老套，插曲与回放、小改小革修修补补不断，历史命题的破解，远不如人们期盼的那样精彩。

也许，我们还得回到当初的争论，回到逻辑的原点上来思考。

与波澜壮阔的中国经济体制改革相比，与涌现出一大批企业家、经济学家和纷繁流派的思想解放潮流相比，医改之河出伏流而未见汪洋，缺少甚至没有产生思想和理论上的大家，即使卫生学人或医药学人也大多囿于专业，术语搬来搬去，问题却越积越多。道德的紧迫感、危机意识和拯救生命的职业使命感，屏蔽了我们对真理的渴望和创造性的想象。

大家还记得，当时主流观点认为，中国医疗卫生体制的不完善，医院管理上的漏洞，医疗服务上的乱象，比如收取"回扣红包"、"医院科室创收"、"大处方"、"过度检查"、"以药养医"、药品购销中的"行贿受贿"等，都是"医疗市场化改革过了头"的结果，是市场经济带来的单纯追求经济效益的结果，市场参与者是贪婪和不道德的，医院和医生向钱看，造成了医疗服务和药品的费用畸高等等。市场经济成了"妖魔"。而政府与市场有着本质上的不同，政府官员多数一心为公、廉洁自律、无私奉献，拥有完整的信息，可以控制风险。所以政府应当断然出手干预接管，拯救深陷危机的医药市场和医疗服务机构，重塑政府治理机制。这种推断很难说合乎逻辑。

其实，乱象不断，暴露了原有医疗体制已不适应中国的发展，不能满足社会的需求。深层矛盾的积累和爆发多数归因于行业自律缺失、行政监管滞后和医院管理混乱，反映出医疗服务资源配置失衡，造成优质医疗资源稀缺。此外还包括公立医院过度扩张，与财政投入不匹配。这些都更加表明推进改革的必要性。

市场的运行不会免费。

正如美国经济学家弗兰克·奈特[1]所说，自由市场有几个基本的坏的倾向，如同计划经济也有根本性的缺陷一样。从亚当·斯密开始，从来没有人说过市场是完美的。我们所能做的只是不断进行体制机制上的调整和变革，来弥补市场的不完美，提高市场配置资源的效率。

事实上，现实生活中的确有很多不平等，例如医疗服务。许多人对看病之难、治病之贵深有体会，深受其害，苦不堪言。有人把它归咎于"市场经济"，以为这样便找到了"替罪羊"。于是，"降临在无辜者头上的失望和命运的打击，无论如何不能归因于政府。但政府一旦打着公正的口号进行干涉，就走进了一个无法实现诺言的魔圈。"[2] 市场不完美，市场信息不对称，并不能由此想象政府行政的完美和信息的对称，得出用政府行政干预来替代医疗服务市场的结论。

市场和政府，本来是经济学研究的两大主题，市场多一点，还是政府多一点，这要根据具体情况判定。几乎可以肯定，二者不可能互

---

[1] 弗兰克·H·奈特（Frank H. Knight, 1885—1972），20世纪最有影响的经济学家之一，芝加哥学派创始人，主要著作《风险、不确定性和利润》，通过引入风险与不确定性的概念，揭示理论上的完全竞争与实际竞争的本质区别，揭示利润的来源。——编注

[2] 罗伯特·内夫：《哈耶克对"社会正义"的批判——二十个命题》，见《知识、自由与秩序》，191页，北京，中国社会科学出版社，2000。

相替代，特别是在只有数十年重建和发展市场经济历史的中国，市场的作用极易被忽视和打压。因此可以理解，为什么有缺陷的市场和有缺陷的行政比较起来，我们宁可选择市场。

原因之一在于市场本身是不断变动的，调整和纠错比较容易；而每一项行政措施的出台，都极易形成部门和群体权利与利益的固化，改变不易，成本也更高。而人们很难注意到冰山潜水下的部分。政府药品采购招标和招标办机构人员便是一个"冰山"般复合的综合体。比如，部分一二级公路收费取消了，需政府安置的收费站人员就多达15万人以上，最后多数人还是进了财政税务部门。

任何体制的优劣都是相对的，具体要分析问题集中在哪个层次。在提倡"以人为本"的今天，科学的分析同样需要始终关注作为个体的人，包括他们的感觉和主观的收益意识。从某种意义上说，医疗服务的价值，同样取决于消费者（患者）的需求在多大程度上得到满足。

医疗市场有两个层次，一是服务产品市场；二是医疗资源或要素市场。现在暴露的问题，如"看病难、看病贵"、"医患纠纷"等，主要集中在服务产品市场，而深层原因则是政府过度干预下资源配置失衡所致。经济学家张维迎说，"政府高度干预和国有企业主导不仅不是经济奇迹的原因，恰恰相反，它们倒是改革失败论者大肆渲染的中国社会重重矛盾和不公平的原因。政府大量控制资源和政府对经济的过分干预，是官商勾结的直接原因和官员腐败的温床，严重腐败了商业文化，破坏了市场的游戏规律"。"如果我们能早点开放医疗市场，允许民间资本自由进入，而不是保持国有医院的垄断地位，'看病难、看病贵'问题绝不会如此严重。"[①]这些见解都颇有道理。

市场信息经常不对称或失衡，我们时常听闻"土豆烂在地里"、"大

---

① 张维迎：《什么改变中国——中国改革的全景和路径》，Ⅶ页，北京，中信出版社，2012。

白菜没人收购"、"大蒜、绿豆价格暴涨",教科书中也曾列举农场主把牛奶倒进阴沟等,更何况医疗这样一个非常分散和个性化的服务业。当然也有制约的方法,健保机构和药师制度就是对医疗服务和处方用药的制衡。可惜,我们近几年在这些方面都没有很大的改进。但市场信息失灵的这种现象,并不会导致政府再来管控土豆、大白菜、大蒜、绿豆和牛奶的价格,而为什么药品流通和医疗服务业会出现逆袭呢?

思想与理念能在很大程度上左右国家的行为。

2013年11月召开的党的十八大三中全会,把发展市场经济放在了极其重要的地位,指出主要通过市场来配置资源。市场制度远不止调整医疗资源配置失衡和无效,更重要的是它还会改变人与人的关系,具体说就是"医患关系"。在全科医生自由执业的情况下,竞争状态下的医疗服务的质量和价格会在市场上体现出来,由此来引导患者就医,从而大大减少他们的不满和遗憾,这在下面的章节中将会专门论述。

由此来审视几年来医药卫生体制改革,穿行往返,蓦然回首,大家就会发现其成效和问题的症结所在,一切都豁然明了。

二

不管就医还是行医,人们都曾一同经历。

我们应当从更宏大的历史视角,在整体上把医疗服务的提供和购买作为一种以市场秩序为特征的世界文明来看待。

其实,医疗卫生和健保只是一种专业知识体系,不能把它作为束缚思想的樊篱,或者壁垒分明的界线。

张维迎说,"中国未来的改革取决于什么?一是我们的理念,二是我们的领导力。"他还认为:"改革并不是不可逆转的。改革开始的20年,也就是20世纪80年代至90年代,是理念战胜利益,我们相信了的东西,尽管有阻力也要推行,所以我们的改革取得了进步。

但是看看现在的情况，基本上是利益战胜理念，没有多少人在谈理念，几乎所有出台的政策都是为了保护和增加部门的自我利益。"①

我们"亲历"了30多年改革开放，重构市场经济，思想解放和思考自由，在不断学习和析疑中，早已拓宽了视野，更新了知识。我想，如果在宏大的医改用语的高地上，充塞着"零差率"、"基本药物目录"、"政府药品招标"、"双信封"、"提高报销比例"，或者"收支两条"等等字眼，至少可以看出这套话语系统与体制改革的关联有多少，与党的十七大报告上提出的"四个分开"、即"政事分开、管办分开、医药分开、营利与非营利分开"的宏大改革指向，有多大的差异了。

比如，一种技术含量不高的服务业，过去叫理发，现在叫美发。这也是个性化很强的服务，美发后对自己的发型很满意的女顾客不多。这与理发师的手艺、审美、发型设计，顾客的脸型、年龄、期望值等等都有关系。为什么计划经济时期很少出现或者没有出现这种信息不对称和满意度普遍较低的问题呢？因为过去企事业单位里有理发室。职工在单位理发是在享受职工福利，有的单位还发给员工理发票、澡票，不发票的单位也只要求职工交一元钱就可获得这些服务了。花一元钱理发就谈不上发型了，而且基本上，中国无论老年少年，无论男男女女，也就这么固定的几种发型。"文革"中连烫发、长发披肩都是不被允许的。现在花几十元甚至上百元美发，就出现了值与不值的问题。群众就医也是如此。

而医疗费用更昂贵，动辄成千上万。

值不值？是不是花了冤枉钱？这是服务产品在市场交换中产生的价值，即生命的延长和痛苦的减轻，是否得到购买者的认同——不能据此说明市场失灵，而恰恰表明医疗服务业是有市场存在的。

就像不能根据"卖粮难"、"粮价高"和有人吃不上粮而否定粮食市场的存在，或粮食产业过度市场化一样。我想起1983年深秋，

---

① 张维迎:《什么改变中国》，XI—XII页，北京，中信出版社，2012。

在雨水连绵、满地泥泞的关中平原上跋涉采访的经历。那年秋粮大丰收，到处喊卖粮难。天不亮，粮站前的农民就排起了长队，粮站公家人员还找理由压价。作为新华社记者，我见此胶着状态后很焦急，写了几篇内参反映卖粮问题。你能说这是市场失灵？还是农村改革失败？如果说失败的话，只能说是粮食统购统销的失败，集体劳动调动农民生产积极性的失败，还有指令型计划经济的失败。

现在业内普遍反映医生收入低，社会地位不高。医生是否有灰色收入可以暂不必考虑，那毕竟不是所有医务人员都会获得的。问题是国外医生的高收入主要从哪里获得的？毫无疑问是医疗服务市场，找好医生、名医的患者多，医生的收益也高。我曾经问过一个开美发连锁店的温州"名剪"老板，他说一般理发师月薪只有几千元钱，但好的美发师年薪能达到20多万，他们一般都有固定的高端客户。这种收入也与好医生的收入差不太多了。

我们这一代人有幸亲历了30年改革开放大波大澜，有幸参与了建立社会主义市场经济的风风雨雨，这使我们可能有比前辈更宽阔的视野和胸怀。市场运行有成本，行政和计划体制同样有不低的组织成本。市场机制最重要的作用在于定价机制和资源配置。而医疗服务领域最根本的资源是医院、医生、药品和检查设备。

在医疗资源四个组成部分中，高度行政化，缺少开放、流动、优化，缺乏市场配置资源的基础功能，应该是主要矛盾所在。

三

在汉语词汇中，一用上"化"字，便有过头、过分的嫌疑。

比如"自由化"、"全盘西化"等等，有人有意无意把政治思想上的概念，与经济和社会民生问题混淆，放在一锅"乱炖"。这些调门很高的"主流理论"并没有丰富我们对改革的探索和认知，只成为重回政府主导、增加财政投入的理由——实际上是单纯政府包办垄断、扩大财政供养的范式。他们认定，在医疗服务领域不存在市场，也无需引入自由竞争和市场定价机制，提高服务质量降低价格，更无需利用要素市场配置和优化资源。这真是不可思议。

据记忆所及，在各种医改方案讨论之初，"英国模式"曾一再提起，被认为可作为中国医改的借鉴或参考。虽然后来官方作了否定，但是时过数载，原有思维模式的影响实在难以一笔勾销。

其实，指导西欧福利国家建设的经济理论，是自由主义者梅纳德·凯恩斯的杰作，而战后欧洲福利国家蓝图的《贝弗里奇报告》是由另一个自由主义者所撰写的。西方社会主义理论家和坚持马列主义原则的思想家，对于在资本主义条件下如何组织社会变革，以及运用这些制度方面，没有作出多大贡献。[1]

而恰恰这些，值得重视和深思。

凯恩斯主义诞生于20世纪"大萧条"期间，这一学派的核心观点是"市场失灵"，或者更准确地讲是自由市场失灵，这就需要理性的力量来恢复秩序。如果不是为了防止灾难的发生，起码也可以减少灾难带来的损失。这个理性的力量就是政府。只有政府可以运用金融财政等政策，用行政监管和行政干预等手段，遵循社会利益最大化的原则，克服市场失灵，实现资源有效配置的同时，保证社会公平。[2]

第一次世界大战战后，英国和其他一些西方国家的政治家，认真研究诞生于19世纪中期的《资本论》和《共产党宣言》的原理，思考马克思主义和列宁建立的第一个苏维埃政权，内心深感忧虑。资产阶级与工人阶级的矛盾是否真的不可调和？阶级斗争的结果是什么？工人阶级是否必然要推翻资产阶级？在这种情况下，是加强国家专政，增强维稳力度？还是通过建立福利制度，建立养老、医保和社会救助

---

[1] 唐纳德·萨松：《欧洲社会主义百年史》（上），165页，北京，社会科学文献出版社，2013。

[2] 许小年：《作为目的和手段的自由》，见米尔顿·弗里德曼《自由选择》推荐序，北京，机械工业出版社，2013。

体系，保障劳工权利，缓解社会矛盾，调和劳资关系？毫无疑问，他们选择了后者，安然渡过了危机。凯恩斯主义得以大行其道。直到以信息革命为代表的工业革命新浪潮的兴起，世界潮流开始转变。——这也显示了资本主义国家制度在思想市场上对各种理论的广泛吸收和强大的纠错功能。

命令型计划经济和阶级斗争学说在20世纪中期的中国达到高峰，经济和社会几近崩溃。1979年开始起步的改革开放，实际上是濒临绝路以后的一次转折。

新一轮医改距离1979年中国农村改革的发轫，又有了30年的间隔。30年经济繁荣的奇迹，伴随着社会领域的许多不公平，某些负面问题开始显现。一种情绪如幽灵般游荡。——不仅仅是怀旧，由于时光的阻隔，过去清贫甚至黯淡的记忆，在幻视和想象中变得无比美好。

医疗卫生和教育体制一样，改革迟来，百病丛生。

墨守成规的旧体制没有被触动，人们看到的却是自由市场和竞争之"水漫金山"。政府部门不断投石堆沙、筑堤修坝固守，压缩社会资本和市场空间。医疗服务依赖政府的福利开支？还是真正实行改革开放？这似乎成了两难的选择。

直至今天还有人认为，中国医改的方向，实际上受了英国模式的很大影响。比如全民医保，以政府财政补助为主的"新农合"和城镇居民基本医保，以公立医院为医疗服务主体。人们期望所有公立医院"回归"公益性，在基层医疗机构设置上"国进民退"，把基层社区乡镇医院、诊所和卫生站统统打包成政府出资管办的非营利事业单位，打造成"公共品"等等。自上而下，医疗服务机构大多愿意完全回归行政管控的"铁饭碗"模式，这给人留下深刻的印象。

问题是，中国政府的财政除公共卫生外，还能承担多少公立医院、基层医疗机构，还能补贴多少医院药品销售的"零差率"，以及"新农合"、城镇居民基本医保？中国有可能退回到计划经济时代无差别、低水平的医疗服务和药品供应吗？

于是，在往后的日子里，对于医药、医疗行业来说，无论市场机制还是行政计划干预——比如政府药品集中招标采购，均成了没有胜出者的博弈。

四

医疗服务、药品定价与销售的市场逻辑，和行政管控逻辑往往是相互冲突的。

此类冲突，正是当前表现为"看病难、看病贵"的医疗卫生体制和医疗资源扭曲的根源所在。

首先要直面的是，医疗服务、药品销售有没有市场存在？

记得有一次在座谈会上说到"医疗服务市场"，有人好心地提醒我，说卫生部门在正式文件中从来没有用过这个词，还是不提为好，而是说"医疗卫生"的公益性，医疗机构公共品。

用公共卫生来裹挟医疗服务市场，很可能会使改革没有出路。传染病、艾滋病防控、救灾和防疫，当然属于公共卫生，我国各级疾控中心、防疫站、卫生院、妇幼保健机构、计生站多是公立机构。一定要把公共卫生和一般医疗服务混在一起统称，这就缺乏严密性和确定性，并不断给社会研究工作造成混乱，使其失去声誉，这未免使人沮丧。比如打防疫针，医生给几百个儿童接种同一种由政府提供的免费疫苗，与医生一对一地给患者对症下药会一样吗？没有医师个人想象力和创造性，就没有华佗和扁鹊，也没有白求恩，没有医学文明的核心。

个人去看病往往是私人行为，患者可选择医院、医生，还可以选择挂专家号或普通号。医生对患者的诊断治疗基本上也是"一对一"的个性化服务。这与一个老师面对一班学生不同。有研究者认为，"医生收入更适合采取计件制而非工资制，不然医生缺乏多接受病人的动力。当然这里的计件单位可以有不同的形式。"

北京大医院的医生，周五晚上乘飞机去广东一个县份"走穴"，周六在当地医院连做几台手术，然后获得颇丰的报酬回京。黑龙江林区的一个患者，跑到北京治病，由于对医生的诊断处方不放心，先后在301医院、北大医院、中日友好医院，分别找几位专家看病，还把各个专家的诊断处方逐一比较，以了解自己的病情。虽然这种做法缺乏对医师的尊重和信任，但也是典型的市场行为。

政府决心把基层医疗机构打造成"公共品"，城市大医院依旧人满为患，一些基层医院卫生站（室）门可罗雀。而且除了急诊和传染病外，所有医院对患者的态度基本上是不付钱就不给看病或开药。即使急诊时出动救护车，也有相当复杂的计费和收费标准，也是有病无钱难进来。

医生的收入低，待遇差。对基层医务人员而言，这种情况大抵普遍存在。应当看到，如果医疗机构都是公益机构，那么医生几乎不创造经济价值，不创造财富，所创造的只是社会价值，比如接种疫苗和防治艾滋病，或者义诊。经济学的原理告诉我们，价值是在市场的交换活动中创造出来的，医生的医疗服务价值也同样如此。财富主要从合作和交换中被创造出来。其实，用抽象的公益性的名义，压制和牺牲医务人员个人的创造和正当的利益，此类说辞都是不可取的。其实，鼓励无私奉献应有限度，政府只需充当秩序和自由的守护人。

道理深刻而又浅显，双方自愿，医疗服务的平等交换，是医疗市场产生极大创造动力的原因。反之，如果都是义诊，都是公益性，都是公共品，就不能创造财富。医生怎么会有高收入？

事实上，医疗服务具有经济和社会的双重属性，不能用社会属性来否定其经济和市场属性，反之亦然。

正是"非此即彼"的悖论，政府部门早已稔知的计划行政审批的"有形之手"，一再被使用。无法想象高强度、高频次干预市场的结果会令各方皆大欢喜。医生觉得自己的付出与所得到的收入不符，付出太多而工资收入低。患者感到昂贵的医疗费用与得到的医疗服务、药品价格与疗效不符。——身前雾霾如幕，头顶点点星光闪耀。一切都那么陌生、遥远而又微妙，市场的"无形之手"几乎无处不在，当然也在人的潜意识里。

一个突出的感觉是，中国医改呈现出与改革开放30年来，以"放权"和发挥市场资源配置作用、完善市场经济带来的发展繁荣相反的局面，即用扩大行政干预和指令性计划推进医改、配置医疗资源。像凯恩斯所推崇的通过"政府和其他公共机构直接举办项目"，把医疗卫生这只"迷途的羔羊"，重新带回"公益性"轨道。

举一个简单的例子，在唯低价是取的政府药品招标中，根本看不到准确及时的药品市场价格信号，无法了解各种药品生产流通环节、流通成本、使用情况和药品相对稀缺的程度，行政计划根本无法有效地配置资源，低价药品接连从市场上消失就不足为奇了。

五

由此，我想到20世纪英国著名的经济学家凯恩斯。

凯恩斯富有口才，魅力惊人，他对世界持有乐观的态度，认为政府管控和计划能克服经济中的困难。凯恩斯主义一直是20世纪经济学的主流，他的一些理论还被认为是从"二战"期间至战后经济学的"圣经"。凯恩斯的主要经济著作是《货币论》《就业、利息和货币通论》。

凯恩斯理论的核心是政府干预、国有化和社会福利，认为国家干预对于经济事务来说是至关重要的。

1929年秋天，华尔街股市崩溃，引发了30年代的经济危机。1933年的罗斯福新政结束了"大萧条"。罗斯福新政有两个主要的内容：一是建立全国社会保障体系；二是政府增加开支扩大需求。有人认为，这是凯恩斯主义的初次实践。但事实上，美国经济并没有因为罗斯福新政而走出低谷。"大萧条"从20年代开始一直持续；1939年希特勒进攻波兰，第二次世界大战爆发，1940年以后政府预算资金更是占到GDP的50%左右，这么大的经济刺激力度才把美国拉出经济萧条。

当然这就是历史，历史真相经常被人误读和改写。[①]就在上述背景下，战后北欧各国建立了福利型国家，英国实行了全民免费医疗，老牌的凯恩斯主义者缪尔达尔，是瑞典福利国家的创始人之一。由于70年代西方发达国家经济出现了长时期的滞胀，凯恩斯主义也最终走向了没落。此后，西方国家由于占垄断地位的国企的低效率，开展了大规模的私有化改制，医保等福利制度也引入了市场机制，政府从举办机构向购买服务转型。

20世纪70年代的滞胀标志着凯恩斯主义的破产。1972年缪尔达尔和哈耶克同时获诺贝尔经济学奖。前者继承了凯恩斯学说，哈耶克则强调市场经济的作用。学界认为哈耶克获奖表明一个新时代的开始。

但作为专业经济学家，哈耶克的经济理论的支柱是以价格为核心的生产结构理论与商业周期理论，这在他三十多岁时已经完成。哈耶克中年离开专业经济学，又以自生秩序为核心概念，发展出一套深刻的社会哲学、法学和政治哲学理论。瑞典皇家科学院在宣布哈耶克获奖时的正式声明中说，"哈耶克对不同经济制度运转效率的分析，是他对于更广阔意义上经济学作出的最重大贡献之一"，"他的结论是，只有通过具有竞争和自由定价体制中广泛的分散化，才有可能充分地利用知识和信息"。这就是说，在发育成熟的市场中，价格在相当程度上反映了供需的信息。

宏观经济学自然与医疗卫生无关，但又不无联系。毕竟卫生经济学、药物经济学、医疗服务市场、健保的筹资与付费，都是经济学所研究和关心的内容。而且，中国新医改的推出，也离不开宏观经济运行的背景。当然，中国医改路径的选择，未必认真研究过凯恩斯的经济学，更多的是研究者和决策者的知识结构和思考方式，本来就没有脱离计划经济和大政府行政干预之手。

2003年后，关于医疗改革的争论日趋激烈。

[①] 许小年：《自由与市场经济》，375页，上海，上海三联出版社，2009。

江苏省宿迁市在医疗改革中拍卖公立医院的做法成为焦点。2005年5月初，卫生部官员严厉批评了公立医疗机构淡化公益性质、追求经济利益的倾向，并且认为："应当坚持政府主导，引入市场机制。产权制度改革，不是医疗制度改革的主要途径，我们绝不主张民进国退。"2005年5月24日，卫生部下属的《医院报》头版刊登卫生部政策法规司司长的一次讲话，题为《市场化非医改方向》，该文被广泛转载。①讲话认为，看病难、看病贵等现象，主要在于我国医疗服务的社会公平性差、医疗资源配置效率低，要解决这两个难题，主要靠政府，而不是让医疗体制改革走市场化的道路。

此文引起轩然大波，广泛讨论医改问题的国务院发展研究中心葛延风等研究人员的关于"医改不成功"的报告，也认为医改困局的形成，是将近20年来医疗服务逐渐市场化、商品化引起的，所以，"核心问题在于强化政府的责任"，医改方向选择上应以政府为主导，以公有制为主体，坚持医疗卫生的公共品属性。②以《中国应采用政府主导型的医疗体制》③一文闻名的李玲教授，在有关部门的安排下进入中南海给党和国家领导人作医改报告，谈如何加强政府主导干预市场，增加政府投入办好医疗机构。

一位卫生行政部门的政策研究人员2008年发表的《公立医院的经济学实质和依据》④相当有代表性，该文章认为医疗领域是一个市场全面失灵的领域，政府以干预生产的形式，从资源入手，利用公立医院直接从事"公共生产"，解决医疗领域市场失灵的困局，具有明显的优势。尽管文中用了许多经济学名词进行修饰，但是还是难以遮掩作者思维与逻辑上的矛盾和混乱，以及常识的缺乏："公共所有者

---

① 吴敬琏：《当代中国经济改革教程》，325页，上海，上海远东出版社，2010。
② 国务院发展研究中心课题组（2004）：《对中国医疗卫生体制改革的评价与建议》，载《中国发展评论》，2005年增刊第1期。
③ 李玲：《中国应采用政府主导型的医疗体制》，载《中国与世界观察》，2005年第1期。
④ 见《中国卫生政策研究》，2008年1卷01期。

是政府以及全社会的代表"，"政府所有者不会占消费者的便宜"，"政府所有和提供被当做是避免市场失灵的根本途径"，公立医院一般采用总额预付制度，是"控制医药费过快上涨的最佳手段"，"采取公立医院体系占绝对主导地位的国民卫生服务体系，比采用社会保险体制、商业保险为主导的体制，无论从公平性、健康效果、控制费用水平而言，处于更佳水平"等等，溢美之词堆砌无数，如果是一篇成就报道，看过也罢了。但作者竟然称公立医院为"政府为弥补市场缺陷而干预市场"的"公共服务组织"，这种公立医院"工具论"思维，也确实妨碍了医改的深化，那就不得不使人想多说两句了。

人们不禁想问，中国的公立医院已经占有了90%以上的医疗资源，既然如此，为什么至今普遍存在的"看病难、看病贵"问题得不到缓解？为什么还有不断升温的医患纠纷？为什么中央还要深化医药卫生体制的改革呢？

吴敬琏把"新自由主义主流经济学误导了中国改革"、"看病难、买房难，甚至贪污腐败横行等社会病态是因为市场化改革"以及改革"过头了"等等说法，称之为旧体制捍卫者散布的"宣传攻势"。[1]他认为，我们应当具体分析一下碰到的那些主要问题，到底是市场取向的改革造成的，还是改革没有到位造成的。其实，事实是很清楚的。

六

如果在10年前或更早些时候讨论，人们对社会和市场配置医疗资源的作用，可能会有不同的取向或结论，毕竟20世纪90年代是中国市场经济迅猛发展的繁荣期。但可惜朱镕基总理把医疗卫生的改革留给了后来者。在当时看来，医疗卫生改革确实也尚未影响国家经济

---

[1] 吴敬琏：《中国经济的高速增长怎样才能够持续》，见张维迎主编《改革》45—46页，上海，上海人民出版社，2013。

和民生大局。

2008年秋季,美国金融危机爆发,进而欧洲也出现了类似的状况,冰岛和南欧相继出现国家破产、经济衰退与萧条的迹象。

国内有人认为,席卷美国和欧洲的金融危机进一步显示了市场的缺陷和失败,危机是由华尔街的贪婪,而不是美联储采取扩张的货币政策大量增发货币所引起的。这些人自信地认为人类进入了一个可以由中国和其他新兴国家领头,需要扩大政府调控和管制的新时代。"世界金融危机令中国政府干预市场的决心与信心倍增。那么近几年物价指数的飞涨,城市建设速度加快,民生问题的暴露则更令政府对'高度市场化'频频出手了。"①这些观点都包含一些正确的成分,但不是全部,甚至还不一定是解决问题的主要方式。

2008年年底,中央政府采取了"积极的财政政策",迅速推出了"4万亿经济刺激计划",全面加大高速公路、高铁、城市轨道交通、城市新区等建设,国家决定放松信贷,增加赤字预算,扩大消费,刺激经济。凯恩斯就曾经认为,"通过增加货币支出的总量,我们可以保持持续的繁荣和充分就业",并认为保持一定的通货膨胀对保持经济增速是必要的。②

政府通过相关刺激政策,国务院接连召开座谈会,部署振兴包括纺织、船舶、机械、钢铁、建材、石化等十几个传统产业,对国计民生的投入也大大增加。政府用这种行政干预的方法刺激产业发展,乘"4万亿"东风,公共设施"大干快上",2008年和2009年政策审批大为宽松。原来我国对城铁、地铁等项目有较为严格的控制,比如对城市的国内生产总值、城区人口、规划线路的客流规模、地方财政收入等,都有一定的要求,对政府自有资金低于40%、社保资金有较大缺口、欠发教师和公务员工资的城市的地铁项目一律不予批准。2009年4月,

---

① 赵红:《大手的力度与尺度》,载《中国医院院长》,2011年3月下。
② 哈耶克:《哈耶克文选》145页,南京,江苏人民出版社,2007。

差不多与新医改的决定方案的发布同时，国务院也推出了与4万亿经济刺激计划相配套的"新政"，大大降低了城市轨道、铁路、商品房等项目的资本金比例。比如城铁建设，最低资本金比例调低至25%。有29个城市"放行"了地铁等城市轨道计划，至2015年全国共规划建设96条轨道交通线，线路总长度2500公里，比从北京地下穿行到广州还要长近300公里，总投资超过了1万亿元。所有人都争着上项目，而对实际需求是否合理、投资能否落实，如何调整经济结构都被弱化了，甚至还来不及将这些问题考虑清楚。

微观层面上的政府操作也无处不在，而且越来越具体，越来越强化。市场上猪肉价格上涨，政府就决定对"母猪"进行补贴。婴儿奶粉短缺，要不要对母牛实行补贴？这些事无巨细的精心操控，都堪与政府部门亲自操盘对几万个规格品种的"药品集中招标采购"相媲美。

新一轮医改的启动，正好处在这"适当历史关头"。

医疗机构和医保不失时机地加入了这场"财政盛宴"。无论是政府主导派还是市场派，无论是"补供方"还是"补需方"，最后归结成对政府财政投入方向的理论"引导"：究竟投给公立医院、公立医疗机构？还是投入"新农合"和城镇居民基本医保？但是涉及医疗服务体制和医保体制本身的改革都较少。其结果是，在"财政盛宴"中两者都有份，双方部门都感到投入不足。

在为行业发展谋利益方面，确实有所作为。但财政投入由政府引导变成政府举办，甚至成了人人有份的福利消费，而不问其效益效率如何，折射了当金融危机袭来时，中国政府的应对特点。而在那时提出发挥市场配置医疗服务资源的观点，就显得不合时宜。

卫生部门广泛宣传，基层医疗机构与城市轨道交通线路一样，属于"公共品"。亚当·斯密认为，国防、司法和公共品三个领域是政府干预的非市场领域。

平心而论，老百姓对社区卫生站、社区医院的认知与乘地铁完全不同，但加大财政投入，实现医保全面覆盖，加大基层医疗机构的硬件建设，是能让老百姓高兴的事。不无遗憾的是，同时也留下了不少有待解决的问题，削弱了医药卫生体制与机制改革的力度。而且，医疗卫生设施也像城市轨道那样，缺少引入社会资金和外资参与建设的力度。

七

2009年初，讨论酝酿了三四年的新一轮医改正式出台。

自然，政府对医改的投入亦大幅度增加。财政投入主要集中在五个方面。一是基层医疗机构的重建；二是县级综合医院的建设；三是公共卫生的投入；四是增加对医疗机构的经费补助，特别是对基层医疗机构实行收支两条线，其运营和职工经费由财政保证；五是"新农合"和城镇居民基本医保全面覆盖。新型农村合作医疗完全切断了个人或家庭支付能力与救助资格之间的联系——不管你是身居城镇的老板，还是农村留守老人，只要你仍是"农村户籍"的参保者，政府财政补助人人有份，补助标准也在逐年提高。暂且不论保障水平，但就形式而言，已经接近社会福利主义的典范瑞典了。

2013年3月14日，在十二届全国人大一次会议期间，会议新闻中心举行了医改的新闻发布会。财政部副部长王保安公布了医改实行4年以来，中央和地方财政投入医疗卫生的"明细账"：这几年累计投入22,427亿元，占财政支出的比例从4.4%提高到5.7%。中央财政对医疗卫生的累计投入6555亿元，占财政支出比例从2.28%提高到3.19%。同口径对比，国家财政对卫生的累计投入高出希腊、瑞士等发达国家，也高出俄罗斯、巴西、南非这些"金砖国家"。投入主要集中在5个方面，一是建立全民医保，支持"新农合"、城镇居民基本医保的建立；二是支持建立基本药物制度，用于基层医疗机构的药品销售的零差率补助；三是公共卫生支出；四是基层医疗机构的硬件建设，基建、医疗设备的购置、改造维修等。五是国家财政和中央财政投入800亿元，支持公立医院。①

从大学的经济学教科书上，我们可以得知，财政政策的作用取决于"乘数效应"②，即政府投1元，民间和社会跟着投1元、2元，乘数就等于2，或者3。政府开发性扶贫亦如此，要求有配套资金，这也是政府投入的前提条件。乘数越大，投入就越有效。这几年，国家财政对卫生医疗如此高强度的投入，带动了多少社会资金对医疗资源的投入呢？报告并没有说，看来极其有限。"新农合"也是如此，农民——不管是贫困户还是已进城富裕户——参保缴费均成了不足道的"配角"。

原本可充分利用社会已有的医疗卫生资源，用政府的投入购买服务，发挥财政投入在资源配置上的引导作用，建立全新的多元化的医疗服务机构。可惜的是，这种情况并未出现。

"肥水不流外人田"，多数地方卫生部门选择了自己举办基层医疗机构，乡镇医院人员捧上了"铁饭碗"，财政买单，皆大欢喜。

许多地方不良的医疗卫生资产被救活了。财政投入购置的昂贵的医疗设备，在一些基层医疗机构成了"沉没的资本"，甚至没有懂得如何操作的人员。原先已经改制的乡镇医院，民营资本退出。如浙江一些地方已经拍卖的乡镇医院又被政府高价"回购"。安徽省一些地方对原先多为私人诊所的村卫生室实行了"一体化"，"村卫生室作为乡镇医院的分支机构，其人事、财务、药品和业务等由乡镇医院统一管理。村卫生室由乡镇医院筹资兴建，产权属乡镇医院所有，同时乡镇医院院长作为村卫生室的统一法人代表。"此外，对农村的私人诊所强制关停。一位县卫生局局长坦言，"首先排除了依靠市场来实现服务升级的方式。"③正是通过这种"一体化"，在基层医疗市场

---

① 裘炯华：《医疗卫生支出比例高于瑞士等发达国家》，载《医药经济报》，2013年3月18日。
② 乘数效应（Multiplier Effect）是指经济活动中某一变量的增减所引起的经济总量变化的连锁反应程度。——编注
③ 吴凤清：《合肥基层规划样本》，载《中国医院院长》，2011年3月下。

实现了"国进民退"。但总体而言，基层医疗服务体系少有机制上的改革和创新，新瓶子又装了旧酒。

为什么财政不能补助非营利的民营医疗机构？为什么不能用购买服务和加强监管的方式，而非要都由政府自己举办呢？

有关部门官员认为，公家的钱不能给民营医院，即使这些医院承担同样的公共卫生责任也不行，有关部门要求民营医院同样实行基药零差率，但是政府不给补贴。这真是匪夷所思！英国的剑桥大学、牛津大学是著名的私立大学，并没有妨碍政府资助成为其收入的主要来源。①

在这次新医改中，在分享财政拨款大增的盛宴中，无论沿海发达地区还是内地，社会力量、资本，都成了办医的旁观者。而且，也出现了大面积的"国进民退"。不仅市场定价机制被消灭，市场机制在资源配置上的作用也几乎完全丧失。以改革名义出现的这种现象，特别令人惋惜。

自然，行政部门也出台了相关文件，鼓励社会办医，但同时又要求各地"做好区域卫生规划和民营医疗机构设置规划"。②民营医院由社会资本投资，并非国有资金，社会资本投资医疗服务机构是以市场需求为导向的，而政府要对其进行规划，更多可能是设限而不是鼓励。

只要有条件，为什么不能在城区的公立医院附近再建一个民营医院，形成竞争？为什么一定要在尚未开发、交通不便的新区才能建民营医院？那是明摆着五年、十年都收不回投资的地方。这使我想起有关部门对社会药店的"设置规划"，多少距离、多少人口才能建一家药店，明明原有的药店办得很不好，你想再建一家连锁药店，就是不批，你要办，得把人家收购了才行。理由冠冕堂皇，按照规划可防止重复建设，减少资源浪费。中国制定区域卫生规划时，据说借鉴了法国、

---

① 潘懋元、罗丹：《多国高等教育大众化模式比较研究》，载《新华文摘》，2007年第17期。
② 2012年5月，卫生部印发了《关于社会资本举办医疗机构经营性质的通知》、《关于确定社会资本举办医院级别的通知》；同年7月又发布了《关于做好区域卫生规划和医疗机构设置规划促进非公医疗机构发展的通知》。

新加坡等国家"强调政府的责任"的做法。新加坡卫生部长许文远说"新加坡区域行政规划的重中之重就是去行政化,减少政府干预,让卫生医疗体系和其他经济体系一样遵循市场规律"。[①]

大概没有人会注意到新加坡区域卫生规划的实质,没有一个中国官员敢说"让卫生医疗体系和其他经济体系一样遵循市场规律"。因此,凭着对行政审批权可能受到削弱的高度敏感,对国际医疗卫生经验有选择的借鉴或学习,到中国都成了一边倒,成了加强政府职能和行政干预力度的说辞。

从医疗服务市场的角度看,行政性的干预与经济性的干预是完全不同的。市场配置资源也不是规划出来的。民营企业、民营服务业蓬勃发展的一个特点就是"扎堆",形成产业集群,服务业集群,竞争、发展、优化。服务不好,臭名远扬,三天两头发生医疗纠纷,就医者寥寥,医院就赔钱,最终关门,你能说这样的资源配置不合理?

现在社会办医,市场配置医疗资源,业内很多人士仍把它看成鸡肋,食之味道寡淡。全国政协委员、北京朝阳糖尿病医院院长王执礼说,目前民营医院需要上缴25%的企业所得税,而公立医院不仅有8%至10%的财政补贴,而且没有税收负担,因此,民营医院的运营成本至少要比公立医院高出50%,这不利于社会资本进入医疗行业长久发展。[②]有人会问,这所医院是营利性医院,所以有税收。确实,这是所治疗糖尿病的专科医院,但专科医院,如肿瘤医院、口腔医院,甚至基层综合医院、三甲医院,又有几家不营利呢?

我在河北某县调查时,一个乡镇卫生院的医生来访,我问他最近做些什么。

他说:"在县城办了家药店,有什么好药可以帮助联系代理吗?"

我说:"你不是原在镇上的医院吗?"

[①] 周礼婷:《新加坡:精打细算建医院》,载《中国医院院长》,2011年3月下。
[②] 唐学良:《社会资本办医并非"鸡肋"》,载《医药经济报》,2013年3月20日。

他说:"在编。现在财政开支,每月1500元,但不用上班。"

我说:"有这等好事?"

他说:"我们那里都这样,院长有任务时会招些临时工,如果我们都去,他就不好做手脚了,反正乡镇医院公家就是那么点事,平时也没有几个人。"

八

"任何改革都会涉及既有利益关系的调整。不涉及体制性变化和既有利益关系的调整就不是真正意义的改革。"①如果从这个意义上来说,就不难发现几年来的医改,有多少是靠增加投入而拉动的建设和发展,有多少是通过改革释放出的活力与生机。

偏偏有人赞扬:"加大投入是医改最大的亮点。只有强化政府在医疗投入上的责任,才能让公立医院回归公益,让医改获得成功。"照此说法,改革就太容易了,全面深化改革不就是全面加大政府投入吗?

世界上的一切智慧,向我们源源不断地输送着养分。那些专家对大量财政投入的赞美,也只有"你懂得":"破除'以药补医'后,医院减少的收入除了提高医疗服务价格来填补,还要通过增加政府投入来予以补偿,增加的政府投入由中央和地方政府来分担。这样,有望使药价提高的幅度小于药价下调的幅度,人们看病的整体费用下降。"②此类观点有一定的代表性,好像医改无需通过改革调整利益格局,解决医药分业,整治以医卖药和回扣等不正之风,建立法人治理的现代医院制度,即所有权与治理分离,以医院服务价值最大化为目标的一整套约束和激励机制;规范协调利益相关者,包括投资方、服务对象(患者)、药品供应商和医护人员、管理人员之间的关系。

---

① 谢伏瞻主编:《2013年政策研究与决策咨询》,416页,北京,中国言实出版社,2013。

② 浦江潮:《加大投入是新医改最大亮点》,载《新华每日电讯》,2012年4月20日。

如果认为只要增加政府的投入就可以了，那改革未免也太容易了，说不定还会固化既有集团的利益，在未来的岁月里增加改革的难度。

有人认为，"无论是将增加的医疗服务收费纳入医保，还是政府补偿医院取消药品加成的损失，其主题都是加大政府投入，强化政府责任。可以说，这正是此次医改新政的最大亮点。医保是政府向民众提供的一项基本公共服务，享受所有基本医疗服务是公民应得的福利。所以，这种改革思路体现了公立医院回归公益性，无疑有利于医改获得成功。"[①]

其实，这些论点都与凯恩斯主义惊人相似。可是，不应忘记凯恩斯强调发挥政府作用的前提是西方完全的自由市场经济；而我们改革的意识形态障碍是"社会主义只能采取行政命令配置资源"。卫生领域还有很多人的观念停留在与三十多年前，"市场取向的改革很难在政治上被接受"。[②]

尽管逻辑混乱，但作者在起承转合中的意图还是清晰的：否定医疗服务有市场存在，医疗服务与公共卫生混同起来作为"公共品"。先给政府加一顶高帽，然后再设一个圈套：称医疗是民众的"基本公共服务"，"基本医疗是公民应得的福利"。

"基本医疗"涵盖的是基层医疗机构的小病和门诊。本来，把基本医疗当做公共品就有很大的问题，这一点我在后面还要谈到。"所有公立医院"从事的都是"基本医疗"吗？把不断强化政府责任投入和确保民众福利两个目标捆绑进医疗卫生体制改革，终于使人恍然大悟，如此走向，层层羁绊之下，将没有胜者。

我们大致可以认为，在政府投入剧增的情况下，"公益性"医疗服务机构规模的迅速扩张，把各地分散的卫生、医疗、药品等要素聚合集中起来，全部交给政府管理、治理，这带来了费用不断增加和效

---

① 浦江潮：《加大投入是新医改最大亮点》，载《新华每日电讯》，2012年4月20日。
② 吴敬琏：《当代中国经济改革教程》，44页，上海，上海远东出版社，2010。

率不高的压力。自然，卫生行政的治理达到了它的边际（如政府直接参加药品招标采购），并在边际上稳定下来——建立了医疗卫生为中心而不是以全民健保为主的大部制。很可能，变革的结果是医药卫生体制不会更加开放，更有朝气和活力，而是走向保守和封闭，缺少活力和效率低下，这似乎不可避免。

然王谢旧气，足下沉痼，已经岁月。

本来民间对医疗机构的投入和医疗健保消费的意愿就不足，又加上种种限制，区域医疗卫生规定变成了计划，政府干预变成了政府主导，政府主导又变成了行政部门主办和包办。

药，并不完全对症。这对医药流通业态、医疗卫生人文思想产生了压缩和收敛作用。对市场作用产生了明显的挤出效应。在公立医院改革步伐迟缓，现代医院独立法人治理、约束和激励机制远未建立起来的情况下，仍然乱象丛生。政府财政对"新农合"补助的增加显得"杯水车薪"，群众自负医疗费用的绝对值持续加大，"看病难、看病贵"并未明显缓解。

人们将会看到，三十年来市场经济给中国带来巨大变化的改革开放的"正能量"，很难在医药卫生领域同样得到释放。

现在，人们已经有了更多关于他们自己和周围世界的认识。世界各国对于医疗卫生体制、公立医院、基层医疗服务、国家药品政策、药品生产与销售、健保体系和行政监管等，折腾得累了，所思所想，几十年来已接近达成一种共识，或采用一种相似的模式。

2013年冬天，当我和业内朋友考察完日本的健保和医药流通体制后，在长满松树的小山上眺望碧蓝如镜的东京湾，海风凛冽，思绪满怀。细细回想着这次调查过的周边国家和地区医药卫生体制的差别，在一些根本点上，更像是异曲同工，这也是未来秩序的基础性研究。中国医药医疗体制的最终走向，岂能例外？

随着时间流逝，千帆已过，对市场机制完全关闭的"改革"的利弊得失，人们会慢慢看清。而问题是，时间的成本太大。

当土地财政日趋艰窘，8000多个地方政府融资平台负债累累，一旦财政对医疗卫生的投入增幅下降，我们才会知道自己是接近还是疏离了曾经急切期盼的改革目标。关于医药，人们也许还在期盼深刻的担忧不会变成现实。

02　改革：放开搞活医疗资源

一

从20世纪80年代以来，中国已经进行了多轮医改。最近一次医改从2009年启动，至今已经进入了第5个年头。靠增加政府投入能解决的问题，大约已经全面铺开或基本完成。

冬天已过，应是大地回春、万物生长的季节。但对中国百姓来说，医改带来的变化远没有预期那么大。

2013年两个截然不同的报告，使得持续了几年的医改陷入了尴尬。

据医改办对基层医改的一个调查显示：超过90%的群众反映看病方便了，超过80%的群众反映看病便宜了，患者对就医环境的满意度大幅度提升。

但民间零点调查机构显示新医改阶段性效果不明显，57.5%的受访者认为现在看病比以前更难，87.4%的人表示看病更贵了。[1]

可能一般读者不会注意，政府部门的调查，用了一个限制词"对基层医改"。难道这几年的医改，只是在基层，即社区和乡镇医疗机构进行吗？显然不是。那么，对县级医院、城市三级医院调查过吗？医改以来群众反应强烈的"看病难、看病贵"缓解了吗？这种"选择性"的调查，显然没有什么普遍意义，也不具代表性。

---

[1] 赖强：《2013：革命开始了》，载《医药界》，2014年1月。

因此，有人提出，这类评估，应该委托第三方，或者由人大来进行。

民众等待已久，期盼已久。这几年，但凡谈论就医看病，人们往往会满腹忧虑和无奈。虽然有一些不足为信的指标和数据，并对舆论产生影响，但社会民众莫衷一是的反馈反映了改革的成效，主要是医保覆盖面的扩大，也暴露了现实的缺陷。

一些主流媒体发文，宣称"看病难"是一个全球性现象，在发达国家，没有医保的看病同样非常贵，甚至超过中国。[1]其实，此类报道，看似疏导，其实并非给改革提气，而是给改革泄气。中国不需要安慰，也不要跟人家比差。

好在现在出国的人多了，资讯也非常发达，记者的报道与事实是否相符，大家只要看看那篇报道的跟帖和评论就知道了。这大抵与人们讨论发达国家的房价和住房时，偏有人指摘"街头与桥下，还有无家可归的流浪汉"一样。

辉瑞中国区总经理吴晓滨说："我在德国生活了好多年，德国社区诊所非常发达，服务非常及时，只要一个电话，社区医生和护士就可以给你提供服务，甚至直接上门服务，最多一小时就能到达，非常方便。"[2]此言不假，多数发达国家医疗服务体系完备，诊所、家庭医生、社区初级医疗和住院手术建立了转诊制度，你跑到不设门诊的大医院看小病，不通过诊所联系要求住院，当然会感到不便。至于高昂的医疗费用，那是健保和医疗机构间的事。

促进药学、医学发展的可以是技术，引领变革的永远是思想。

现在许多问题出在哪里？医改的"深水区"又在哪里？

其实，水深或水浅，对于冲浪者来说本无所谓。南海几十米深的海水仍可清澈见底，而污染严重的河流，浊水几尺便不适合生存。

2014年3月10日上午，十二届全国人大二次会议以"人大代表

---

[1] 《"看病难"具有普遍性，国外看病也不易》，载《人民日报》，2014年4月14日。
[2] 贾岩：《"全球性看病难"难在哪里》，载《医药经济报》，2014年3月24日。

依法履职"为主题举行记者会，邀请郭凤莲、钟南山等5位全国人大代表就各界关心的问题进行问答。中国工程院院士、广州呼吸疾病研究所所长钟南山谈及医改时坦言：医改四年改进不大，没有抓住最核心问题。医改最核心的问题，关键有三个衡量标准：看病贵、看病难解决了没有，医患关系改善没有，作为医改主力军的医务人员的积极性有没有调动起来。从这三方面看，他觉得经过这四年改进不是很大，在一些方面还有恶化。"医改走到今天有点走不下去了。"钟南山说："最近出现的伤医、杀医事件，主要出现在大医院，出现在门诊室、急诊室、手术台这些时间紧、沟通少的地方。""我觉得我们没有抓住医改里面最核心的问题。""这绝对不是一般的问题，是体制上的问题。"[①]

表面上看起来是公立医院改革没有"与时俱进"，缺少突破性动作，实则医疗资源配置严重失衡的状况，不仅没有改变，且有加剧之势。卫生行政部门——可能还包括对许多"医科大学附属医院"有支配权的教育行政部门，和行政化严重的中国大学的过度垄断，造成医疗资源错配和效率低下。一句话，存量不能盘活，增量效率不高，投资扩张驱动的医疗卫生发展，远胜过这几年来的小改小革，旧的利益格局没有触动，这些都是造成"看病难、看病贵"问题没有从根本上得到缓解的原因。而医患纠纷不断，矛盾日趋紧张，表明了医疗服务市场上供需双方积累的问题进入爆发期。

我们有可能正在错失医改的有利时机，不断恶化的医患关系得不到修复的话，终会使整个医疗行业与之一起衰败。

从社会和经济角度看，医疗卫生健保都是一个需求巨大、效益巨大的产业。现在许多人不敢去医院，排长队、拥挤、服务差、检查和药费高昂。医院里还有"号贩子"、"医托"出没。可能排队排上几个小时，在诊室里见到医生，他只问你几句话，不到三五分钟，便拿起笔来开化验单或处方。整整一天下来，没有病都给你查出病来。而不

[①]《钟南山谈医改：走到今天有点走不下去了》，载《南方日报》，2014年3月5日。

少社区卫生站、农村卫生室，由于缺少合格的医生等，得不到群众的信任和认可，门可罗雀，有些早已形同虚设。"调查显示，省级医院病床使用率达到120%，而乡镇卫生院病床使用率不到25%，这是医疗资源严重不均衡的表现。国家的钱向下走，患者、医生向上涌。大医院人满为患，小医院无人问津。"[1]

中欧国际工商学院的蔡江南教授认为，医改应该直击医疗资源，通过改革使医疗资源去行政化，从而实现社会化。虽然蔡江南的话听上去不那么悦耳，但细细一想，这触及了管办分开、政事分开、资源配置这个治本之策，从观念的转变和制度安排上，都值得深入思考和研究。

为什么供给远落后于需求？

尽管各国存在历史背景、法律制度上的差异，但无可否认的一点是，医疗资源由四个部分组成：医生、医院、药品和检查设备（器械），此外，还有一个与此密切相关的便是健保体系。作为最活跃的生产要素来说，医务人员是最核心的医疗资源。过度用药和检查费用过高，是造成看病贵的主要原因。中欧国际工商学院许小年教授也把医疗服务的供给长期跟不上的原因归之于行政管制。[2]

蔡江南在业界不像一些业内专家那样活跃，但他具有国际视野，进行过深刻的思考。他认为："现阶段我国存在两个层次的医疗资源行政化垄断，这是造成医疗卫生领域一系列严重问题的根源，也是阻碍新医改进一步深化的根源。"[3]

简单地争论市场主导还是政府主导，没有什么意义。周其仁说，几乎所有关于中国经济的重要文告，都少不了"政府主导"这个词。走进现实经济，与此相对应的现象比比皆是。早年改革一度高举"政企分开"大旗，也许是敌不过普遍现实的缘故，色调日趋暗淡。相反，

---

[1]《李克强主持国务院常务会议：深入推进医改》，见中国政府网，2014年3月26日。
[2] 许小年：《自由与市场经济》，376页，上海，上海三联书店，2009。
[3] 蔡江南：《医疗资源去行政化在于社会化》，载《医药经济报》，2013年5月20日。

高歌"政府主导"的理论和政策基调大行其道。不少理论家论证,"政府竞争"不但是中国奇迹不可或缺的组成部分,还是中国模式的真正秘密所在。偏好夸张风格的,还说这是有史以来"人类最好的经济制度"。①

反观医改也是如此。现在很少有人提"四个分开"了。药品集中招标采购便是各省市间"政府竞争",进口药、独家企业生产的药品的价格高高挂在上面,而对仿制药、低价药则互相参照"比低",直到把价格压到生产成本以下,压到市场假药、劣药泛滥,好药纷纷停产消失。可居然还有专家认为"中国模式"破解了"世界性难题"。

问题是中国的医疗卫生体制现状如何?医疗资源有没有市场化或市场化过度?而现在的实际情况是高度的行政化。

蔡江南分析说,第一个层次的行政化垄断表现为:政府行政部门直接控制了2万多家医院中大约2/3（约1.4万）,由于这些公立医院的规模比民营医院大,因此直接控制了全国医院床位总数的90%（大约300万张）。在改革开放30多年来的今天,除了完全由政府行政垄断的石油、天然气、电力、通信、城市供水等行业外,医疗成为行政化垄断最严重的行业之一。

医疗资源行政化垄断的第二个层次表现为:医院控制了所有重要的医疗资源,从而将医院、医生、药品和检查这四个重要的医疗资源捆绑在一起,同时隶属于一个所有者主体,即政府部门。

纵观世界大多数国家和地区,医院、医生、药品和检查很大程度上分属于不同的所有者:大多数国家的医生（特别是全科医生）可以自由执业,而非医院的雇员;住院治疗以外使用的药品由独立于医院的药房控制;大型的检查设备由独立的检查中心控制。

蔡江南说,上述两个层次的行政化垄断,是政府通过控制医院,间接控制了所有重要的医疗资源,从而织成了一张医疗资源行政化垄

---

① 周其仁:《改革的逻辑》,217页,北京,中信出版社,2013。

断的关系网，同时也是一张千丝万缕交织的利益大网。我国医疗卫生几乎所有问题都可以追溯到这张行政化垄断的关系网和利益网中。[①]学者姚中秋说，目前占据主流地位的"公立"医院，实际上是两种体制以一种扭曲的方式混杂在一起。首先是计划体制。所有公立医院的基础性管理制度都按照集中计划体制的逻辑建构起来，其典型特征就是高度行政化。在政治层面和法律层面，政府及政府的医疗管理部门作为一个行政部门，以行政方式直接任命高级管理人员。医院内部管理体制同样是高度行政化的，院长就是说一不二的"领导"。在医院中，行政权力的效用、价值要远远高于技术，机会、职称、职位等只能通过行政渠道获得。这种行政主导的管理体制本身就剥夺了医生的职业自尊感，哪怕是技术权威，也得服从那些占据着行政管理岗位的无能者的指使。

姚中秋认为，这种体制也必然导致医护人员的医疗伦理流失殆尽。在行政化管理体制下，发号施令者的骄横，服从命令者对于权力的向往或恐惧，都足以使人们的心灵扭曲，使人们丧失起码的道德感，丧失判断对错的能力。权力趋向使人们的心变得冷漠、生硬，使医护人员只关心自己的得失，对于他人的痛苦漠不关心。权力也诱发医院内部复杂的人际关系，医护人员倾向于将内部的恩怨转嫁到患者身上。[②]

二

60多年来，医疗服务只是由政府计划下的医疗卫生福利，转变为政府行政垄断的医疗资源，而国有医院的公益性成分，则让位于事实上的营利性。公立医院是有行政级别的，厅局级、县处级和科级医院

[①] 蔡江南：《医疗资源去行政化在于社会化》，载《医药经济报》，2013年5月20日。
[②] 姚中秋：《美德·君子·风俗》，206页，杭州，浙江大学出版社，2012。

依然存在，只要从领导的任命就可以看出这一点。正是医疗资源部门的行政化垄断，造成了利益的固化，对全社会的改革智慧采取了视而不见的排斥态度。

新一轮医改中，政府加大了对公立医疗卫生机构的投入，改善了医院的条件，政府给资源、给政策，加强了吸引患者的"磁场"，然后各种行政权力，甚至包括医生的处方权，又通过市场变现。大家都痛并快乐着，年深月久，也并非不能忍受。惯常的生活，实际上助长了不思改革、不思进取与创新的心理，助长了基层医疗机构的"国进民退"。财政增量投资并没有发挥出对社会资金应有的引导作用，市场配置医疗资源成了一句空话。

2012年，江苏省选取了第一批15个县（市、区）作为公立医院改革试点，其改革核心和国家部署的一样，实施药品"零差率"销售，以破除"以药养医"机制。2014年3月下旬，有记者在江苏省苏南、苏中、苏北试点县级公立医院调查时发现，改革后，医务人员的服务质量和态度都有所改善，"但医务人员和老百姓都没有感受到改与不改之间的差别，就连很多医院也不知道改在哪里——该负债经营的还是负债经营，该举债建设的还是举债建设"；"现在看病和原来一样，没有什么区别"；"医院里的药肯定要比药店里面的贵"；"现在做个普通的胃镜检查都要400多元，做无痛的要800多元，原来只要200多元"。记者在仪征市人民医院的输液大厅里走访时发现，输液的人群中，每天最低的费用在200多元。"他们既没有感觉到看病的费用下降，也没有听说过零差率药费政策。"[1]

江苏医改办的一位副处长在回答记者疑问时说：百姓在这里有所误解，医改的目的并不是立马降低费用，而是让医院的总收入平稳地过渡。这真是匪夷所思。政府财政既然补贴医院售药15%的加价，药价也相应降15%才对，那人们不禁要问，"零差率"究竟实行了没有？

---

[1] 张贵志：《江苏医务人员谈医改感受：改与不改没差别》，载《法治周末》，2014年4月16日。

还是原本就在玩一个虚拟的数字？

乘改革东风，各级政府部门走上前台，成了医改的主角和代言人。而自身急需改革，建立法人治理的现代医院制度的各级各类公立医院——覆盖了从高端、专科医疗，到区域性综合医疗服务——凭借着资源优势和政策倾斜大力扩张。政府对公立医院，公立医院对医生、药品和检查设备等医疗资源的管控也愈加严密。过去几年中，在医改背景下出现了新的叙事和文宣，党的十七大提出的"政事分开"、"管办分开"、"医药分开"以及"医生多点执业"等可称得上"改革"的举措，都难以真正推行，变得无关轻重了。

能交给市场的没有放手交给市场，市场解决不了、需要政府发挥作用的又没有到位。事实证明，由于大量结构性的问题没有解决，反而有加剧之势，这些年来，城市医疗与乡镇医院、基层首诊与医院门诊的资源错配，导致城市大医院不堪重负，而基层小医院人才流失，不良医疗资产、闲置资产比比皆是，这也是中国医疗服务低效率、高风险的原因。

写到这里，我想起20世纪90年代国有企业的改革，当时的口号是"抓大放小"，国企从竞争性领域退出。或许中国的医疗服务应该反其道而行之，即"放大抓小"——基层，偏远区域、交通不便、人口稀少的贫困地区等无法形成医疗服务市场的地方，政府的介入应该到位，或购买，或举办。对年收入几亿、十几亿的大医院，只要给以政策支持就完全可以放开、搞活、搞好，建立现代医院制度，使其独立运营。

政府"统揽制"——无论"新农合"、城镇居民基本医保，还是基层医疗机构的财政基本上都是"单一付款人"——对于医疗资源错配和存量的调整没有太大效果，反而因为单纯的财政注入式投资，使得现有的存量和利益格局不可能被打破，医疗服务资源的存量也不可能盘活。不管城市还是乡村，基层医疗机构的"收支两条线"均成了"收支倒挂"，红包回扣照拿、大处方照开，无论是医疗机构的运营还是医风医德，很难说有根本性的改观。同时，人们看到基层医疗投资的"饥渴症"和低效率也愈加明显。

三

尽管有关部门出台了不少文件，支持社会资本进入医疗服务领域，鼓励医生多点执业等，但至今收效不大。

因为行政权力控制医疗资源，通过医院规划，公立医院、事业单位的人事关系，医生的身份、职称、福利、退休制度等，把医生这个最重要的资源牢牢地束缚在行政体制里。试想一下，社会资本无法触动国有医院体制，只能另立炉灶建新的医院，而民营医院只能建在新区、郊区，且规定了投入资金的数量，投资方无法获得回报。对于中外合资的医院，规定中方比例不得低于30%，还得到卫生部"备案"，院长必须由中方担任等等。如同鼓励放水养鱼，但规定向鱼池注的水必须是纯净水、矿泉水，秋风起鱼肥后又严禁捕捞，跃跃欲试者也只好驻足观望，徒有羡鱼情了。

更加现实的问题是，有经验和有名望的医生从哪里来？

外国的医生像律师一样，只需要口碑与名气。而中国不同，助理医师、医师、副主任医师、主任医师，与讲师、副教授、教授一一对应，与工资待遇、服务收费标准挂钩。在中国，只要在公立医院里熬到足够长的时间，无需个人努力，该得到的基本都可以得到。而这些，民营医院几乎都不能给予。如果离开公立医院，职称的评定、准公务员身份，甚至"参公"的退休待遇和医疗待遇都不再保留。青年医生能跟院长或人事处长说，我与医院签每周工作三天的合同，另外几天我自己安排出诊，或到诊所工作？医方的答复可能是，到本院的"医联体"可以，若去别的医院，只能走人。

四

不管政府对公立医院的财政投入如何增加，不可能完全满足占中国医疗资源总量90%的公立医院的运营和发展费用，公立医疗机构依然会感到不足。况且，财政也不可能包办数百万医务人员有足够体面的收入。公益情结和嗷嗷待哺的现实形成了强烈的反差。

可能有人会说，英国70%以上的医院不都是公立医院吗？中国和英国相差10个百分点，公立医院多设立一些有什么不可？此言差矣。

首先，英国的公立医院是独立法人治理运营；统计口径不同，英国私立大学医学院所属的医院，因社会办医，也算是公立医院。其次，英国公立医院不设门诊，多为住院和手术治疗，住院医生只占总数很少的一部分。而门诊、康复几乎全由私立诊所和社会承办的康复中心承担。如此看来，英国公立医疗机构承担医疗服务总量所占的比例不到50%。

蔡江南认为，医疗机构社会化的两个基本点，一是非营利性的医院成为医院的主体；二是自由执业医生成为医生的主体。虽然我国公立医院占医院总数的2/3，占床位总数的90%，但这些医院都不是真正意义上的公立医院。真正的公立医院应当主要依靠政府经费，对病人实行免费或低价服务。而我国公立医院收入大多靠病人和医保，只有很少一部分来自政府经费。我们不妨将社会和市场无法经营的医院办成真正的公立医院，主要依靠政府资金支持，例如传染病医院、精神病医院、军队及退伍军人医院及贫困地区医院等。而让社会和市场上能够经营的医院独立经营。这些社会性非营利医院的收入主要来自病人消费、医保和社会捐赠，政府也可通过一些项目进行补偿，例如对医疗科研教育、基本建设项目的补偿等。

蔡江南教授所言是国际上通行的做法。但中国的公立医院只是一

---

① 蔡江南：《医疗资源去行政化在于社会化》，载《医药经济报》，2013年5月20日。

种习惯叫法，实际上是指地方或部门所属的国有医院，事实上多数也脱离了公立医院的本义，所以要将所有公立医院"回归"到公益或福利性定位是十分困难的。

如果明白了原来医院"公立"和"国有"概念上的混淆之后，我们就会发现，国有医院引入社会资本，对其进行分类和社会化改造，并没有太多理论上的障碍。就像缓解城市交通，除了政府举办以外，社会举办、委托经营、承包和股份制上市，何尝不是可供选择的路径？

改革开放至今，政府职能的转变已成焦点，医疗资源的社会化是一条不得不走的路径。北京大学国家发展研究院经济学教授刘国恩呼吁，医改的重点在于"开放"，这当然包括医疗服务资源向社会开放。也许这就是提出"管办分开、政事分开、医药分开、营利与非营利分开"这一战略决策的原因。

成思危说，改革像下棋一样，走第一步就会影响到今后几步。所以如果一步走得不合适，可能以后几步都会受到影响。而且退回来的话，像悔棋一样，付出的代价将更大。[1]

虽说各依当下光景及心情而不同，信步由之，放眼而望，医改的棋，下到哪一步了呢？

---

[1] 成思危:《改革的核心是制度创新》，见张维迎主编《改革》23页，上海，上海人民出版社，2013。

03　满眼冰山——也谈葛兰素史克（中国）公司商业贿赂案

一

我不常写微博，偶尔上网浏览一下当日新闻，查查邮箱。大量时间用于看书和写作，视力不佳，上网耗时久了觉得累。

2013年夏天，跨国药企葛兰素史克（中国）公司涉嫌商业腐败大案在媒体上曝光后，舆论一片哗然。我写了两条微博，其中一条是："G公司涉嫌商业腐败和行贿案件，清楚表明几年过去了，中国药品流通市场环境和相关的利益链既没有变得更好，也没有变得更坏，而是变得更可笑了，改革似乎又回到了原点。"

CCTV《新闻1+1》栏目主持人对跨国药企的商业贿赂感到诧异，而医药界业内人士对此早已司空见惯，变得麻木起来。当主持人说到跨国药企中国公司高管如何不择手段推高药价，而最终让患者来买单时，义愤之情溢于言表。

其实，不仅仅葛兰素史克（中国）公司，几乎所有跨国药企和中国药物品种代理商都是这么做的。只是跨国公司往往以学术推广的名义，披着一件好看的外衣而已。

据记忆所及，几年前曾随卫生部门组织的一个考察团出国考察，随行中有一个跨国药企的相关负责人作领队负责照料，我得知出国的费用是由他们赞助的。我问中国药企是否也可以提供赞助？他们说不可以，外国药企与卫生部门有培训和研究合作项目，中国药企不被允许。

　　一些国际上通行的好的做法，如学术推广、学术会议，在当下中国往往都变了味，好比橘生淮北，在不同的气候土壤条件下，变成了枳一样。医药学术推广变成了商业营销，甚至变成了贿赂，政府有关部门和有关机构、医院和医生，不是友好合作，学术交流，推动医学的发展创新和成果转化，而往往更像是"合伙"、"合谋"牟利。我想，在愤慨和谴责之后，更多的应该是对药品流通和营销体制性缺陷的省思和追问。

二

　　葛兰素史克是总部设在英国的跨国药企，由葛兰素与史克两家大药企合并而成。即使不了解这家大公司的人，也可能服用过他们生产的药品。比如感冒药"中美史克"和"新康泰克"。当然，这些感冒药基本上是"干净"的，因为和白加黑（拜耳公司）、泰诺（美国强生）一样，患者可在社会药店自己选购，质量有保证，价格也不贵，通过社会药店购买，不需要贿赂官员和医生。

　　葛兰素史克全球年处方药销售300多亿美元，和辉瑞、强生、雅培、诺华、阿斯利康、默沙东、赛诺菲、礼来、罗氏等公司，一同排名跨国药企十强。葛兰素史克公司在全球500强中名列第253位。

　　葛兰素史克（中国）高管既行贿又受贿的劣迹一经曝光，业内人士并没有"云外惊飞四散哀"的感觉，这是从事药品销售行业的偶然，更是必然结局。就像在布满地雷的路上前行，有人突然触雷倒下，爆炸发出很大的响声，火光四起，兔死狐悲，只是令同行者不胜感慨，唏嘘而已。

　　眼底秋山，旧时风雨。我对药品生产和流通的研究开始于2006年，那时有过比今天更猛烈的打击药品商业贿赂的风暴。数万医药代表，数千医药公司和相关公关、走票公司，惶惶不可终日，甚至关门大吉，有的还跑到国外避避风头。台风袭来，狂风夹雨，人或如鱼鳖。可一旦风暴过去，泥泞依旧，欢歌依旧，何方堪愈愁疾？

又过去了几年。媒体一段时间的沉寂或者沉默，并不表明新一轮医改后药品流通各环节已经变得清洁和高尚。因为这类商业贿赂、医疗腐败、医疗纠纷，统统被当做"负面新闻"，曾被加以约束之故。

长门灯暗，愤悱欲谁语？药品流通业的恶俗已经存在多年了。历史仿佛开玩笑似的，2013年葛兰素史克在中国药品销售"连创佳绩"之后，又重演了惊人相似的落败一幕。

事情一经披露，主要由外国药企赞助的医药学术会议大减，风声鹤唳，罗氏、赛诺菲等跨国药企纷纷取消或暂缓医药研讨会等会议。

新华社的一篇评论说得极好："医药市场是一个极为特殊的市场，特别是在我国，作为终端消费群体的患者几乎没有选择权和定价权。用什么药，用多少药由医生说了算；价格多高，由药企根据市场状况或者由政府行政定价；医院是第一大药品销售终端。这样的市场模式造就了药企行贿的'黑色空间'，进而形成药企、医药代表、医院、医生和部分主管官员利益均沾的'潜规则'格局，一齐吸患者的血，饱了自己的囊。更可能的是，左右医生开处方的因素不再只有科学的诊断和用药知识，还有更多专业之外的东西。这将直接影响患者的健康。""毋庸讳言，有此类行为的药企不只葛氏一家。在中国做生意就懂这中国的'水'，一些药企深谙此道。然而此次葛兰素史克被查，已透露出监管和打击力度收紧之势，对跨国药企或国内药企都是一次深刻警示。不过，对于政府有关部门而言，在严厉打击商业贿赂的同时，也需要明确如何祛除医药流通体制的沉疴，改变以药养医、医药不分的模式，挤出药价中的'黑色商业成本'。"[①]

此时，距新医改全面展开已经4年多了；距上一轮全面治理医药商业腐败也差不多整整8年。

[①] 邹伟：《"洋"药企涉贿说明了什么？》，载《新华每日电讯》，2013年7月15日。

三

或许有人不愿意承认，但事实上，中国医药市场状况如何？看病兼卖药的公立医院又如何？不说全世界人民都知道的话，至少业内人士，包括外国同行，早就知道。所以新华社的评论也用了"深谙此道"这个词。

2013年初，我们到日本，日本一家药品流通公司人员在介绍情况时，就给出了中国药品的营销图，还列出了回扣、行政公关费用等等，并将中国与日本的流通体制进行比较。同是东方国家，他们对"中国药品流通特色"不难理解。因为20世纪70年代，他们同样医药不分，日本的医药公司、医药代表、医生也是这么做的，年纪大点的人都亲历过。他们还问，中国现在是不是仍然这样？

此种情形，中国的卫生行政部门、食品药品监管部门、医保部门、药品招标采购机构的官员，也应该心知肚明，因为他们之中不少人是商业贿赂的目标，可能有过拒贿或者受贿的经历。

央视评葛兰素史克（中国）在华行贿时，用了个很别致的题目，称"并非入乡随俗"，好像跨国药企在全世界都是这么做的，在中国并非是特例，葛兰素史克公司在其他国家也被处罚过。言外之意，中国药品流通的环境还是干净的？是否的确如此？我只感到可笑、可悲。当然并非幸灾乐祸，如同家中屡被窃贼光顾，就指邻人家里也同样被偷过一样。

虽然有外媒报道说，"让商界高管穿着囚服在电视上认罪的做法比较少见"，香港中文大学的一位法律教授认为，"这种在正式刑理程序开始前公开认罪的做法倒退到了毛泽东时代的刑事审判，毛泽东时代刑事程序不是决定被告是否有罪，而是为了教育公众。"不管在电视上展示嫌犯"审前认罪"是否存在"不妥"，但这几名跨国药企高管所承认的，应当都是事实。

从报上所披露的几个葛兰素史克（中国）高管的名字来看，大多是非外籍人士，或者至多是持有外国绿卡的中国人。他们代表跨国大企业在中国经商，入籍了的可能还有个洋名，但这几个人似乎还没有。

对于商人本性上的逐利，古今中外，概莫能外。但这并不可怕，通过"分工和自由竞争"，市场这只"看不见的手"，会引导个体在"不知不觉"间服务于社会利益。

问题是，中国的医疗服务和药品销售不存在分工或分业，商业的边界模糊不清，这给不法商人造成了可乘之机。政府职能常常错位、越位，用行政直接参与——比如药品集中招标而不采购——这只"看得见的手"，频繁代替制度设计和监管，官员权力膨胀，行政性的干预成了一种常态。"看得见的手"在阳光下频繁动作，难道就没有阴影？

当下，福利或者说公益性医药卫生经济学似乎成了主流。面对市场失灵——主要是产品市场，而非资源市场——不去查找失灵的原因，而仅仅强调政府干预，是难以找到医药经济学成功模式的。

如果没有体制上的改变，应对行政干预和公立医院，商人们用最原始的办法即可。几千年的经济史中，帐底烧春，楼头热浴，我们可以看到这种互动频繁、权钱交易的同盟极易结成。

于是，在药品定价、营销中大肆行贿，纲常败坏，其目的无非是实现"官药勾结"、"药与医勾结"，把利益链尽可能做长，彼此捆绑在一起，一损未必俱损，一富则肯定大家俱富。

倘若认真起来的话，葛兰素史克可能是在华"掉底"的第一家，但绝不会是最后一家。业内人士透露，给葛兰素史克（中国）走票、洗钱、回扣的某旅游公司，同时也为其他在华跨国公司提供类似服务，只是事发后，人家紧急踩刹车罢了。

可笑可悲——一家全球知名的药品生产企业，竟在中国使用如此低级的商业攻略，令人心生百味杂陈之感。细一想，这是一个在多数人中罕见，但在某一类人中屡见的现象——现今医药代表都是这么做营销、做市场、做政府公关的。

但外企似有些不同，其医药代表大多有国外留学的经历，清雅高贵，口称学术推广。如同一群西服革履、衣冠楚楚、气宇轩昂的人，进出各总部和宾馆酒店会议大厅。忽然一日，人们发现这些人与中国同道相似，也小心翼翼地鱼贯行走在"粪池"边上，偶有人不慎失足掉进池内，弄得一身臭气，遂成千夫所指。

众行者惊恐之际，又不免窃喜，少了个竞争对手，甚至有人笑出声来。

四

最早见到关于葛兰素史克公司在华涉嫌严重商业贿赂等经济犯罪，是根据新华社发的一条消息。[①]

在此之前3天，公安部披露了葛兰素史克（中国）投资有限公司的严重问题，引起了国内外商界的高度关注。这种做法实在不多见，公安机关还在侦办过程中，就向媒体和社会比较详细地披露了案情。有人猜想，非有高层领导指示，公安相关侦办部门断不敢如此"放开"。

案情侦办经过是这样的——

2013年6月27日，葛兰素史克（中国）副总裁兼企业运营总经理梁宏被警方带走接受调查，与梁宏同日被带走接受调查的还有葛兰素史克（中国）副总裁兼人力资源部总监张国维、法务部总监赵虹燕和商业发展事业企业运营总经理黄红。据说这四人被称为葛兰素史克（中国）的"四驾马车"。在他们之上应该还有一个葛兰素史克（中国）区的总裁，一般为总公司派来的老外，他是驾驭"四驾马车"的驭手，但一般不参与具体药品的营销。他是否会有牵连不得而知，官场商场有些说不明道不白的事，想必除了尴尬之外，应该有惊无险。

据介绍，真正使葛兰素史克（中国）进入警方视线的并非传言中的"深喉"，即了解内部运作情况的人，而是一家小旅行社。这家名

[①] 见新华社2013年7月14日电：《葛兰素史克（中国）公司涉嫌贿赂》。

为上海临江国际旅行社成立于2006年,"几乎没有做过旅游业务,只是和一些药企打交道"。2013年上半年,包括临江国际旅行社在内的一些旅行社的异常的经营活动"被公安部发现。在有关部门的协助下,公安部部署涉地公安机关开展调查,发现葛兰素史克(中国)及其关联企业存在重大经济犯罪嫌疑","在掌握确凿证据后,公安部明确指示长沙、上海、郑州公安机关立案调查,于6月28日、7月10日两次开展集中抓捕,对葛兰素史克(中国)的部分高管和多家旅行社的部分从业人员采取刑事强制措施"。当然,这其中还有许多可以想象和猜测的空间。小旅行社经营活动的异动,应该是被税务部门、工商部门关注,怎么一上来就是公安部?

葛兰素史克在华的唯一收入来源便是药品销售,虽然冠以投资字眼,葛兰素史克(中国)实际只是一家销售公司。

梁宏的一番交代很能说明问题:"一种药品要上市,必须与各个部门打交道,注册涉及药监,价格涉及发改委,进医保涉及人力资源和社会保障部门,进地方涉及地方招标办,进医院涉及医院院长、科室主任、医生等……如果涉及的环节少了,腐败也就少了。但从根本上说,医药不分、以药养医才是最大的问题。"从梁宏的这番交代可以看出,药品从市场准入、定价、目录制定、招标,到最终进入医院,医生开出处方,患者买单,各个环节均存在腐败,如同苍蝇聚集在一条条裂缝上。虽然反腐败是一个永久性的政治议题,但实际上在药品营销领域,相当程度上各相关方通过各种权力,形成了龌龊不堪、效率低下、以庇护为基础的"利益分肥"体制。

被刑事强制后,梁宏等人如同竹筒倒豆,把通过临江国际旅行社等套出的巨额现金的去向、花费的各个节点,丝丝环扣,循序渐进,交代得一清二楚。这实际上是药品从生产到消费的不长的流程中,一个个充满急流险滩的渡口,都有需要打点的地方。有一处遇阻,断无药品的销售可言。政府部门掌握着行政审批和准入的权力,写在红头文件上的各种规定可能只是一纸空文,虽然大家还会阳奉阴违地肯定和赞扬"监管"、"招标"和制定各种"目录"的作用。——药品经销的秘笈也正在于此。

虽然今天的中国还未"普遍认为只有市场经济体制才能实现发展与自由",但在"现实世界中,官员追求个人利益而非社会利益,他们必然会在制定和执行公共政策的过程中,公开或隐蔽为自己牟取好处",①这一点已经越来越清楚了。在市场流转的各个渡口,极易产生权钱交易。"渡口经济"实际上就是"雁过拔毛"和权力的腐败。跨国药企的老板就地起用了梁宏等熟悉中国市场潜规则的代理,因而取得了突出的商业成就,尽管不那么高尚和光明正大。

梁宏等人东窗事发后,葛兰素史克公司自然不会去"捞人"。总公司领导声称,支持中国警方。该公司在全球有严格的管理制度,对此类销售贿赂现象"零容忍",并宣称调查葛兰素史克(中国)高管,中国发生的商业贿赂是一个特例。

我倒愿意相信这表态是真诚的。尽管总部对葛兰素史克(中国)高管的行贿做法不会一无所知,跨国公司也会要求在合同和相关文件上让那些中国高管签上"合法经营,违者责任自负"的声明,葛兰素史克公司通过法律条文把自己切割得干干净净。有位业内专家研究后说,外国药企在法律上要真正摘干净,只有一种办法,今后得给医药代表大大增加酬薪,而相关公关、营销费用均由医药代表自己掏钱支付。但这样如何与公司销售业绩挂钩?考核又似乎成了问题。

基本上可以肯定的是,所有在华药企都会这么做的,跨国公司高调照唱、营销照做。

五

我曾问一家跨国药企的高管,他们公司在华销售的药品的价格,

---

① 许小年:《作为目的和手段的自由》,见米尔顿·弗里德曼《自由选择》推荐序,北京,机械工业出版社,2013。

能不能像在香港销售一样，做到国际平均价格的一半？

他直截了当地回答，做不到。

我问为什么？

他说："一种新药进入中国市场要三五年，这中间需要花费，中国处方药的市场环境与别国不同，其定价和销售各环节也需要大量费用。他们现在考虑逐步缩减处方药，转而增加OTC（非处方药）的比例。OTC主要通过社会药店销售，乱七八糟的花费少，但也要有广告的投入。"

大的收益总伴随着大风险。跌进"粪池"只能自认倒霉，因为道路和方式是各人自选的。

葛兰素史克公司总裁声称仍然看好中国市场，他将会在适当的时候访华，到时相关领导还得欢迎会见。鸡飞狗跳之后，一团乱麻一地鸡毛，庭院还得自己打扫，中国这个全球第二大医药市场，不是轻易就能放弃的。

梁宏在接受审讯时直言："涉及的环节少了，腐败也少了。"葛兰素史克（中国）经济嫌犯们自然罪不至死，身败名裂是可能的，但身陷囹圄之际，其鸣亦哀亦真。可谓"絮泥衔得，为谁辛苦？空傍人家门户。"

我注意到，上海临江国际旅行公司成立于2006年，当时一场打击药品购销腐败之风的行动正劲，山雨欲来，落叶满地。"医药代表"一夜之间几乎成了"过街老鼠"，有的以公关为主要业务的公司干脆关门，人员纷纷出国旅游观光。已经退休的国家药监局局长郑筱萸也在那场风暴中败露，最后走上了不归路。当时，媒体和官员均认定是腐败分子受贿敛财，增加了流通成本，抬高了药价，最后都转移到消费者身上。打击流通中的腐败后，药价自然就会降下来。

但事实却没有。

梁宏估算："这个运营费用在药价中的比例为20%至30%。""如果能少开点会，就能降低一些成本，减轻广大患者的负担……"

吴敬琏认为，由于权力规模的扩大，腐败活动日益猖獗。从20世纪80年代至今，有许多经济学家计算过，结果差别不大，我国租金总额占整体国民财富的20%至30%，世界上很少有国家租金总额达到这么高的水平。从中可以看出，中国腐败活动的规模有多大。[1]经济学家的估算与梁宏的交代基本吻合。由此可见，"运营费用"占药价的20%—30%并没有什么特别的意义，是一个普遍现象。如果细算起来，在医药销售领域的租金，其实还要高得多。

1992年，美国等西方国家政府正是通过中美签订的《关于知识产权领域的谅解备忘录》，为跨国医药公司争取到了过期专利药（原研药）的单独定价权。原研药价格比国产仿制药定价普遍高数倍，而不少原研药的原料药还是中国生产的。药价虚高之下，获利巨大，也有更大的"运作"空间。葛兰素史克（中国）的"四驾马车"管理着全国各地近3000名医药代表，梁宏每年有权审批的预算达到数亿元，他负责打交道的一般是主管部门的领导或专家。临江等旅行社主要是为他们提出现金，解决不能报销的发票，起取款机的作用而已。

如果公安部门的调查仅至于此，还只是外企和国内相关企业经济上的问题，提出来的现金，究竟流向了哪里？受贿者都是谁？案件虽在进一步侦办中，但要把这些都公之于众，恐怕也不那么容易。

新华社的报道说，"葛兰素史克（中国）一案仅暴露了整个行业的冰山一角"。这个判断大抵是正确的。这个行业，应该是医疗和药品行业，多年来鲜有风清月朗之时。如最近又爆出美国爱尔康药业在华产品销售中涉嫌行贿，对象包括北京同仁、协和等著名医院的医生。倘若认真调查，远不止一两家外企，在华聘请本地销售人员，外商的营销策略就用不着再学习和调整，可把培训费等降得极低。——深海区或浑水区里，早已满目冰山，但超级跨国药企的航船不会沉没，小

---

[1] 吴敬琏：《遏制权贵为何走不出怪圈？》，见《影子里的中国》52—53页，南京，江苏文艺出版社，2013。

舢板依旧穿行自如，很少触到冰山和流冰，因为"水手"已经谙熟极端气候条件下的隐蔽航路了。

如果商海上只有一两座冰山，可能是其他地方漂过来的，也可认定完全是某家跨国药企的斑斑劣迹所致。如果满眼冰山，应该想想药品购销流通领域长期以来遭遇了什么样的阴霾恶劣天气。

六

纵观十多年来国内对药品购销领域的商业贿赂的打击一波接一波，几乎没有间歇和停顿，力度与决心不可谓不大。

但在漫长的时间跨度里，中国医药销售中腐败现象仍成了无药可治的顽疾。基本可以肯定的是，这类顽瘴痼疾多数有体制上的原因，借以寄生的特定环境，以及人性的弱点等等。在原有的医与药"计划经济"的联姻土崩瓦解之后，我不知道穷人生病买不起药，能忍受多大的限度？

多年的医改、多次严厉打击，并没有创造出更好的医药卫生生态，消除滋生腐败的机制，造就一大群与供销员不同的现代医药代表，也没有涌现出更多廉洁的官员、更富有开拓精神的医院领导和更敬业的医生队伍。药品流通环节的一双双使劲"拔毛"的有形之手，牟利手法多样的众多获利群体，面对屡屡袭来的打击风暴，虽有惊有险，但惊多险少，早已见怪不怪了。风息浪止之后，一切都会照旧。

对于这条药品销售中的利益链，我想起了法国启蒙哲学家孟德斯鸠在《论法的精神》中说过的一句话："一切有权力的人都容易滥用权力。这是一条万古不变的经验。有权力的人们使用权力，一直到遇到有边界的地方才休止。"药品从进基药目录、进医保目录、招标、院长勾标、药剂科采购、医生处方……哪一项都有权力作为支持，其边界就是患者买药用药，吞下高药价的苦果。我们认真分析可以看出，药商是利益的输送方，也是利益的共享者。利益链的延伸和环节的增多，有不少是政府职能无限扩张的结果，是医疗机构职能楔入药品销售终端的结果。

在丰厚利润的滋养下，相关行业的从业人员虽然缺少尊严，但那只是"活法"问题，总比街角小店、江湖郎中强得太多，无需"鸡鸣茅店月，人迹板桥霜"地起早落夜。通过打击葛兰素史克（中国）的严重经济犯罪行为，能保证全国医药市场的公平竞争吗？大抵暂时会有"震慑"作用，——不是我悲观，膏肓深病，悬壶村巷，长策谁与？

04　守望大国医改 *

记者： 我们希望跟您做一个漫谈式的访问，我们将用叙述与对话两种形式呈现。由于预留版面较大，并准备做成一篇深度报道，我们可能需要稍长一点的访问时间。

首先是您个人的经历分享。

朱幼棣： 大概现在年轻人像我这样经历过许多事情的已经不多了。我高中读了一年就遇上了"文化大革命"，后来在一个中学里当民办老师，教高中数学。两年后，到一个国有中型矿山的生产技术科当技术员，主要是搞测量，同时兼电影放映员，以及矿部机关办公室文书。我考上大学后，矿里安排三个人接替我的工作。我也是省报的通讯员，1977年在《浙江日报》上发表过组诗《测量员》，大约就是当时的生活写照。因为经常下矿井，放样，测量，在底层的社会中生活，与现在的农民工并没有什么不同。那个时候工业学大庆，爆破后烟没有排净，矿渣还未出来，迎着呛人的硝烟就到工作面上作业了。戴的安全顶是藤帽，井下工作确实没有安全感，我早已见惯了生和死。

1978年初夏，我从山东福山铜矿对口学习三个月回来，矿里大学招生的报名已经截止，不能再报考了。我记得很清楚，黄昏时我坐在办公室里流泪，一个老技术员看到了，说，"你别着急，我想想办法。"

---

* 此为答《南方人物周刊》记者陈彦炜，刊发时略有改动。

这个技术员与区上招生办的负责人熟,说可以帮我下山去拿报名表。那天傍晚,雨下得很大,矿山离镇上还有二十多里地,他冒雨下山为我领报名表,我永远都不会忘记。当时离考试一个月都不到了,矿里不让我下山,直到考试前三天我才回到县城,几乎没有复习。确实,人的一生会有无数好人帮助。我上的是山东大学中文系,当时成绩是浙江台州地区文科的第一名。毕业后,便进了北京新华社国内部,做经济采访报道。

记者: 请您谈谈那些"不得不怀旧的话题",比如计划经济体制下的医疗保障、赤脚医生制度等。

朱幼棣: 不是怀旧。想通过城市经济体制改革的进程,给医改作一个参照。毕竟是改革,有许多相同或相似之处。

与革命不同,中国进行的是经济体制改革。改革一般有两种形式,一是变法,先设计出一个方案,通过立法或法案,自上而下地推进。另一种是变革,由于触及一些理论上的问题,比如公有制和私有制、雇工算不算剥削等等很敏感的问题,往往先不争论,而是通过自下而上的积极探索,总结经验取得突破后,再全面推广。中国的改革大抵是后一种。

其实,这种理论上的"禁区",或者说"误区"现在也有,比如公立医院公益性的问题。这就极大地阻碍了医院和医疗服务的分类改革。其实,公立医院也可以营利,私立医院也可以有公益性,这与医院的所有制没有什么关系。像过去的协和医院,是洛克菲勒基金会办的教学医院,它是营利性还是非营利性?是公益性还是非公益性?是外资还是国有?事实上,公立或者说官办与民营的区别,在当下主要涉及医疗资源行政化还是社会化的问题,与医院的定位、定性无关。

记者: 您对新医改前中国医疗保障体制如何评价?新医改启动的历史背景,直接刺激新一轮医改的动力何在?

朱幼棣： 要切实推进医疗卫生体制改革，推进党的十七大提出的"四个分开"，即政事分开、管办分开、医药分开、营利和非营利分开，可理解为给医疗卫生资源的行政垄断"松绑"，利用社会资本，利用市场机制对医疗资源进行重新优化配置。要靠广大人民群众。群众对医改的期望很高，但医改实施至今，效果并不明显。

记者： 谈谈当今公立医院存在的问题，民营医院存在的问题。您认为中国的公立医院和民营医院分别应该承担怎样的角色？

朱幼棣： 在很长一段时间里，由于各种文件规定，不论是外国资本还是社会资本，办医受到相当限制，很少从高端医院、综合医院进入。现在政府说要积极鼓励的行业，引入社会资本做得都不太好。过去协和、湘雅、华西等外资医院，都是教学型、科研型的外资医院。这里有特殊的原因，后来中国照搬的是苏联模式，1950年爆发了朝鲜战争，外国教会和社会机构办的医院、学校，很快被国家接管，除了苏联专家，外国医生、教师、传教士都被当成间谍嫌疑和敌对分子，被驱逐出中国。

现在民营医院大多从低端医疗服务领域进入。民营医院有两种，一种面向较大医疗市场的专科性医院，因为中国的医疗市场足够大，加上监管不力，因此比较混乱。为了完成原始积累，有的不择手段，虚假广告也比较普遍。面向本地的民营医疗机构，服务相对好一些，规范一些，因为要有"回头客"，要有"口碑"。但这也是总体而言。当然，民营医院中也有少数规模大、服务好的新型医院。

公立医院的问题，大家都看得比较清楚，缺少活力，效率低，用人和药品采购都没有自主权，急需独立的法人治理，建立现代医院管理制度。

记者： 中国医与药难舍难分的本质原因是什么？您认为，医和药之间应该是怎样一种合理关系？

朱幼棣： 过去中国医药工业落后，药品短缺，且生产的主要是价格很低的普药。在计划经济时代，药品产销都是按照国家指令性计划，基本上根据四级批发商业公司反馈的信息，政府决定药品的生产计划、定价和销售，给医院什么药、多少药，都由医药公司决定。当时起垄断作用的是国有医药商业体系。

90年代起，药品生产与销售放开后，公立医院作为药品销售终端的垄断作用加强。由于医药不分，医院从药品的销售中获取了最大的利润。公立医院垄断医疗服务的溢出效应，便是医生诊断兼卖药，这是造成行业不正之风的重要原因。世界上几乎所有国家，除急诊和住院用药外，医院门诊和社会药店都是分设的。而现在，不单医院兼卖药，而且新建立的基层社区卫生系统，又普遍建立了药房，这都为今后医药分开的改革增加了难度。

记者：请您谈谈中国出现"大城市名医院看病尤其难"问题的症结何在？

朱幼棣：中国尚未建立起有效的综合医院和社区诊所、乡村卫生站的双向转诊制度。大医院和名医院不断扩张，扩大原本属于初级卫生服务的门诊治疗，这是造成大城市名医院看病尤其难的直接原因。这也是卫生资源配置上失衡，卫生行政部门要通过改革，更要通过市场，使医疗资源社会化，政府要把投入和扶持重点放到医疗服务市场不发育、缺医少药的农村，放到贫困地区、偏远地区，采取有效措施来解决。

记者：如何看待中国医保的覆盖问题，以及中国医疗保障的"阶层区隔"问题？

朱幼棣：中国全民医保，或者说医保全覆盖，目前还有好多问题未解决。主要是覆盖低收入群众的"新农合"，和城市居民的基本医保，保障程度很低，人均只有几百元。2011年人均卫生医疗费用已经接近人均1200元，如果一年物价上涨幅度为5%计算，财政需年增60元以上，才能保持报销比例不变，居民看病的绝对费用仍在不断增加。要想解决"看病贵"的问题，前提还是我国的医疗总费用每年的增速减缓。这从目前来看还不太可能。现在的"新农合"没有个人账户，住院能报销一部分，而门诊基本不能报销。世界卫生组织提出的2000年实现"人人享有初级卫生保健服务"的世纪目标，中国政府也作出过承诺。初级卫生服务主要是指门诊，针对常见病和多发病治疗，以及为贫困人群提供基本免费或廉价的基本药物。可现在，"人人享有初级卫生保健"仍很难说已经完全实现。一次感冒花费几百元医药费，这种现象在中国已经十分常见了。

记者："新农合"在户口所在地办理，外出的农民工怎么办？

朱幼棣："新农合"与城镇居民基本医保，是相同层次的低水平医疗保障，现在分属卫生和劳动保障两个部门，不但地区之间，而且同一地区都不能衔接。今后应加快统一起来。除了部门分割外，还有行政区域的问题，筹资和报销都在户籍所在地的县市，所以这一制度在一开始设计层面就有重大缺陷。美国的老年医保，建立时就确定建立在联邦政府层面，因此筹资渠道、医疗服务水平和报销就实现了全国统一。还有医保的预付费制，如何引进商业医疗保险等，都有不少亟待解决的问题。医保或健保体制的改革，同样是医改的重要组成部分。

记者：请您评价世界范围内发达国家、发展中国家以及我国台湾地区的医疗保障体制。

朱幼棣：大概有这么几种吧，一是中等收入人群占人口多数的高税收、高福利国家，实行全民医保，如北欧国家和英国，其医疗保障的水平大抵相当于中国的城镇职工医保。因为低收入者少，社会差别不大。日本的全国医保机构有数百家，筹资方式（企业和职工）、政府补助针对的群体各不相同。健保机构众多，但由于筹资水平相近，上至首相大臣，下到普通民众，获得的医疗服务平等，患者可选择在全国任何医院治病。二是对低收入者实行免费医疗，提供免费药，如越南、印度、缅甸，其余的收入人群实行政策性医保。南非也实行双轨制，低收入者由国家提供免费医疗，一定收入以上人群选择不同的医保。三是美国对18岁以下的青少年儿童以及65岁以上的老人，由政府财政提供医保，其余人群选择商业医保或者没有医保，军人及其家属由国家负担。联邦和地方政府对低收入者提供医疗救助。

记者：请您评价中国医改宿迁模式、神木模式、成都模式、高州模式。

朱幼棣：宿迁模式是指公立医院的产权改革。中国公立医院占有85%以上的医疗资源，全部由财政包起来是不可能的。比如说，现在明令禁止地方公立医院举债，但事实上各地仍然如此，在报告上写"政府拨款或自筹"。一部分医院通过产权改革引进社会资本，实现多元化办医。宿迁是一个欠发达地区，财政不堪重负的问题突显。神木是免费医疗模式，这也是医改的终极方向，即在低层次的医疗服务上，免费均等地给人民群众提供医疗服务。但神木的次序似乎可商榷，即在保证基层初级医疗、住院及手术治疗免费上孰先孰后？此外还有监管的问题。成都比较简单，真正做到管办分开，但建立独立法人的现代医院制度需要时日。高州则是公立营利性医院改革成功的典型——薄利多销，院长更像优秀企业家，有点像国企改革初期，20世纪80年代曾普遍推行的"承包制"，这离建立现代医院制度尚有距离。医改不触及底线，终是社会难以承受之重。①

人物周刊：在《中国科学传播报告2009》中，有这么两个数字值得关注，部分城市民调显示，卫生部的知名度为97%，美誉度仅为3.2%。

---

① 根据《南方人物周刊》的体例，本文分上下两部，下部分标题是《医改要改的是体制，要"四个分开"——对话朱幼棣》，本刊记者陈彦炜，实习记者肖斯予发自北京。

朱幼棣：这个调查报告是《科学传播蓝皮书》的一部分，顾问包括了原国务委员宋健和现任卫生部部长陈竺，应该说数据还是非常准确的。这其实是个危险的信号。医疗卫生与其他服务行业一样，从来都不是净土。不用思量古今，不必枉顾左右，民众呼唤，改革催潮，已时不我待。

人物周刊：没有人说过不要改革。问题是，医改几经周折，民怨并未消匿。

朱幼棣：什么叫改革？从中国历史上所进行的改革看，一般有两种形式，一是变法，先设计出一个方案，通过立法或法案，自上而下地推进。二是变革，它是针对一些有争论的命题先进行探索，取得经验和突破后，再全面推广。当代中国的改革大抵选择了后一种。因为很多事情存在理论上的"禁区"或者说"误区"，容易涉及"左倾"教条。像农村改革的时候，一争论就是围绕公有制还是私有制，是集体经济还是个体经济，那就没法继续。所以农村就搞分开，土地所有权和经营权分开，一分开，就可以搞"包产到户"，之后才算真正启动农村的改革。医改其实也一样，我们首先要"分开"。大家不要讨论公立医院还是私立医院，就做到分开，胡锦涛说过"四个分开"——政事分开、管办分开、医药分开、营利和非营利分开。

人物周刊：为什么改来改去，分来分去，这"四个分开"就是未曾改动？

朱幼棣：在中国制定和实施各项改革方案时，总有一些特殊的因素发挥着重要的作用，这就是部门或团体利益，如同巨大的磁场，使指针发生摇摆和偏差。可以这么说，即使医疗卫生是世界性的难题，但中国的医改难在根本、难在体制。世界上多数国家和地区医疗卫生机构管办、医药、政事、营利和非营利都是分开的。唯独中国不是。而且，这很大程度上还因为我们缺少顶层的设计。过去一些行业的改革，很多时候都由一个跨行业、跨部门的独立机构来主导研究改革方案，国务院就有体改委，后来为体改办，再到后来政府机构调整时被撤销了。寄希望于部门"自我革命"，那难度是太大了。

人物周刊："医改"有一个部际协调领导小组，能否起到你所说的独立部门的作用？

朱幼棣：但领导小组办公室在卫生部啊。它还是起协调作用，做具体的工作，到最后就变成各个部门拿出一个方案，医保的拿出一个方案，医疗卫生服务就由卫生部拿出一个方案，还有财政的、物价的，最后难免成为"拼盘"。因为改革重点是在医院。本来，卫生部管医改没有问题，但是问题管办不分，它又办医院又管医院，一些卫生行政部门的领导，厅长局长还兼医院院长，所以这种改革就比较困难了。可以说，群众的满意度，是衡量许多民生问题和医改成效的标准。

人物周刊：昨天（2011年2月18号），中央几部委在北京举办形势报告会。卫生部长的报告中说，两年来医改取得了明显进展和初步成效，人民群众得到了看得见、摸得着的实惠。

朱幼棣：医疗卫生服务体系的建设、基层医疗服务的建设取得很大的进展，但是医疗卫生事业的发展和建设与体制机制的改革是两回事。建设确实取得很大成就，因为国家投入很多资金，比如基层卫生设施、农村卫生室、社区诊所和医院，还有县级医院，面貌确实发生很大变化。尤其是"非典"以后，各个省、市都建立了堪称豪华的疾控中心，一栋接一栋的大楼拔地而起。没有哪个国家像我们这几年投入增加这么多的。大家都愿意扩大投资搞建设，真正触及原有利益格局的改革就不太愿意了。没有体制改革和创新，没有现代医院管理制度的建立，没有医院独立法人制度的建立，没有"四个分开"（政事分开、管办分开、医药分开、营利与非营利分开），改革成果体现在哪个方面呢？还有，流动人口的医保怎么办，城乡统筹怎么办；农村建了新农合，但农民工怎么办？医和药之间的关联怎么改？医药分开有时候提都不提了。

人物周刊：部长在讲话中还提到一点，建立基本医疗保险制度将大大减轻群众疾病负担，但不可否认，它还会刺激参保者多吃药、吃贵药、小病大治等问题。

朱幼棣：这个看法是不全面的。比如现在搞的新农合，基本上住院能报销，门诊不报销。所以好多地方采取变通的办法，"大输液"可等同于住院处理，能报销一部分。不必要的输液大大增加，进一步造成抗生素的滥用，就是因为能省一部分钱嘛。住院能报，门诊不能报，很多人就去住院了，怪不得人家小病大治。制度设计本身有缺陷，门诊属初级卫生保健，要提供一部分免费或大部分能报销的低价仿制药，这是国际通行的做法。现在一次门诊花三五百块钱都是正常的，贫困人口怎么办，底层怎么办，他们还是掏不起。世界卫生组织提出的世纪目标，就是人人享有初级医疗卫生保健，实际上是说人人享有全民基本医保，或者穷人享有免费医疗。其实这种初级保健层次很低，药品也都是低价基本药物，但这样做以后，可以解决医疗公平性的问题，使最底层的人看得起病。而现在住院大病可走医保，忽视了门诊，很多人都是小病被拖成了大病。没有职工医保的群众，大病重症那一部分，应该让社会救助发挥更大的作用。

人物周刊：你觉得这个制度设计应该倒过来？先关注小病，再关注大病？但有人会说大病更急迫、更致命、更需要钱。

朱幼棣：大病主要应该由社会或政府救助来解决，筹资水平和保障水平高的职工医保能够负担起大病。政府要解决穷人的基本医疗问题。不要说发达国家，即使南非、越南、印度等国的穷人都有免费药。政府发给群众医疗证，拿着这个证件免费看病、免费拿药，当然免费药品的种类比较少。欧美国家有钱，实行全民医保，实际上看病拿药都由医保负担，患者只付一个处方费即可。为什么说中国的医保也要改革呢？医保没有实行预付费制，各地区之间还不能接转，看病要先自己付费，再去报销——由于没有及时对医院医生进行有效的监督，很多检查费用、药费就没法报销。

人物周刊：为什么中国不对贫困人口发放免费药？

朱幼棣：因为对于民众、穷人的生存现状缺乏了解。中国的农民太穷了，中国的穷人太多了。制定制度的人觉得现在农民日子都好起来了，门诊买药花百把块钱有什么关系啊。但很多人实在就是拿不出来这些钱。

人物周刊：卫生部长昨天还讲了一句话，说患者的医疗卫生服务消费具有被动性，所以容易产生"看病难、看病贵"的抱怨。

朱幼棣：这种说法听起来很"学术"。是啊，是被医疗，被检查，被手术，还有可能被过度治疗。问题是"主动"那一方要有医德，不被利益驱使才行，现在的情况很可能是相反的，因此"抱怨"未必没有理由。没有人说到药店买药贵啊！为什么不搞医药分开呢？为什么行医还要兼卖药呢？明明是医院、医生要回扣和提成嘛！现在很多医院都搞电子处方，药商告诉我，他们在药房里都潜伏着一个人，因为很多时候医生开了药，病人却不买，这时候就需要药房的"潜伏"来统计这种药卖了没有，卖了就有反馈，就可以派发给医生处方提成了。

人物周刊：医药不分的问题由来已久，回扣提成问题也由来已久，但时至今日，仍是顽疾。

朱幼棣：因为管办不分，反正都是一家人，管了谁都是搬起石头砸自己的脚。大家在一个利益链条上，很难办。

人物周刊：如何评价卫生部长的说辞？

朱幼棣： 我没有看到讲话的全部，不好评说。想一想吧，卫生部长站在医院和医生的立场，为医院说话，为医生说话，为本行业说话，这是应该的，也是职责所在。但对医改进展的评估，是不是同时也该倾听广大老百姓的呼声呢，第三方介入评估其绩效，比如人大，这样可能更符合实情。

人物周刊： 包括官方在内，大家都认可，医改的关键在于公立医院的改革。中国的公立医院占医院总量的比例接近90%，几近垄断。有人认为，公立医院的黑暗创几十年之最。你怎样看呢？

朱幼棣： 中国的公立医院垄断着几乎所有医疗服务和优质医疗资源——从基层初级医疗服务、公共卫生，到高端、科研与专科医疗服务。而且越在大城市，技术与资金集中度越高，公立大医院林立。说白了，这种医疗资源分布上的不平衡由来已久，近年还有加剧的趋势。毛主席就批评过"城市老爷卫生部"。调整医疗资源上的分布结构，需要政府部门统筹规划和出台相应的政策措施。医疗服务是有市场存在的，既然是一个市场，就会有不同的需求，不同的层次。现在公立医院占85%以上，公益性的另一种说法就是福利性，如果一个市场85%以上都是福利性服务的话，干多干少一个样，只付出没有收益，那就会失去活力和生机。

人物周刊： 排除那些允许营利的部分科室，中国绝大多数公立医院的绝大多数科室打着公益性的旗号，实际都做着营利性的事情。

朱幼棣： 是的，实际上许多人在牟利，无利不起早也是市场中正常的现象。多数城市大医院称作"非营利"，实际上冤枉得很。它们不仅营利高，而且还不太守市场规矩。同时，也确实有很多基层医疗机构，陷入了门可罗雀、入不敷出、医务人员发不出工资的困难境地，它们的确需要国家财政来"购买服务"。现在是大树疯长、浓荫蔽天，树下难有小树小草生长的空间。所以，从事高端服务、专科服务的那部分，必须走向行政严格监管下的市场；从事初级医疗卫生服务的那部分要有政府财政支持，免征税收。但这不能把所有制划分牵扯上，分出亲疏。并不是公立就等同于公益，政府也可以购买服务，而不必自己举办机构。从事非营利性服务的民营医院，也该享受与公立医院同样的待遇。

人物周刊："公益性"现在成了公立医院，特别是大医院的天然屏障。管办不分，使得它们可以有卫生部门护佑；"公益壁垒"，使得它们可以逃避市场监管。

朱幼棣：现代医院管理体制首先要有规范的财务制度。中国现在恐怕没有哪一个行业、单位，能够像医院一样，每天有大量的现金收入，有大量资金体外循环，而且缺乏有效的监管，甚至连规范的财务制度都没有。很多医院科室都有大账小账、多头收费、重复计费、小金库。

人物周刊：国家是否该开征医院税收？

朱幼棣：中国不差医院税收这点钱。我想税务部门进去后，至少可以把医院账目搞规范，搞清楚。你说医院亏损，到底亏损多少？不能说你自己报一个数字就行。属于公益部分的，税收返还，即使是营利性医疗服务，税率也应定低。现在医院财务的混乱已经超出了人们的想象。当年，国有企业向现代公司管理制度改革的第一个重要举措就是建立规范的财会制度，然后进行利改税。

人物周刊：公立医院的症结最终在哪儿？

朱幼棣：改革需要思想解放，需要有杀出一条血路的勇气，不痛不痒是不行的。医疗行业是个敏感行业，所以有人会畏首畏尾，搞得震动大了，影响群众看病怎么办？影响医生工作怎么办？实际有些担心是不必要的。在管办不分、政事不分的体制下，卫生行政部门一系列"改革"措施的结果，往往强化了自身集团利益的凝聚性，产生对"公益性政策措施的顽强抵抗"。医疗腐败、药物滥用、医疗事故、药品经营中的回扣，层出不穷，都是几十年中最糟糕的情形。不能把这一切都归之于市场经济。在任何一个市场经济发达的西方国家公立医院里，都极少或不可能发生此类情况。

人物周刊： 医改中有一个问题始终争论不休，就是该由"政府主导"还是"市场主导"。

朱幼棣： 我认为两种提法都不是很正确。先要讨论一下医疗服务是不是有市场存在？回答是肯定的。病人看病是可以选择的，选医院和选医生，跟买东西一样，当然急诊、传染病等例外。在这个市场里有80%以上的公立医院，要求公立医院都回归公益。公益性即福利性，好像看病医疗不必花钱，这样的定位本身与医疗服务市场就有矛盾。

所以要区别对待：公共卫生领域（传染病、防疫、精神病、艾滋病等）由政府举办或出资购买服务；初级医疗（主要是门诊）由政府主导，诊所医生、家庭医生自由执业；住院和手术由医保、社会、单位多方协同解决，高端、专科医疗服务就完全交给市场。

人物周刊： 政府主导的呼声一直很高。为什么医疗不能实现完全意义上的政府主导？

朱幼棣： 主导与主办没有厘清的情况下，过分强调政府主导是危险的，是反市场的，极易把行政监管、服务型政府，混同成"包办型"政府，赋予行政部门极大的权力。权力越大，设租和寻租空间越大。在理论上，强调公立医院回归公益，再给政府戴一顶主导的"高帽"，要求政府财政包揽公立医院的运营，将其打造成公共品，承担所有医生、护士的工资；同时，这些又与医务人员的服务项目、服务质量无关。没有了竞争，没有了效率公平，回归到命令型计划经济时代，中国的整体医疗水平会走下坡路。

人物周刊： 政府可以提出改革模式。这些年来，宿迁模式、成都模式、高州模式都在社会上引起很大反响。

朱幼棣： 这几个模式都可圈可点，中国是个大国，医改有多种模式和路径，应该允许探索。宿迁搞的是公立医院的产权所有制改革，利剑直指公立医院，建立社会化投资机制，并彻底颠覆了管办不分，变"政府办医院"为"政府管医院"、"社会办医院"，这是件了不起的事情。仇和书记为此冒了很大的政治风险。宿迁是个贫困地区，医院改制要根据实际情况，适合宿迁未必适合其他地方。成都模式也是管办分开，但所有制不变，将医院从卫生行政部门剥离出来，划归到新组建的医院管理局，行使"医疗国资委"的职权。这样，医院由卫生局管，由医管局办，同时将成都市级医院药品采购外包给大型流通企业运作，切断医院医生与药品销售的联系。而高州模式是薄利多销，院长、医院领导不参与采购药物，相关人员从专家委员会中随机抽取，通过市场竞争，降低医疗费用。这些都与国企改革早期的"厂长负责制"、"承包制"、"大包干"相似，是能人治理，还不是法人治理的现代医院制度，从体制上说也不那么成熟。但"薄利多销"应是营利性医院的方向。

人物周刊： 实际全民免费医疗的神木模式，是近两年来最受热议的。很多人追问，神木做得到，其他地方为什么做不到？

朱幼棣： 神木县的经济条件比较好，但比起我的家乡浙江，很多地区还有差距，为什么浙江做不到呢？比神木条件差的地区，在免费医疗服务项目上，财力不允许多搞，但是不是可以少搞一点？免不了大病，可以免小病、多发病和常见病。关键是各地要真正把民生问题放在首位。

人物周刊： 神木模式初期还是出现了一些问题，比如住院量激增、医生工作量激增等，受到外地政府领导的诟病，因此被否定。

朱幼棣： 每一项改革之初，都会暴露出一些问题，与预想中有差距。但纵观几十年的改革，哪一次一帆风顺呢？最终能够落实并惠泽全民的政策，就要敢于打破陈规、大胆尝试，而不是因噎废食、退避三舍。改革者也要有家国情怀，我上次去神木，离开前特意寻访了麟州古城遗址，那是范仲淹驻守过的地方。我想，大家都怀念他的原因，就是因为他给出了为官的准则——先天下之忧而忧，后天下之乐而乐。

05　建立新机制比增加投入更重要

——漳州医疗腐败案的再次警示

一

福建漳州盛产水仙花，并以此闻名。每年春节前后，漳州水仙进入花市，清香四溢。北京人民大会堂春节期间活动，如团拜会等，用的也是福建产的高雅水仙。

2013年炎夏，酷暑难耐，继跨国药企葛兰素史克（中国）商业贿赂案曝光之后，福建漳州医疗购销腐败案见诸媒体，又一次灼伤了国人的眼睛。

据新华社报道，"消息来自于福建省漳州纪委的调查，从年初至今，他们用了近半年时间，发现市直区县73家医院涉案医疗腐败，包括22家二级以上医院，无一幸免全部涉案，案件涉及全市1088名医务人员，133名行政管理人员。""福建漳州医疗腐败案，内幕惊人。""如今漳州的这起案件还在进一步调查之中，涉嫌参与医疗腐败的医药代表已经有57人被抓获，目前医生退赃金额已经高达2049万元。"央视《新闻1+1》节目中主持人做过计算，"2049万元除以医务人员和行政人员，说明每一个人受贿的钱数是1.8万，可能位高权重的人手中这个数字还会更高"。——这在一定程度上表明，在药品销售牟利的牵引下，从大面积行政官员腐败，发展到了医疗"全行业"的腐败。整个行业的气质已经发生变化，我们不能指望其从业人员有很高的道德水准。

医生的收入高低是个争论不休的话题。

其实收入高低本身并不重要。如果觉得政府规定的医疗服务的收费低，可以调整收费标准。但并不能表明暗中收取处方费和药品销售的回扣是合理的。现在没有一个稳定、健全、规范的制度环境。社会的信任度下降，各方的焦虑和怨气越来越大。官方确定的医疗服务收费标准低，看似为了消费者，也为低效率、低水平的服务找到说辞，但实际上扭曲了医疗服务的过程，既害了医务人员，也坑了消费者。——开高价药有回扣，谁还为患者的医疗费用考虑？

二

有医改专家称，"从2009年开始到现在的新医改就是要斩断这条（以药补医）利益链"，并认为"新医改在基层破除了以药养医制度，建立了新制度。但是县级以上的医院还没有开始全方位改革"。

"以药养医"——不管是明码加价还是暗中回扣，负面作用非常大，对公立医院、医疗队伍的破坏力非常强，这已是共识，也是医疗卫生的腐败之源。新医改真的想"斩断"这条利益链吗？

漳州医疗腐败窝案，恰恰主要发生在被认为"破除了以药养医制度，建立了新制度"的基层医疗机构之中。

这会让很多人感到沮丧，继而质疑基层医疗体系改革的实际成效，有人甚至认为，政府、医保和患者，可能正在为虚高的药价和更差的服务买单，"强基层，保基本"的愿望能否有效实现，为什么没有建立新的体制和机制？

倘若忆起在医院药房销售药品、医药代表派发处方回扣的情景，不禁使人想起《经济学的思维方式》中的一段话："人们追逐各自的比较优势。所谓'优势'并不意味着某种评价，这只是一个分析而非描述性的术语，可以合理地解释事实。如果那些生产和销售都在地下进行，那些在犯罪方面具有比较优势的人就会脱颖而出，循规蹈矩的人就会在这个竞争过程中被淘汰。一个成功的私酒贩子必须知道怎样犯法，怎样笼络朋友，怎样用暴力威胁对手或贿赂收买对手，知道谁能信任，谁不能信任。"①

令人感到可悲的是，现在医药代表的形象比私酒贩子好不了多少，销售药品与贩卖私酒相似。"在懂得优化的犯罪分子看来，肯定生产与运输威士忌更合算，因为威士忌在黑市上的价格要高得多。按照经济学的思维方式，更危险、劲儿更大的酒在禁酒期间遍地都是，而淡酒却少见。"②——为什么出现大处方、抗生素滥用、低价药消失和单独定价的高价药好销的现状？用经济学的思维方式就好理解了。本来应该充满生机与活力的药品市场，为什么变得这般混浊与黯淡？

其实，这类故事十多年来一再重复，连主人公、情节、涉及范围都十分相似，没有一点"技术含量"。我们可以回想一下2012年6月，"反腐风暴"从深圳医疗卫生系统刮过，市、区两级13家医院16名管理人员，包括9名正副院长、7名科室负责人落马。这些人被指在医疗设备、药品、耗材采购过程中涉嫌商业贿赂犯罪。此前不久，我还参加国家计生委组织的一个活动，到深圳调研卫生与计生两个政府部门合并后的情况，与当地部门主要领导座谈，没有想到不久后此人因同样原因黯然下台，此情此景，让人唏嘘感叹为官之不易。

深圳医疗卫生一大面积腐败案件，引起广泛关注和深思。一些人士将其归为"90%的经费由医院自筹"，认为医生收红包还"只是小头，大头在药品的流通环节，比如医院要进什么药品、设备，一些关键部位的人员便趁机收取回扣"。大面积的腐败与医院自筹经费当然有紧密关系，但把后者归为前者的终极原因，既不利于医疗系统的反腐，也不利于新医改的推进。一些地方医院，医疗设备、药品、耗材中都附着某种利益输送，大面积腐败往往与此相关。以药品为例，那些出厂价仅几元钱的药，到了医院终端销售时往往翻了十几、几十甚至上

---

① 保罗·海恩等：《经济学的思维方式》，113页，北京，世界图书出版公司，2012。
② 同上。

百倍，原因在于每一个环节都存在腐败利益输送，最后也就层层推高了药价。①

　　这个分析大抵是正确的。但作者开出具体解决问题的药方，却有些疑问。他举出的例子是北京启动公立医院改革，取消15%的药品加成，增加医事服务费，实现了以技养医。认为这样做便破除了"以药养医"，切断了利益链，并从制度上防止了腐败发生。但问题是，明的加成取消了，暗中的回扣、处方费等仍然存在，利益多元，获利的主体不同，输送利益的链条也不一样。所以实际上指出了一个好问题，却给出了一个坏答案。而且，还有误导公众之嫌，以为医院取消了药房15%的销售加成，药品销售中的不正之风，便真的风息浪止了。

　　实际上，发生腐败的利益链相当复杂，"零差率"事实上解决不了问题。漳州医疗腐败案只是又一个证明而已。

　　漳州各其他县级医院和基层医疗机构一样，药品销售也应该实现"零差率"。政府对基层医疗机构有财政补偿，医疗机构的正常运营和医务人员收入也基本上有了保障。

　　如果破除"以药养医"，仅止于取消公立医院药品销售加成，而不推进"医药分开"改革的话，正如我在《大国医改》所分析的那样，政府投入了大量的资金，却没能建立起新机制，医和药之间的利益链并没有真正切断，这实在令人遗憾。

　　表面上医院药房"零差率"卖药，没有什么收益，而实际上却落入了"零差率陷阱"，暗中的利益链仍然存在，而且理论上给医生处方费的空间也更大。

　　业内人士认为，那一套以往在大医院中一再发生的腐败"密钥"，基层医疗机构人员拿来自然不难。在这样的大环境里，坏的人不一定能学好，而好的人一定会学坏。"明修栈道，暗度陈仓"——"这几年随着政府投入的不断加大，以及医保覆盖面不断扩大，使得腐败更

---

① 吴乔：《破除以药养医利于遏制医疗腐败》，载《新华每日电讯》，2012年6月20日。

厉害了。大量资金进入了这条利益链，所以腐败现象愈演愈烈。"

认识的局限、无知及其行为总伴有不可预测的后果。在社会领域中，一项政策如果仅仅注意到可以看见的成效，而没有洞悉当时觉察不到的误区和盲点，无视执行者、利益群体和社会体系的复杂性，好的政策措施在实行过程中，可能一再被扭曲，伦理药物学或伦理医疗学的底线被一再击穿就不奇怪了。

实际上这是公立医疗机构、行政干预的费用，与扭曲的药品市场交易成本复杂叠加，也就是说出现权力内利益和企业商业利益"两个最大化"结合的隐性架构。

在这种"双峰"架构形态的制衡下，形成了彼此心照不宣的药物"隐性市场价"，这正是"药价虚高"的根本原因。于是，在公立医院的药品采购与销售中，高药价者胜出、廉价药退出或消失，就不足为奇了。解决"看病贵"问题还未有穷期。

于是，我们对脆弱的"四梁八柱"，对中国医改的前景，还多了些沉重的思考。

有些事情看上去不可思议，却是真实存在的。

根据一名医药代表介绍，在漳州，"一支克林霉素磷酸酯注射液，每支成本价不足1元，医院的采购价10元，零售价11.5元，售价超出10倍。"其实不仅仅是漳州，此类现象比比皆是，前两年克林霉素磷酸酯注射液在山东就曝出过同样"高身价"，如果只卖一两元钱，很可能与一些高效廉价药一样，在医院中消失得无影无踪了。

最先报道这个案件的新华社记者郑良认为："包括医药代表、医护人员交代的情况来看，首先咱们采购药厂生产的药品，到患者手中，要过四道关：第一道就是要通过招标采购程序，进入省一级药品集中招标采购目录，再进入地市一级卫生部门管理的药物目录，第三是医院要采购这些药品，第四就是科室医生诊疗过程中，要开具这些药品。通过这位涉案人员的交代，每一次都要进行公关。"郑良说，大致平均来说，15%用于公关当地卫生药监部门的相关负责人。区域经理下面又有下线人员，这些下线人员要负责公关医院和科室医生，下线业务人员又把30%费用用来进行逐层公关，他自己的利润大概也就在5%左右。——应该说，这个基层药品医疗利益链上获利的分割比例大致是准确的，在城市大医院中会略有不同。

郑良认为，（漳州）这个案子查处的面很广，反映的问题不是个案，是涉及医疗购销体制性的问题。

我与一个医药代表讨论过，医院门诊医药分开，能不能解决基层医疗机构药品购销中的腐败问题？他脱口而出："能，现在我们这样做既辛苦危险，也没尊严。"

我问他，关键控点在哪里？

他说，医院不进药，至少院长和药房主任没事了，至于医生的处方费，我们得根据医院药房"统方"才能发放。现在不用说医院与社会药店，就是医院药房相互之间也不联网。如果药方外流，患者都到社会药店、连锁药店去买药就不便"统方"。还有的患者开了方并不急着买药，而是跑几家医院，对各医生的诊断和处方进行研究比较后才决定。我们要见到药房卖药的统计，才能给医生发放提成。

我说，现在医院有的人，往往都引进社会资源，在医院附近办"自家"的药店。

他说，现在社会药店很多，有关系的人只能把控一部分，医生处方中某种药的用量，很难计算出来，也没法返给他们提成。

我想也是。这就回到了国外"医药代表"职业的本义，向医院和医生宣传普及新药的药学功能，而不与具体药品的销售业绩挂钩。

其实对医疗腐败的大规模调查，并不限于漳州。

差不多同时，我正在南京参加一个会议。浙江一位医药公司经理，得知我到南京后，星夜驱车赶来，与我讨论古民居的保护和改建问题。我们在宾馆喝茶，他的手机一次次响起，都是家乡医药卫生行业的官员和相关人士打来的，向他打探正在紧张查处的医疗腐败案件有什么新情况，某某人是否被抓之类。

这位朋友说，其实他们都是领导，案情的进展应该比我更清楚。他说，事情的起因是宁波一家医药企业的高管被查，后来又牵出一些地区医院、药监、卫生部门的人员。现在传言很多。我也搞不清真假。

我直截了当地问，你有事吗？他肯定地说，请客送礼都会有，但送钱根本用不着，我们主要搞基药配送，开社会药店，"不做（处方药）品种"。

——"不做品种"，即不代理具体药品的区域销售，不需要从上到下，从进招标目录，到医院院长、药房主任、科室医生层层打点、返利、回扣。不需要用买票、走票等方法套取现金行贿。这我就放心了。

医改涉及的领域有三大子系统，即药品生产医疗卫生服务和健保的筹资付费。药品的流通、采购、使用和付费，把这三个子系统联系起来。这三个系统的连接处却相当纠结——其业态要么重叠越位，边际不清；要么缺位断裂，漏洞百出。

现在，医药卫生体制改革无疑走到了一个重要的节点上。既可退回原点，也能前进到重新构建制度层面，展示新的动力和发展空间。

"一切道德体系都在教诲向别人行善，从这个意义上说，它们当然都在赞扬利他主义行为。但问题在于如何做到这一点。只有良好的愿望是不够的——我们都知道这会铺出一条什么样的道路。严格地去做那些对他人明显有利的事情，不足以形成扩展的秩序，甚至与这种秩序相悖。"[①]所以，虽然提倡奉献和牺牲精神，但是只有思想的认知是不够的，制度和体制才能从根本上防止腐败。

不能年复一年用治标不治本的办法，继续折腾下去。用理性的精神，破除医疗卫生资源错配和行政权力滥用所形成的医药销售的垄断，探讨研究如何清晰界定和限制这三个子系统的边际收益，着力清除市场壁垒，在政府引导下，放开药品和医疗服务价格形成机制。如同一个重症患者，不对症下药或过度用药，则不治。

---

① 哈耶克：《致命的自负》，91页，北京，中国社会科学出版社，2000。

06 "基药"退出的 N 个理由

一

"基本药物"存在于不发达国家或部分发展中国家，基本上在公立医疗机构中使用。由政府提供，收入在一定标准线以下贫困人群的"免费医疗"，与之相配套的廉价有效药品便是"基本药物"。

这些药物由政府财政补贴或国际组织购买。比如，近年印度贫困人群在公立医院就医的免费药物由 200 多种增加到 300 多种。至于这些国家和地区为穷人提供医疗服务难不难？质量如何？基本药物能否及时获得？那又另当别论。虽然中国将长期处于社会主义初级阶段，中西部甚至沿海一些农村地区还相当贫困，但是，三十多年的改革开放，毕竟使中国的城乡面貌、经济实力与人民生活已经发生很大改变。

纵观世界各国，在实行全民健保或医保全覆盖的国家和地区，特别是中等发达国家，均不存在"基本药物"的概念，也没有"基本药物目录"，而代之以国家药物政策和健保药物目录。

新医改实施四年多以来，新农合、城镇居民基本医保、大病保险等迅速推进，尽管各种医保水平不一。正像之前报道中所表述的，我国已经实现了"医保全覆盖"。从理论上说，给特别贫困人群提供免费治疗和免费药的"应急保底"，在短短几年间可能已经实现飞跃。

党的十八大提出，到 2020 年我国将实现国内生产总值和城乡居民人均收入"双倍增计划"，全面步入小康社会，即达到中等收入国家的水平。由是观之，中国进入国家药物政策和健保药物时代已不可避免。研究"基本药物"政策相关工作的退出和终结提上了议事日程，越早认识这一点越主动。

二

三十多年来，对"基药"的终极回望是满眼烟云，一头雾水，令人不胜感慨——在"基药"的出发地和它的精神"原乡"之间，必然有着某种联系。

不用那些纯专业的解释，不用专家夸夸其谈降价多少。对贫困国家和地区，以及贫困人群来说，基本药物就是常用药、救命药，容易获得的便宜药或免费药，而且，往往与免费医疗相配套。

极贫困人群手无闲钱，日无隔夜之粮，也很可能"穷在路边无人问"，连住院门诊最低的费用都无法预交。我曾在扶贫部门工作过一段时间，而且，至今还到一些贫困地区调查。到过秦岭、湘西、赣南、大巴山、大凉山、三峡库区、新疆南部等地，走访过很多贫困户，说他们一贫如洗并不过分。家里东西全变卖了，也值不了几十元钱。多数贫困户即使过了温饱线，仍然存在一病返贫的现象。那些都是我们已经很难正视，又要力图改变的现实图景，它被遮蔽在社会的底部。药品"容易获得"是个文绉绉的语言，对贫困患者而言，无钱买药可是个严峻的现实。

"基本药物"概念来源于非洲大陆。

非洲是当今世界上最贫穷的一个大陆，荒原和沙漠连绵，丛林与河流密布，疾病肆虐、政局动荡、部落冲突、战乱不断、自然灾害频繁，国际组织和机构经常向非洲难民、贫困国家提供人道主义援助。但这种援助常常没有发挥应有的作用。政府效率低下、官员贪腐、挥霍挪用，加上武装割据、社会秩序混乱，国际组织和志愿者的活动难以展开。

"世界各地的许多人不能得到他们所需的药物，不是因为药物不可获得，或者太昂贵，或者没有足够的机构或培训专业人员为他们开处方。尽管没有实际数字，但是，世界卫生组织估计世界至少有1/3的人口无法获得基本药物；在更为贫困的非洲或亚洲地区，这个数字可能高达1/2。"[1]

1975年，世界卫生组织（WHO）总干事在报告中回顾了发展中国家所面临的医疗问题，首次提出各成员国根据本国需要，在合理的费用下，选择和购买质量可靠的基本药物。世界卫生组织并将此理念推荐一些比较落后、药品生产能力低的国家——无论是接受援助，还是援助别的国家和地区，用于医疗和药品的资金都应该用来购买目录内"基本药物"，而不是昂贵的药物和奢侈品；而且，这些药物应免费提供给需要救治的困难人群。

此后，基本药物的概念有所调整，不再限于援助药品和受援国。同时着眼于社会的弱势群体和偏远地区——用少数种类廉价有效的药品，满足大部分困难人群的临床急需。

毋庸置疑，无论哪个国家都有贫困人口、贫困家庭看不起病、买不起药的问题，这些人贫病交加，生存难以为继。1977年，世界卫生组织提出，"基本药物是能满足大部分人口卫生保健需要的药物"[2]。基本药物这个概念，不仅提出了在一个国家水平上购买药物的基础，而且提出了"初级卫生保健"作为建立药物需求的合理基础。这段文字读起来有些拗口，初级卫生保健主要是基层医疗机构的门诊，"国家水平上购买药物"则指政府应主要承担这些基本药物采购的费用，而不是我们现在所说的"批零差价"部分由政府补助。

1978年世界卫生组织发表的《阿拉木图宣言》明确要求，初级卫生保健应有基本药物保证。

不少发展中国家，甚至远比中国落后的国家，基本药物都是配合

---

[1] 世界卫生组织：《如何制定和实施国家药物政策》，第2版，1988，3页。

[2] 见WHO第615号技术报道。

公立医疗机构的服务，免费向贫困人群提供的。世界卫生组织提出，根据重点提供政府支持，其中包括"对贫穷和困难人群的基本卫生服务"。①

1978年，在今天哈萨克斯坦的阿拉木图会议上，世界卫生组织赞扬中国的农村合作医疗制度，赞扬"赤脚医生"，认为这是发展中国家解决贫困农村医疗卫生服务问题的榜样。可没有想到，不久后中国的农村改革拉开大幕，以土地家庭联产承包为主要内容的这场改革，使农民和农村经济获得了自由，释放出巨大的活力，而依托集体经济低水平的农村合作医疗制度，随着农村自由市场的出现日薄西山了。

世界卫生组织通过《阿拉木图宣言》，提出了2000年实现初级卫生保健的奋斗目标，即"人人享有初级卫生保健"，基本药物是其中重要的一部分。在一些人看来，这种服务模式似乎廉价，档次也不高，重点放在农村基层门诊医疗卫生服务上，以及向贫困者免费提供一两百种廉价药。中国政府也向世界作了承诺。

《阿拉木图宣言》提出的"千年目标"，在推进过程中一再被突发事件打断。20世纪八九十年代，艾滋病在非洲和欧美国家蔓延，结核病死灰复燃，2003年全球"非典"疫情突发，政府"一揽子干预"的选择性办法受到了推崇。其实，早在1994年，一份审查报告中就已经预言2000年之前可能无法实现"人人享有初级卫生保健"的全球目标。

中国的情况也有些相似。

20世纪八九十年代，中国农村改革、城市经济体制改革波澜壮阔。借改革和市场经济之风，医疗卫生事业发展迅速，多数城市医院已经旧貌换新。随着中国大地上工业化、城镇化浪潮的涌动，农村集体经济解体，大量劳动力外迁，不少乡村呈现出凋敝的景象。多数农村合作医疗和城市企事业单位举办的医务所、卫生室等基层医疗机构，基

---

① 世界卫生组织：《如何制定和实施国家药物政策》，第2版，1988，51页。

本上处于"瘫痪"、"剥离"状态，初级医疗体系全线崩溃。下岗职工熬过了失业的痛苦，手里拿着治病的发票收据，不知道找谁报销。直到20世纪结束前两三年，"城镇职工医保"得到重建；而"新农合"差不多还要晚整整10年，才全面推开。

在新世纪开始的时候，中国是否实现了"人人享有初级卫生保健"的承诺？

最大的可能是，没有实现。但这并不重要。

中国经济30多年高速发展所积累的财富，证明了落后可以追赶，毁坏也可以重构。问题是，我们此后不再有明确含义的医疗卫生服务分级——不再用"初级卫生保健"，而代之以"基本医疗卫生服务"，这两个概念虽然相近，但后者语意含混不清，使人摸不着头脑，所需的投入也无法逆料。

初级卫生保健主要是疾病预防和门诊医疗服务。由此出发，向前再上一级，便是综合医院的住院和手术治疗，而非专科和特需医疗服务。"基本"就大不相同了，不仅有基础的含义，还有重点、根本的词意。如基本路线、基本纲领、基本理念等。"基本医疗卫生服务"，可能覆盖从门诊到住院，从专科到大病特需治疗。其实对于医学而言，给"初级卫生保健服务"找一个合适的与时俱进的替换名词，仅需要常识性的智慧，不难办到。可惜现在我们还没有看到。

原来世界卫生组织确定为"初级卫生保健"提供保证的"基本药物"，尽管从80年代开始，在中国只建立了个理论框架，修订了若干个版本的"基药目录"，而实际上并未很好地落实，没有发挥过作用。

在2009年启动的新一轮医改中，又捆绑上了"基本药物"，并下发了《关于建立国家基本药物制度的实施意见》。据此，把"初步建立"基本药物制度的时间定在2011年，"全面实施规范的、覆盖城乡的国家基本药物制度"的时间确定为2020年。起草这项实施意见的官员和专家，用线性单向思维，设想出时间尺度，而没有注意到医药卫生体制是由药物产销、医疗服务、健保体系三个子系统组成，任何一个系统的变化或者反复，都影响到另外两个系统的改革进度。更不用说整个中国在未来10年间经济和社会发生的巨大变革了。

权力一旦与利益挂钩，风险也会随之增大。

2013年3月，卫生部门公布了新版基本药物目录，增补了数百种基药，其中包括大量独家生产、价格不菲的药物。同时强调"回头看，从严增补"。问题是，为什么国家能增补，地方政府就不能增补？而且，出钱采购的还是地方公立医院——说到底，国家不是与地方争增补基药之权么？此风气一开，越发不可收，各地增补基药品种的行动相继展开。

2013年7月，据称已经搭建了"政府阳光采购平台"的广东省，一口气增补了278个基药品种，其中独家药企生产的品种超过100种。"在广东省两轮基药增补中，独家品种超过200个。而且不少是在安全性疗效方面存在争议的中药注射液"。截至2014年3月底，已有9个省市在国家新版基药目录上增补了200多个品种，有医药分析师认为，"地方增补的品种有两大特点，一是地方保护主义倾向，二是独家品种之多令业界震动。"[1]

仅仅过去了几个月，广东省卫计委药物政策与基本药物制度处处长伍新民，广东省第二中医院院长、党委书记涂瑶生，被曝涉嫌在增补地方基药目录时，接受药商的贿赂而被调查。广东省基药腐败案还在不断发酵，不排除有更多的人最终会落入法网。当然，围绕增补药发生的腐败案已经不是第一个，也不会是最后一个。此类"故事还在不断重复发生"，未见穷期。

三

在新一轮医改中，由于政府的巨大投入，中国已经基本实现了"医保全覆盖"，并正向中等收入国家的水平迈进——这也标志着未来医

---

[1] 金木：《广东基药腐败案曝光》，载《第一财经日报》，2014年3月31日。

药卫生体制里，出现了第三方"医保"，即世界各国通常所称的"健保"这一筹资与付费中心。尽管未来我国医保体制机制的完善还有很长的路要走，但并不妨碍"医保药物"已经具备全民性的担当。

回望某些仍然纠结于"基本药物目录"，在"药品招标采购"中塞进私货，与医药代表、药企商人周旋躲闪的一些官员，他们缺少职业操守、开阔的胸襟和正直廉洁的潇洒风度，可能，还丧失了道德感。

用不着使用招标、降低药价等不那么靠谱的字眼，用不着借着"药企质疑基本药物唯低价是取，患者抱怨药品品种不足，医生希望药品质量能进一步提高"等理由，来论证"基本药物"目录增补和政府招标采购的长久生命力。国家制定"基药目录"后，各地官员仍然要"亲自操刀"，研究增补成百上千个品规的药物目录。在医保实现全覆盖后，倘若"基本药物"和"医保药物"各搞一个药物目录版本，叠床架屋，你采购我报销，把患者夹在其中，最后自费药繁多，医疗费用是不可能降下来的。

既然医保已经实现全面覆盖，哪些药品可以报销？全额报销还是报70%？这些应由付费方说了算。从这个意义上说，医保或健保药物目录就已经足够。强化政府行政部门的多头干预，除了增加行政成本、留恋权力寻租外，很难有别的解释。

可能有人会说，基药的另一个作用是指导医院用药，保证基本药物使用的一致性，基层医疗机构配备什么药，二三级医院使用什么药。2013年卫生行政主管部门还要求，基层医院全部使用基本医物。基药在县医院销售额占比要达到50%，城市三级医院达到25%至30%，有人据此计算，基药市场将大大扩容，销量增加三至四倍。结果却是一场空欢喜。医生用药是否得当，只有经过审方核审药量，医保付费方核实，才能起制约作用。而用行政命令的办法控制各种价格药物的使用比例，真是贻笑大方。

用行政指令要求各级医院扩大基本药物的销售额占比，以扼制大处方和过度用药，行政和医疗本是不同维度，而对生活其间的医生来说，这种"扼制"很难有什么效果。

当下医药不分，带金销售风行。医生开处方时常受个人利益的影响，况且，自费药与医保目录内药品混用，院内药房与院外药店结合，这些做法在许多全民医保国家都不被允许。

商务部和医药行业的统计大抵是准确的，多年来，基本药物的销量大约占全部药品的 10% 左右，这个比例一直没有太大的变化。不想重复那些陈词滥调了，用那些不靠谱的数字来欺骗自己，回应公众的诉求，实在没有太大的必要。

四

确实，经过三十多年的发展，中国已进入"后基药"时代，基药目录已跌进垃圾时间。基本药物政策需要"国家药物政策"来替代，这是时代的要求。

自上而下的改革不仅有优点，也有许多根本性的缺陷与羁绊，历史就是如此。囿于专业和狭隘的权力观，在这个领域是特别有害的。国家需要的是指引整个产业发展的宏观药物政策，包括药物创新、产业规划、现代流通体制和业态，建立药物经济学等等。

不应拒绝科学与理性，听任情感和集团利益诱惑，在未来的岁月里，继续把握着药品销售渠道末端的"调控"权不放，这会遮蔽自己的洞察力，泯灭崇高的理念。如同把国家的农业政策等同为仅仅掌管"买大米"或"卖大米"，设想多年之后的粮店，那真是太有幽默感了。

07 《大国医改》改什么？*

记者：《大国医改》全书有4个部分，14个章节。您是以什么样的思路来构架全书？您花了多长时间去做调研，写完这本著作？

朱幼棣：第一部分是理论上的争论和新医改的缘起，并对三十年来医改进程作了整体的回顾，分析这次新医改和过去三次大的医改相比，有哪些新的内容与不同。第二部分讲医院与医生，也是医改的主体。医院的部分主要谈公立医院的改革。第三部分是药业、基本药物和药价政策。第四部分是医保、公共卫生，以及这些年来各地出现的医疗卫生体制改革的各种经验和模式。大体包括了医改的方方面面。从目前看，有关医改的书籍很少在内容完整性上超过本书。这本书的写作时间约为一年半，即2009年到2010年夏天，那时大致就完成了。我多次参加过调研，但并非为写作此书的需要，当时也没有想到会写一本书。2004年到2005年，我搞过基本药物的调查，这次调查是国家药监局有关司局组织的。2007年又参加了为期几个月的医药企业现状调查，开过多次座谈会，到全国一些地方进行调研。还参加过财政和卫生部门组织的农村医疗机构和精神卫生、艾滋病防治等的调研。在长达几年的调研中，慢慢加深了对医疗卫生体制问题的认识，也积累了写作的素材。但更多的，则是利用现成的材料，加以分析和梳理。

---

* 此为答《科学时报读书周刊》记者问。

记者： 您在接受《嘉兴日报》采访时说："《大国医改》不算报告文学，不是单纯的揭露性，不用文学笔法叙事描写，也不是学术论文和研究报告。书是写给老百姓看的，要有可读性，希望把事情原因讲明白，时评和政论性较强。"那您希望哪些人来读这本书，希望它能给读者带去什么？

朱幼棣： 从《后望书》到《大国医改》，我努力进行一种探索，即非虚构的专业研究和写作。过去写过小说、报告文学，还得过报告文学的奖项。如20世纪80年代写的《温州大爆发》，是第一部反映温州模式的长篇报告文学，产生了较大影响。《报告文学》杂志以整本的篇幅连载了两期。应该说，报告文学中有一些道听途说的内容，掺了水分，文中一些真实姓名被隐去，对话和场景有想象成分，这些在很大程度上影响了作品真实的力量。而且，也缺少作者的深入分析和思考。

医改说到底关系到千千万万人，关系到人民群众的切身利益。而医药医疗服务的专业性又比较强，群众不易搞明白，很难积极参与。专家往往又有部门的背景，或者本身就在部门机构里工作，简单的问题就被搞得很复杂。因此，我想写一本大家都能看懂的书，指出问题的症结和解决的途径究竟在哪里。但这本书已经与我过去的工作和任职无关了。在本书出版的三个月里，已经印了三次，第四次印刷也在进行。我没有想到，本书能成为畅销书，说明受到了广大读者的欢迎。

记者： "管办不分、政事不分、医药不分、营利和非营利不分"——这"四个不分"的医药卫生体制为什么是"看病难、看病贵"的根源？

朱幼棣： 从体制和机制上的原因分析，可以这么认为，即强调"四个分开"是党的十七大报告中提出来的。与中国经济体制改革、科技体制改革、事业单位改革所走的路径，有很多相同或相似之处。

记者： 大国医改，改的究竟是什么？为什么说世界上其他国家就没有像我国这样的医药卫生体制性问题？

朱幼棣：虽说医改是"世界性的难题"，但各国所面临的问题是不同的。这是因为发展阶段不同，具体情况不同。像美国的医改，实际上改的只是医保的一部分，对象是没有被医保覆盖的几千万人，他们要不要全部参加医保？这部分人可分为几种：不需要医保的富人和非法移民，还有大量的青年，一般比较年轻，身体健康，不易得病。但金融危机后失业的人增多，看病就成了问题。北欧或者英国等全民医保国家，主要是财政经费不足和医疗费用增长的矛盾，这些问题实际都不难解决，引入社会资本和竞争机制、限制非本国人员享受免费医疗等就可以了。这些国家都不存在卫生行政部门办医院、医院行政化、医院门诊不设药房、医生诊断兼卖药等问题，社区诊所也以私人举办和全科医生为主。

中国医药卫生体制性、机制性的问题多。这是从计划经济时代延续下来的，如政事不分、管办不分、医药不分、营利与非营利不分，那也是中国特色。如最近媒体披露一些地方要基层卫生站交"挂牌费"，还不给发票，就是典型的政事不分和管办不分造成的。

记者：据说过度医疗和大输液问题的源头是"以药养医"。医改中的"地雷阵"是什么？是否从这"四个不分"入手就能解决掉医改中的绊脚石？

朱幼棣：医改推进到今天，仍然困难重重。不好说绊脚石。但利益集团进行"自我革命"，确实要有很高的觉悟和下大决心才行。就像一个外科医生给自己动手术，看准了有时也下不了手，难有成功的把握。

记者：如今，社会上不少人认为医生的职业道德沦丧，群众为了守住自己的健康，甚至只能忍气吞声。而您也在书中指出，只改药不改医，医改的前景不容乐观。那如何才能让医生有职业操守？"高薪养医"能否解决问题？

朱幼棣： 医生是一个特殊的职业，和教师一样，医生这个职业的准入门槛高。比如商人，营利是天经地义的，只要合法经营就可以了。但医生不行，要有医德和医道，医道是指执业的技术要求，医德是从业的思想品德要求。我国的医生总体是一个很好的群体，对600多万人的行业来说，好医生是主要的，是主流。当今世风日下，这已经很不容易了。行业的不正之风，主要是体制、机制原因造成的。"高薪养廉"不是个好办法，就像贪官不断出现，"前腐后继"是因为生活所迫吗？恐怕不是。人的一些欲望，是被牵引出来的。况且，又没有约束的机制。

记者： 在全书的最后章节，您列举了现行几种医疗制度的模式，如宿迁公立医院民营化的医改，陕北神木的免费医疗模式等。这几个成功的医改个例是否可以推广到其他地区甚至全国？

朱幼棣： 中国是一个大国，各地的经济和社会发展差异很大。改革应该允许探索，自上而下和自下而上相结合，中国医改也有不止一种模式。无论是高州、神木，还是宿迁，都各有特色，都可以在一定的范围内推广。但医药卫生体制改革最根本的体制性、机制性问题，还需要依循"四个分开"，建立医院独立法人治理和现代管理体制。

记者： 30多年前，我国的医院大部分都是名副其实的"公益性"，而如今全然不是如此。有些公立医院头顶着"公益性"的牌子，实际却提供高端或专科医疗的服务。您在书中指出"历史不会向后转，不会倒退"，即表示不可能所有医院都回归到"公益性"，那究竟哪些医院该回归，哪些医院该选择营利性服务？

朱幼棣： 公益性的另一个说法就是福利性——1997年中共中央国务院《关于卫生改革和发展的决定》就是这样表述的，原文是"卫生事业是我国政府实行一定福利政策的社会公益事业"。卫生事业包括两个部分，公共卫生和医疗服务，前者"纯公益"，而后者有服务业市场存在，不可能所有医院都是"福利院"。

医疗卫生服务是分级的。初级卫生保健主要指门诊，其次是综合医院的住院和手术治疗，最后是专科治疗和高端服务。而三十年前，中国医院设备条件普遍不好，医疗服务的档次也没有拉开。现在不同了，我说的是不可能所有医院办成"公益"的卫生院，或非营利医院。请注意，医疗卫生的公益性与所有公立医院都成为公益医院是有差别的。政府财政保障初级医疗卫生服务，也只是补不足的问题，而非包办；住院和手术主要通过医保来解决、保底。如广东高州人民医院是公立营利医院改革成功的典型，其特点是薄利多销，照样受到群众的欢迎。合理地营利，而不是像现在一些医院在公益性的幌子下获取暴利。

记者：新农村合作医疗、基层卫生建设又带来了很多新问题。您认为社区医院应该和公立医院改革相配套，应该建立起有效的双向转诊制度。但在现有情况下，社区卫生院和卫生站的效率十分低下，医药不分，结果政府的财政补助很可能挽救了一批不良医疗卫生资产。如何才能提高社区卫生院和卫生站的效率？

朱幼棣：这恐怕需要一个过程。除了全科医生的培训外，建立双向转诊制度，医生多点执业、自由执业，并逐步压缩一些城市大医院的门诊，都是必要的，这就是过去常说的"把医疗卫生工作的重点放到基层"。另外，基层医院、城市的社区卫生站也应该实行医药分开。当然，偏远的农村诊所可以例外，可以有药房。财政要从政府包办、自办医疗机构转向购买服务的办法，如果用旧办法、旧机制来处理新情况，很可能搞成了大锅饭，缺少激励机制，效率低下，也办不好。

08　中国医改为何这么难＊

很高兴在长沙和大家一起讨论、交流关于医疗卫生体制改革的一些看法。讲得不对的地方，请大家指正。

有人认为，医改是一个世界性难题，所以中国存在这个问题很正常。究竟是否世界各地都在搞医药卫生体制改革？实际上没有，就体制来说，只有中国在进行改革。奥巴马所谓的医改实际上是健保改革，而且只涉及健保体制的一小部分。大多数国家并没有医药卫生体制性、机制性的问题。第二次世界大战后到20世纪50年代初，英国和欧洲国家就建立了社会福利制度。中国的台湾、香港和日本，韩国等周边地区和国家，在20世纪80、90年代开始大规模的健保体制改革，进入新世纪以后，改革基本完成，运营效果良好。奥巴马的医改实际是扩大健保的覆盖面，美国18岁以下的青少年已上了医保，65岁以上的老人，联邦政府也给他们上了医保，其他的人上了各种商业医保。因为大家都知道，美国是一个中产阶级居多的国家，大多数人工作以后都会选择各种商业医保。美国没有医保的人群中，一部分是富人，因为他们有钱，看得起病。另一部分是年轻人和非法移民。他们正值工作的年龄，年轻，较少生病，有工作时也看得起病。2008年金融危机发生，失业人数增多，这些人怎么办？美国对贫困人口的社会救

＊ 此为2011年3月21日晚在长沙"潇湘晨报大讲堂"上的讲话，略有删节。

助负有无限责任，对贫困家庭的个人年医疗费支出超过5000美元、家庭支出超过1万美元以上的部分，联邦政府和州政府全额负担。不像中国有报销比例和封顶线，有些流浪汉长期赖在医院里不走，这给财政造成了很大的压力。奥巴马的医改法案所涉及人口，一种说法是2000万，还有一种说法是3000万没有医保的民众，大约占美国总人口的1/10。政府要求强制上医保，交不起保费的由政府代缴保费。其实是为了让医保机构来共同负担穷人的医疗费用，减少政府开支。政府要替穷人交保费？这成了大问题，涉及财政支出和增加税收。有人说，穷人有医疗救助，为什么还要用纳税人的钱给他们上健保？

　　英国亦无大规模的医改。原来患者需要住院手术，转诊时诊所全科医生只能联系一家公立医院——这有点像中国当下推行的"医联体"，一家大医院和若干社区医疗机构对接。英国政府认为，这种情况下市场竞争不够，要有三家可供诊所医生和患者自由选择的医院，其中两家为公立医院，一家为民营医院，看哪家服务得好。此外，原先国王基金会——相当于公办的医保，也自己办了些社区健康中心、养老机构，现在也移交给社会，不能既管钱又自办机构。这就是英国的医改，所以也只是局部的改进。

　　各国的问题不在一个阶段、一个层次上，很多国家已经基本破解了医改难题。事实上正在搞医药卫生体制改革的大国只有中国。

　　中国的医疗服务怎么会出现这么多问题？为什么要医改？大家知道，改革开放以前，我国的医疗卫生体制和计划经济是相适应的，以公立医院为主体，农村合作医疗，企业单位的医务室、医务所为基层医疗机构，非常适合计划经济。在经济短缺的条件下，有计划按分配，解决了社会公平问题。粮票、布票、购物券就是用计划的办法来解决经济短缺。三十多年前，我国的医疗卫生资源也很短缺。水平低，床位紧张，用进口药还要走后门。住院和手术治疗要经单位领导批准，单位还要看看今年的医药费够不够，职工才能从财务上领出支票。那时药品都是仿制药，很便宜。医院有台X光就了不起了，还要找关系才能拍片。医生的职业与汽车司机一样吃香,当时群众把"听诊器"和"方向盘"并称。

当时,药品生产到流通销售都是垄断的,不是医院垄断,而是国有医药公司调配。医药公司掌握了医药生产、流通、批发的权力,实际上取得了药品的定价权和销售权。就跟现在的国家电网一样。制药厂和医院是药品的生产者和用户,药品按计划生产。医药公司采购,然后批给医院,如果医院销不了的,过期损坏了的,政府财政核销。到医院看病只交挂号费,先是一角,后来是五角。

改革开放开始以后,先是农村搞了大包干,后来城市经济体制改革开始起步,从计划经济转向了市场。医药行业在这些年突飞猛进,特别是国有和集体药厂实行改制,同时民营药业崛起。大家都知道三九胃泰等药品,这家药厂原是部队的企业,不受计划经济的限制,抓住市场的机遇很快发展起来了,同时外资药厂也进入了中国,西安杨森等一度引领了制药企业的现代化管理。

80年代开始,医院进口了一些医疗器械,包括B超、核磁共振等。服务层次、消费层次都发生了变化。计划体制下的基层医疗卫生服务体系出现崩溃。国有企业改制、集体企业改制,原先多数国有企业都有医务所、医务室,起了基层诊所的作用,工厂看病打入了生产成本。职工到大医院看病要工厂门诊部医务室同意、领导批准。国有企业抓大放小,中小企业改制,企业办社会部分剥离出去,工厂的医务室、单位的医务室都没有了,大量的病人直接到了医院,所以医院的门诊就迅速扩大,医院进入了一个大发展时期。现有的医疗卫生体制就不适应经济社会发展的需要了。

世界卫生组织在1997年提出《2000年实现人人享有卫生保健》,即千年计划。就是2000年时解决所有人的初级卫生医疗保健。实际上中国没有实现这个目标。我们不好说没有实现,于是干脆不用"初级卫生保健"这个词,取而代之沿用至今的是基本卫生保健,或"基本医疗卫生服务"。"基本"是模糊不清的概念。对于一个病人来说,得了癌症是基本，得了白血病也是基本，得了感冒也是基本。比基本高一点的医疗服务叫什么？也没有明确的定义。实际上，医疗卫生服务分级的概念模糊了。我们国家喜欢说"基本"，如四项基本原则、基本路线，现在就是基本医疗卫生服务。你讲不明白的。农民住院是不是基本？有人说住院不是基本，住院是第二个档次的。现在所说的大病又是什么呢？——概念模糊，服务的层次不清，计划与市场不清，最后就是权、责、利不清。

这些年，医院的管理借鉴了很多企业管理的做法，经济核算、科室创收承包。从20世纪90年代到21世纪，又要求把公立大医院做大做强，实行产业化集团化经营，打造医疗"航空母舰"。总之走了很多弯路，跨地区兼并，跨地区发展，造就一些超级医院。总之，走了很多的路，改革发展前景一直不清晰。"看病难、看病贵"这个根本问题没有解决，而且越来越有激化的趋势。

历史上的改革可分为两种：一种是变法，一种是变革。变法首先从理论上讨论清楚，制定一部法律，先由理论界拿着方案争论，最后由皇上拍板，制定律法，然后从上而下推进，如王安石变法，庆历新政，这就是变法，但领导人一换，政策就变。中国的改革不是变法，而是变革，为什么？我们的改革开始于1979年，大家都记得，当时提出了"实践是检验真理的标准"，营造一个思想解放、宽松的政治环境，鼓励创造、创新。为什么我们不叫变法，叫作改革，因为触及了很多理论上的教条。因为当时国家经济处于崩溃的边缘。不能"议论纷纷，兵已渡河"。先大胆地干、大胆地试，做起来再说。

农村土地归集体所有，理论上说集体经济当然是最好的，大生产比小农经济好，可实际上并非如此。你要搞包产包户，就是资本主义，马上触及思想理论的"红线"。国企改革改制中不少职工下岗，工人阶级的主人翁地位如何保证？怎样全心全意依靠工人阶级？有些问题都不好解释。所以邓小平说"不争论"，"摸着石头过河"，就极有见地。医改也碰到了这类问题，如市场化，政府主导，公立医院公益性，这些实际上都触及一些理论上的问题，如果陷入了无休止的争论，一定会导致医改走弯路、斜路，难以深入。

2005年，世界卫生组织委托国务院发展研究中心做了一个课题，结论是"中国医改不成功"。政府卫生部门很反感，马上举行了新闻发布会，说医改没有失败。后来发现，这份研究报告的建议是要求加强政府干预的力度，对卫生行政部门是有利的。政府在2009年启动了新一轮医改，与这场争论引起国人的关注不无关系。

在这几年里，人们常把改革理想化，但医改推进的速度确实不如人们原先想象的那样快。为什么会出现这种情况？后来想了下，是否与医改没有搭上经济改革的班车、错过伟大改革的风云际会有关？一些"赶点"的事和坐公共汽车一样，虽然拥挤点，你挤到人群里面可能就上了车，大家一起推你可能就上去了。如果看到人很挤想缓一缓，没有挤上这趟班车，就得等下一趟，时过境迁，不知道要等到什么时候。比如科技院所改革，实际与公立医院改革差不多，原先都是事业单位、政府部门，有从事公益性、基础性研究的，有应用和技术开发类的，或者兼而有之。经过分类后，有些由政府财政包下来，有些转型为企业，走向市场，科技人员的失落感也很大。尽管还有不少遗留问题，但改革总体上还是成功了。艺术院团改革也是如此。

20世纪80年代开始，国务院建立了体改委，后来叫做体改办，大的体改方案都是由国家体改委牵头、起草的。各级政府也有体改委。2003年新一届政府换届时，国务院体改办被撤销了。现在虽然成立了医改领导小组，它只是一个部际协调机构，领导小组办公室在卫生部。

因为医改涉及部门很多，起草方案时，社保部拿了社保的建议，国家食品药品局拿药品建议，卫生部拿行政监管医院改革的建议，发改委拿药品定价的建议，大家都拿出来进行讨论，这个方案必然有很多不完整性，讨论来讨论去，最终成了一个拼盘。不是从高端、顶层设计开始的，这样各个部门必然坚持原有的职能和利益，部门间形不成合力，改革推动起来举步维艰。

实际上要部门或者行业进行自我改革很困难。好比最高明的理发师，也得让别人帮他理发一样。改革涉及利益重新分配，减少审批权，限制权力的滥用，把可以由市场解决的交给市场，但是让他们自己进行改革，就有很大的困难。

记得有一次，一个美国人找到我讨论中国医改，他原来是美国驻上海的总理事，又担任了美国商务部部长帮办，相当于办公厅主任，他代表跨国垄断药企的利益来探探我们的动向。他与卫生部、发改委以及很多官员学者讨论过中国医改。他说完这些后我马上警觉起来，我说中国医改很成功，他问我说怎么成功？我说怎么不成功？理由如下：第一，公立医院发展很快，在国家没有增加投入的情况下，大多数医院"鸟枪换炮"，门诊大楼、住院大楼建了很多，设备买了很多，原来没有的很多先进设备，现在都有了，而且公立医院的国有资产增值显著；第二，医生的收入普遍提高了。过去的医生太穷，纷纷给外国药企当医药代表推销药品，现在不论是红包，还是回扣，医生的收入不低，医疗队伍空前稳定，有的人跻身中产阶级；第三，医疗卫生行政部门的权力一点都没有减少，增设了部门，行政干预的力度加强。从这三方面的成绩来看，能不能说医改成功？只有一个方面令人感到遗憾，就是老百姓"看病难、看病贵"的问题。这是"三个指头"和"一个指头"的问题。能不能说医改成功？他点头后，又感到哪里不对，吃完饭后，还没有想明白。

这就是我们的成功和失败之处——如果是以人为本，从老百姓的角度讲，国有医疗资产增值、收入增加、队伍稳定等等都是废话。虽然是3比1的问题，但这个一，比三或四都重要。老百姓"看病难、看病贵"，涉及医疗服务可及性与公平性，是医药卫生改革需要解决的一个根本性大问题，指头算账的办法就不太科学。

这次医改是从2009年3月份正式发布的，到现在已经进行2年了，投入新增部分涉及很多事项，包括基层医疗卫生服务机构体系重建、农村乡镇医院、社区卫生中心、卫生站的收支两条线，村卫生室的新建、城镇居民基本医保扩面、提高新农合补助标准等等。

前几天财政部王军副部长介绍说三年投入一万多亿元。1999年曾提出三年之内投入8500亿元用于医改，现在投入已经超过一万亿元，每年投入的力度应该超过3000亿元。这意味着什么？每年的卫生财政投入约等于我国军费支出的一半，这个比例应该不算小。但是大家看病依然难，依然贵，这是什么原因？这暴露了改革的力度不够，甚至可以说基本上没有推进，只触及一些皮毛问题，改革没有释放出能量，没能提高效率，仅在"吸金"而没有"红利"，所以，单凭硬件的建设是不够的。

我最近看到北京报纸一篇社论提到，"两会"期间，卫生部宣布，免费治疗患有先天性心脏病和白血病的儿童；然后报纸就此刊发社论，题目是《医改应把群众看得见的福利放在首位》。这就奇怪了，医改为什么不把改革放在首位，而把看得见的福利放在首位？说起来很好听，我想想觉得不对，夜里睡不着觉，一算，全国白血病患者有400万，如果按照人均60岁算的话，白血病儿童患者有100万，实际上白血病患者多数活不到60岁，低龄人数多，儿童患者可能有150万。人均治疗费年均10万元的话，全部免费治疗需要投入1500亿元，这大约相当于军费的1/4。三年内财政投入一万多亿元，平均一年为3000亿元。县级医院要跟进，配备血液透析设备，如果为白血病儿童患者换骨髓可能还需20万至30万元。能把全部政府卫生投入用于治疗白血病儿童患者吗？不能拿办不到的事来忽悠老百姓，称为"改革"带来的福利。

讲真话、讲实话难。说了实话，白血病患者的家人会很反感，国家说要给我们免费治疗，你还反对？我当然不会反对，只是客观分析这一点可能办不到。因为发达国家尚没有解决这类问题，对贫困家庭来说，罹患重大疾病主要依靠社会救助，国家只能补助一部分。中国提出免费治疗，包括先天性心脏病儿童患者的免费治疗，这是一个多么大的费用！怎样解决？我们应该科学地、可持续地、切切实实地通过改革取得实效，不应该拿一些做不到的事来许诺，替代改革。这也是一条可选择的路径。

改革的路径是什么？邓小平说改革要"摸着石头过河"，医改也是为了过河，河的对岸是什么？对岸就是"看病难、看病贵"问题得到缓解，医疗服务、健保体系得到完善。昨晚我与神木县前县委书记郭宝成一起主持节目，我说他摸最少的石头就过了河，当然大部队过河还是需要搭个桥，仅凭摸着石头可能过不了河。但是首先要找准方向，认准河的对岸是哪里，否则可能摸了很多石头，在河底摸了一圈又转回来了，仍然过不了河。

世界上有现成的医疗卫生体制可供我们学习、借鉴。很多时候，政府人员或专家教授不断提供片面甚至错误的信息，把本来清楚的问题弄得似是而非，云山雾罩。本来是这个模样，他偏说成另一个模样，混淆了改革的方向，使人们无从选择，看不到前景。而经济体制改革、企业改革就不一样，向西方学习先进的管理经验，将法人治理结构、现代企业制度拿来为我所用都没有意识形态的问题，因为文明成果也是人类共有的财富。

历数世界各国和地区，美国靠市场，北欧国家靠医保，英国实行全民医保，香港地区公立医院药品由政府招标采购等说法，这些信息不全面，甚至是不准确的。英国虽然实行全民医保，但卫生部、国王基金会（健保体系）和管理医院的全民卫生保健系统，三者是分立的。具备行政监管职能的10个大区办公室，与地方行政区并无关联，也不是卫生部下派的机构。所以体制机制改革中可以深入分析研究的问题很多。

我们搞大卫生部，把食品药品监督局并入卫生部，新组建的机构很大一部分是从卫生部划分出来的，[①]数十年里分了又合，合了又分，

[①] 2009年国家食品药品监督局并入卫生部，成为卫生部下属的国家局，2013年新一届政府机构调整又将该局从卫生部划出，与国务院食品安全办公室一起组建了正部级的"国家食品药品监督管理总局"。

始终处于不断动荡和调整之中，很难说行政管理体制已经完全理顺。基层医疗卫生服务体系得以重建，城市里有了很多零售药店，社区医院、社区卫生站又自设了药房，制定了社区医院配基本药物的规定，这就是重复建设，不但浪费资源，反而进一步造成医药不分。就医人群不同，用药习惯有异，职工医保、用基本医保、公费医疗甚至自费，城镇社区医院的药房只配备低价的基本药物，肯定无法满足不同的就医人群，大家只好仍旧去大医院，尽管跑的路可能远一点，花的钱可能多一些。

我们必须承认医疗卫生服务市场的存在，回避或视而不见毫无意义。我们去药店选购非处方药，可以选择这家医院，也可以选择那家医院，可以找这位医生也可以找那位专家。很多病是因人而异的，例如我患有感冒他患有胃病，症状不同用药也不同，医生也不可能同时为几位患者看病、开同样的药。市场上有选择，也有交换。病人付给医院就诊费，医生得到回报，病人缓解了症状，治好了病，大家的需求都得到满足，这就是双赢。

片面强调公立医院的公益性，这实际上偷换了概念。应该说，所有医院都是公益性的，但是公益性并不等于所有医院都是公益医院或者福利医院。就像每个人都有保卫祖国的义务，但是并不是说每个人都得当兵，每个人都得当兵和每个人都有保卫祖国的义务，这是两回事。比如，"非典"肆虐的时候，医生组织医疗队防疫治疗，地震发生时医疗队奔赴灾区抢救伤病员，体现了公益性。每家医院的急诊部应体现公益性，不论病人有钱还是没钱，应把抢救病人生命放在第一位，国外也是如此，产生的费用由政府予以补助，医院也承担一部分。但并非所有医院都是公立医院，把所有公立医院当成公益医院，全部由政府财政拨款，这就偷换了概念，对于医院的分类改革是不利的。

---

① 据《2011年我国卫生事业发展统计公报》显示，2011年我国卫生人员总数861.6万人，卫生技术人员620.3万人。——编注

大家知道，中国有600多万医务人员和技术人员，①公立医院占85%至90%。如果全部由国家承担，财政支出庞大。公立医院人员按照人均15万元的费用计算的话，可能还不够，因为还要交纳养老五险二金。实际上，每位医务人员月薪只有几千元，医院还有各种开支，四五百万人的开支就需要六七千亿元，相当于国家军费的总量。毫无疑问，一部分收益从医疗服务市场上获得，主要应该"以技养人"，依靠医疗服务获得效益，而不是完全依赖财政，公立医院也不能完全办成公益性的医院。

把公益性的命题扩大，会给公立医院改革带来阻力。我们梦想改变，却在抗拒改革。理论僵化守旧，会失去指导问题的功能，使公立医院改革徘徊不前。要把思想解放摆在首位，把理论创新放在首位。不要把营利看得那么可怕，把经济效益看得那么不堪，合理交换是市场的原则，也是将社会引向公平的有效途径。现在许多医院打着公益性旗号，实际上高收费、乱收费，管理混乱。纵观国内，有哪家单位、哪种行业、哪个部门每天有这么多的现金收入，但是缺乏规范的财务制度，工商部门、税务部门不来检查，一些医院的科室甚至有小金库。管理上的混乱严重制约了现代医院制度的建立。

从1982年到1999年，我在新华社从事长达17年的新闻工作，期间几乎经历了经济体制改革的全过程，"分开"可以说是改革的一条主线。如农村家庭联产承包是土地经营权和所有权分开；国企股份制改革，利改税，建立现代企业制度，实行厂长负责制和独立的法人制度，突破口就是政企分开、管办分开。以前企业盈利要上交行政部门，企业亏损之后，政府部门再补偿，企业一点自主权都没有。国有企业以及大集体企业①没有用人的自主权，这一点与现在的公立医院一样。

---

① 大集体企业是特定历史条件的产物，指生产资料集体所有，但工资福利等待遇参照全民企业执行。——编注

我在新浪做节目时，一同参加节目的卫生界人大代表、政协委员大多是医院院长。他们说，现在医院的事，院长不起主导作用，他们的自主权有限，医院购买设备、修建楼房都要写报告获得卫生局批准，所有权、管理权、经营权都有限，不是他们不做，他们希望有个好的环境来推进医疗卫生体制改革。他们说的是实际情况。公办中学实行收支两条线后，财权、事权也被上收。有着几千名学生、上百名教师职工的县中学，财务不能独立，连老师出差都要事先上报县教育局批准。如此下去，教育部长也快成中国所有学校的总校长了。

公立医院改革推进比较缓慢，但是在药品、目录定价和采购上，"看得见的手"干预频繁，通常这些政策设想得很好，但见效甚微。2000年几个部委联合、经国务院转发的文件上提出了药品招标采购与医药分开，结果医药分开一直没有推进，药品招标在全国铺开，搞得风生水起。而且招标还折腾了多次，先由县级和医院开始进行，后来到了省一级政府部门，但药品配送确定权还在县级机构。后来又出现"一品两规"、"双信封"等各种各样的办法。政府药品招标有一些根本性的缺陷，国家物价部门已经设置了最高的零售价，招标不采购，实际上只是在市场准入上设置第二道价格门槛，政府利用公立医院垄断的药品销售终端，强化对市场的行政干预。政府招标等增加行政成本，流通环节为什么多？包括倒票，就是为了把现金提出来，公关费用、行贿受贿、医生处方提成，都需要现金。实际上大家心里清楚得很，但往往还是要装糊涂。

今年（2011）"两会"期间政府部门又发布了药品降价新闻，称第二十几次降价，几百种药品降价。我很奇怪这是怎么算出来的。如果按照二十几次让利，一次降价就为老百姓减少60多亿元的药费。这样加起来，二十几次就减少了上千亿元，似乎老百姓看病买药都不需要花钱了。实际上，百姓只得了口头的好处，口惠而实不至。我想起一个笑话，一个商人让儿子去看他的朋友，带什么礼物好呢？说海边人爱吃鱼，儿子就画了条大鱼作礼物。商人看到了训斥道，画那么大干什么，改画一条小一点的。

宣传通过招标降价以后说药价下降多少，其实不是那么回事。怎么计算出来的呢？按往年的销售量统计。但降价后，医生处方不开，药厂减产甚至停产，而那些高价药、独家品种单独定价的药销量大增，那么药费增加了还是减少了？

2009年，全国医疗卫生总费用是一万六千多亿元，2010年已经接近两万亿元，这是一个什么概念？就是一年之内增加了四千多亿元，涨幅多么大！看似群众得五六十亿元的好处，但是上涨的四五千多亿元，扣除医药、检查等费用，至少有1/3是药价，当然设计上有很多问题，很多漏洞，有人钻了我们的漏洞。新的卫生体制在建设过程中，改革还未到位，原有的体制千疮百孔，不断地漏水。不用伸手去捞，拿饭碗去接，也能够接满。例如新农合规定，大病住院能够报销1/3至1/2，小病不能报销。一些地方的乡镇卫生院和县医院想了个变通的办法，即打点滴相当于住院，可以报销部分药费。医生就问患者，要打点滴还是吃药？吃药需自己付费，打点滴等同于住院，可以报销50%药费。患者觉得不报销就亏了，自然要求打点滴。中国作为一个出了名的输液大国、抗生素滥用大国，各个医院的走廊、大厅，输液的人群排排坐，很壮观。

我问过一个成都的药企老总，他是生产大容量注射液的。2009年他的企业产量增加了90%。我看过一个电视节目，说中国人年均使用八瓶抗生素，抗生素滥用堪称世界之最，我想其中可能就有"新农合"变通药费报销的贡献。

改革开放处于关键阶段，如何继续改革，这就像打仗一样，有许多方式，强攻还是迂回？或者干脆放弃？有争论是很正常的。这需要突破观念，解放思想，大力发展民营医院，引进外资，用市场机制来配置医疗资源。现在，凡是需要鼓励进入的产业、行业，政府往往设置很高的门槛，管制多，甚至设有玻璃门，人没有进去，倒碰得鼻青脸肿。哪个领域一旦真正放开了，不需鼓励就能够发展得红红火火。

如鼓励社会资本办医院，鼓励外资进入医疗服务行业，恰恰表明了医疗行业的封闭和落后。

有人说民营医院的形象不好，有事实为证，且证据还不少。为什么？因为社会资本很难进入高端医疗服务领域。一些民营医院的老板，曾经是在电线杆上贴小广告的游医，如业内常说的"莆田系"。他们积累一些资本就开始办医院，而实际上还没有完成资本积累的过程，尚未脱胎换骨。马克思说过资本积累过程中会出现很多肮脏的东西。这就需要政府加强监管。医疗服务的市场很大，他可以打一枪换个地方，今天治疗不孕不育，明天又搞什么专科，不一定要回头客，就能获得高额的利润。但医院建在省城长沙和建在县城不同，县城的医院需要积累一定的声誉、名望，要有回头客，因为在医疗服务质量上终究不能忽悠老百姓，出了问题老百姓会找来算账的。有的民营医院经营者从游医开始积累资本，手段灵活，办法很多，贿赂相关人员，逃避监管。但这并不是说医疗服务市场无需民营医院、不许外资医院进入，总的来说，要提高水平、提高质量，努力营造一个各类医院、诊所（卫生站）公平竞争的环境，促进医疗服务市场有序地发展。

大家可以回想一下药品市场由乱到治的历程，20世纪80年代，药品市场极度混乱，晋江假药案轰动全国。经过这么多年的治理，应该说药品市场环境好多了。虽然市场上还有假药、劣药，但是总的来说大大减少了，像江西樟树、安徽亳州、河北安国等几个著名的药市就是如此。医疗服务市场由乱到治，可能要经过反复曲折的历程才能走上公开、公平、有序的法制轨道。

现在医院的检查费用很贵，大家都有这么一个感觉，到医院就医感觉像上生产线一样。医生先是开出一大堆化验检查单，一圈检查下来，他只要往化验单、检查单上看一眼，就开处方了。用的"排除法"，排除99个，然后确定一个。这种排除诊断法在什么时候形成的？看看《剑桥医学史》就知道了，西方国家的转折点出现在20世纪60年代。我国出现在20世纪80、90年代。20世纪上半叶，世界上各种新药不断被开发出来，如抗生素、磺胺类，一种新药的研发就解决了一大类疾病的治疗。时隔60年后，新药在研制上突破不大。进入后工业化和信息化时代，结合信息革命，各种医疗检查设备、医疗仪器不断被开发出来。过去没有那么多的检查设备，医生要凭借自己的经验、学问、修养、本事来诊断疾病。现在医院更像一个工厂的生产线，患者进入生产线以后被"修理"一番。望问闻切的诊断手法用不着了。医院的级别不是靠医生的名望，而是依仗设备大楼的硬件，重财物而轻人才，这就大大增加了医疗服务的费用和成本。

当下，患者和医院、医生和社会的关系的关系发生了转折。西方国家、发达国家为什么没有像中国医患矛盾这样普遍而尖锐的问题？因为，他们的医疗服务分级是很清楚的，先要在社区医院或者社区诊所看门诊，门诊里面肯定没有那么多的化验、那么多的医疗设备，还是要凭医生自己的经验来诊断，医生觉得患者需要住院进行手术，才和医院预约住院治疗。社区诊所和家庭医生起了把关作用。而中国公立医院是一片大森林，应有尽有。现在城市大医院的检查费用、化验费用占到医疗费用的60%以上，基层医院也在30%左右。所以，不但要降药价、药费，还要降低过度检查、重复检查，减少费用，慎用疾病排除法。

从1982年开始，我在新华社工作了17年，经历了整个改革开放的过程，参与了改革开放的报道。包括商业改革、国企改革和改制，承包、租赁、破产拍卖和所有制的变化。一路走过来，"砸三铁"、"价格双轨制"等等听起来已经恍如隔世了。科技体制改革实际上和公立医院一样难，一些科研院所从事公益性、基础性研究，具有公益性。通过分类改革，不少科研院所改制成为企业，工程师、专家、科学家从国家干部变成了企业员工，大家都想不通。到了前几年，还有好些院所联合要求"回归"，想把中国工程院变为实体，做成像中科院一样的国家事业单位。不管怎样，开弓没有回头箭，尽管还有些遗留问题，科技体制改革基本还是成功的。那些开发性的科研院所通过竞争走向市场，练出了本领，多数不仅生存下来，还得到发展。医改没有坐上经济体制改革这趟班车，落后了十几年。

最后讲讲医改的各种模式。中国是一个大国，中国的地区经济和社会发展很不平衡，中国的医改不可能只有一种模式，一种路径，应该允许探索，而且这几年大家已经积累了很多很好的经验，探索出很好的模式，但很多时候就是限于一个点，没有推广。我们有很多成功的做法，如高州人民医院是薄利多销的模式；宿迁的模式，就是在贫困地区，一些不良的卫生资产怎样通过改制，吸引社会资本参与，但是改革涉及公立医院资产问题，争议颇大；神木免费治疗的模式，摸着石头过河，他们摸着几块石头就过河了，回头看看可能还有一些漏洞，但是毕竟，已经过河了，解决了"看病难、看病贵"的问题。此外，济宁医学院附属医院在单病种的付费问题上积累很多经验，上海成立医院管理局。成都也实行管办分开，把医管局挂在国资委，各地都搞了很多探索，这些探索总体来说都符合医改方向。

医改需要投入，办事没有钱是万万不能的，但有了钱也不是万能的。要特别注意的是，好心可能办了不好的事情，财政投入的增加，修补了千疮百孔的行政化医疗卫生服务体系，可能使之失去改革的动力。我曾跟财政部的同志到辽宁一家乡镇医院调查，那家医院房子盖得很好，院长说医院有三十几个人员，每天前来就诊的也就只有二三十个病人。可在编的人员有100个，因为发不出工资而下岗，一些人出去开家小卖部，听说现在有了保障，都要求回来上班。现在乡镇一级财政开支的机构已经很少，医院的人员超编、机构膨胀，大都是通过关系进来，医院就很为难。行政化、平均主义、效率低下、"懒惰驱逐勤劳"，服务态度恶劣，这所体现的不是社会主义的优越性，而是"大锅饭"的弊端。

有关政府部门发布新闻，说"看病难、看病贵"状况有明显缓解，招来网友一片骂声，舆论普遍认为这些没有明显缓解。《南方都市报》做了一个社会调查，显示对于医改的满意度为零。——这个"零"虽然有些极端，却能说明各方认识上的差距太大。改革牵涉方方面面，医改还是要切实推进，要集中大家的力量和智慧，能改就应该现在开始改，能做的现在开始做。在一次讲座上，有人问我，作为一个官员，包括医改，我是怎样影响领导，影响决策的。我一直担心自己的学养和逻辑训练不够学术水准，创作《大国医改》这本书不是为了影响领导，而是为了影响群众，广大群众把医改搞明白了，就能找出一条路来。我想让大家了解问题的复杂性和症结所在、出路所在，能做到这一点，就很满意了。有人说医改"尚未开始"，有人说医改尚未完成——就某种意义上说，改革本无止境，触及现实并延伸到未来，它不是一个封闭的系统，有不少值得探索的空间，不可避免引发许多新的思考和更深入的见解。

今天我讲的就是这些，谢谢大家！

09　药品招标：行政"设租"与"寻租"

一

我们早已习惯认为，政府是为人民着想的，官员奉公廉洁，不牟私利。按照理想蓝图构建出来的体制，一些周密的政策安排，也理应如此。可近年来，在参与或干预市场经济的活动中，"有形之手"往往还显得不那么利索干净。——葛兰素史克（中国）公司在华商业腐败案曝光，涉案者交代行贿公关等费用，占药价的50%左右。这些花费用在四个主要环节，其中包括省级药品集中采购的招投标。

政府是提供公共服务的主体，这种提供可以有多种方式，委托、购买或者举办。政府对药品的采购，即使委托社会机构等第三方组织举办的话，也应当限于公共卫生和防疫用药，以节约财政的开支。

一般医院药房采购药品与政府财政无关。政府卫生行政部门作为强势部门，利用公立医院在药品销售终端市场的垄断地位，管办不分，在药品采购中把宏观引导与行政监管，变成政府替代市场、替代区域内所有公立医院自主"采购"药品，设置省级药品市场准入门槛，导致"（药企）千军万马过独木桥"，这种命令型管制的办法，致使市场运转完全失效，许多制药企业被挤出市场。

这就不能不使人怀疑，拥有制定游戏规则的行政部门，在市场经济的多方博弈中，是否利用行政的优势，最大化自身的利益，从而损害了患者、医院和药品生产经销者的利益，破坏了社会公平，从而影响了公信力？

在市场经济中，招标采购确实是"国际通行的一种采购方法"。我们不能只听到名字相近，就误以为国际通行的，就是"中国式政府药品集中招标"。可以肯定地说，前者是"国际通行的方法"，而"中国式政府药品集中招标"在世界上却相当少见，至少现在还找不出第二个样本。

可能有人会立马想到香港的公立医院的药品由医管局采购。香港医管局是政府部门吗？香港医管局采购药品只定价而不负责买药吗？还有，香港把小品种药品采购权和议价权给了医院，国内是这样做的吗？香港自产药少，医院所用的多为国际上的品牌药，即相当于内地使用的进口药、原研药，同类药价相比，为什么内地的药价会高出一大截？——以致国内去香港购药的患者和各色人士，如过江之鲫？

不必再纠缠于这些细节。尽管事实已经摆在眼前，可有些问题还是不得不说。如何评价已经实行了十多年的政府药品集中招标采购方法，事关建立一个什么样的药品生产与流通体制，现在的政府药品集中招标方法与2000年中央提出的版本有什么不同？这究竟是医改的深化还是医改的倒退？

有的远看是佛，近看是山。有的像水墨画册一样，粗看差不多，细看大不同。作为一个研究者，必须实事求是，分析流变，指出不同之处在哪里，要说出个所以然，再来看看我们已经走到一个什么样的歧路上。——"无为在歧路，儿女共沾巾"，有了另一种悲怆。

试行药品招标采购制度，是2000年国务院办公厅在【2000】16号文件中首先提出的。当时国务院总理是被称为经济治理大师的朱镕基。分管医药卫生的是李岚清，这位国务院常务副总理曾经担任国家外贸部长，自然了解市场经济和国际通行的做法。2000年中央关于医改的文件提出，"规范医疗机构购药行为，由卫生部牵头，国家经贸委、药品监管局参加，根据《中华人民共和国招投标法》进行药品集中招标采购工作试点，对招标、投标和开标、评标、中标以及相关的法律责任进行探索，提出药品集中招标采购的具体办法。医疗机构是招标采购的行为主体，可委托招标代理机构开展招标采购，具有编制招标文件和组织评标能力的也可自行组织招标采购。招标代理机构经药品监管部门会同卫生部门认定，与行政机关不得存在隶属关系或其他利益关系。集中招标采购必须坚持公开、公平竞争的原则。"[1]

细读十多年前的国务院文件，我觉得当初招标政策的制定者，深谙市场法规，通晓国际通行的招标原则。这文件的原则性极强，无比正确：

——医疗机构是药品招标采购的行为主体，就是说医院是招标的主体。

——招标代理机构与行政机关不得存在隶属关系或利益关系。而现在各地政府招标办恰恰从属于卫生行政部门。

——有能力的医疗机构也可自行组织药品招标采购。这就是说，医院也可单独或联合自行组织药品的招标采购。

"委托第三方代理采购"，"医院可以单独或联合组织招标"，"招标机构不得与行政部门存在隶属或利益关系"……今天，重读十多年前的中央文件，仍可感受到向着市场配置资源和定价方向前进的改革精神和领导力。而医疗机构药品采购自主权，正是建立法人治理的现代医院制度所不可缺少的，当下，医保机构代表付费方参与药品采购议价和定价，也存在明显的缺失。

历来政府部门有人喜欢争夺审批权，谁掌握审批权谁就有了寻租的机会。

2009年开始，卫生行政部门终于"越俎代庖"，取代医疗机构，成为招标采购的主体。还把药品采购权"收到省级"——本来这种集中和收权，就与下放审批权的改革相向而行。行政部门用价格——区域市场——准入的审批权，要求全省公立医疗机构只能采购其"进入目录"的某家企业某种药品，医疗机构不准谈市场，不准自行议价。

---

[1] 见国办2000年16号文件《关于城镇医药卫生体制改革指导意见》第十一条。

于是人们看到，与世界通行的招标采购比较，中国走的则是另外一个路数。很难相信，卫生厅招标办二三十个人能够罔顾市场，了解全国数千家药企、几千品种规格药品的生产成本与流通成本，制定全省合理的统一价格，用行政指令要求各医院"带量采购"数百亿药品！

平心静气地观察2009年后中国药品市场的风云变幻，我们可以清楚看出一个变化，招标主体从医院变为政府。这种强制性指令本质上倒退为计划经济，使得药品资源配置不以满足医院和患者的需求为目标，造成药品资源配置效率低下。药企很快适应了这跌宕起伏、波云诡谲的变化，普遍采用"高定价、大回扣"的营销模式，行业不正之风泛滥，全国医院药价普遍虚高，内地患者甚至不得不去香港购药。

广东省是改革开放的先行省份，曾经走在市场经济改革的前沿。没有想到的是，在政府药品招标采购中，广东省有关部门却率先接连出台了若干明显违背法律与市场规则的文件，这在业内引起了相当大的反响。

这套东西还在政府操控的市场里，和其他因素相结合，继续演化，孕育出了一些奇妙怪异的果实。比如，2013年5月17日以"广东省药品交易工作领导小组办公室（筹）"名义发布的《广东省药品交易规则》征求意见稿。医药界的全国人大代表和政协委员为此专门召开座谈会，他们对"广东省药品交易工作领导小组办公室（筹）"，这样一个处于筹备阶段的身份不明的行政主体拥有的特殊权力充满疑惑，该小组办公室为什么不但可以当"教练员"、"运动员"，还可以当"裁判员"？"只要把调研信息公示，就可以主宰广东上百亿规模的药品市场的数千品种药品的交易价格，且无须接受社会的质疑；还能够强制要求医药企业和医疗机构接受其单方面制定的入市价，并不准自由选择品牌和生产企业，这难道不是侵犯医药企业和医疗单位作为独立法人的经营自主权吗？"《广东省药品交易规则》还规定，由药品工作领导小组办公室（筹）制定药品入市价，并要求"最低值成交"——这显然属于典型的政府定价行为，而且没有遵守《中华人民共和国价格法》和《反不正当竞争法》。此外，在价格安排上，通过所谓"专利"、"原研"、"单独定价"等，为外国品牌和独家生产价格较高的药品预留了寻租空间，对国产仿制药品市场进一步进行挤压。①——而尽可能采用仿制制，才是基本药物和降低药价的唯一有效措施。

真理与谬误只有一步之遥。

由此我们知道，今天的政府部门药品集中招标定价方法，与2000年作出的正确决定相差有多大了。代表委员们多是企业家出身，经过改革开放的洗礼，能把企业做大做强，必非庸常之辈。他们积极参政议政，其政治智慧、思想水准和法律知识，使某些官员们相形见绌。他们认为，这样一个"领导小组（筹）"显然"无权直接代理医疗机构决定（药品）入市价格和成交价格，无权直接干涉合法主体的市场交易，涉嫌权力参与经营，相关规定应予撤销"。

药品采购说到底是一种市场经济活动。市场的效率来自于共同遵守自由竞争的游戏规则。政府的责任是协商并依法维护这个规则的严肃性，让社会中的各种资源和智慧可以无限制地自由组合，绝不是政府直接参与其中，指令这个市场可以生产销售什么价格的产品，规定"最低价准入"更是荒唐，这也是政府职能转变和行政改革的倒退。毫无疑问，在经济活动中，权力集中不可避免地滋生腐败，不少地方的招标办官员"前腐后继"便是证明。在茅坑边上打苍蝇虽然忙碌，远不如改厕逐臭有效。

在政府药品招标采购等三项政策下，地方保护主义之风盛行，药品市场畸形扭曲，越来越不公平，寻租活动猖狂，倒逼药品生产经营企业不去找市场而去找市长、省长甚至书记，加剧了生产经营秩序的混乱，也让政府的公信力受损。

---

① 北京大成律师事务所律师、中国医药企业管理协会姚岚：《关于〈广东药品交易规则〉（征求意见稿）的法律意见》。2013年5月28日，中国医药企业管理协会、中国化学制药工业协会、中国非处方药物协会等十几个协会，联合发出文件对广东省《药品交易规则》（征求意见稿）表示了不同意见。

二

经济学家张维迎说，政府本身只是一个组织形态，不会作任何决策，真正作决策的是人。不同体制下，决策的主体不同。计划经济下的决策主体是政府官员，市场经济下的决策主体是企业家。[1]因为我们的市场化改革尚未完成，社会中基于官职的权益和基于财产的权益同时存在，有官职的人依然有巨大的资源调配能力，权钱交易等腐败层出不穷，引发了群众强烈不满。[2]——不仅政府药品招标，其他政府财政采购项目、高速公路、机场工程等，同样屡有腐败案件发生。我们有理由怀疑，政府官员不会比医院院长和药企的经理们更了解药品的使用、消费、供应和生产流通成本，也不会比他们有更高尚的人格情怀以及更无私的品质，追求职位和权力过程也不表现为社会财富的创造，只要他们直接参与市场招标之类的经济活动，用行政干预来扭曲价格信号，只能进一步造成市场秩序的混乱。

主张政府干预的英国经济学家凯恩斯也承认，"我们几乎肯定想要得到更多的计划。但计划需要在这样一个社会下进行，即有尽量多的人，无论是领导者还是追随者，都完全跟你有着一样的道德立场……只要执行计划的人脑袋里、心灵里都有着正确的道德方向，适度的计划就很安全。其中一部分人确实是这样。但不妙的地方在于，还有相当一部分人，几乎可以肯定地说，他们想要计划不是为了享受它的果实，更因为在道德上持有和你完全相反的立场，希望侍奉的不是上帝，而是魔鬼。"[3]对药品流通销售业来说，"魔鬼"大约就是那些善于用不法手段行贿公关的医药代表和药品区域代理。人们常常在酒店、歌城，或者学术推广会上，见到他们彼此熟稔的身影。

面对如此严峻的市场准入门槛，药企也很无奈，其艰苦复杂的程

---

[1] 张维迎主编:《改革》第11页，上海，上海人民出版社，2013年。
[2] 张维迎主编:《政策》第13页，上海，上海人民出版社，2013年。
[3] 尼古拉斯·韦普肖特:《凯恩斯大战哈耶克》，161页，北京机械工业出版社，2013。

度自不待言。只有进入省级药品采购的目录后,拿到了行政部门发放的进入该地区市场的"路条",医药代表才有可能再往下做到地市,把药品销往医院,才有院长、科室主任、药房主任、处方医生的那点事儿。试想一下,除了计划经济时代的地方粮票,各省市的布票、工业券以外,21世纪的中国还有哪一种商品存在如此严重的区域市场的行政分割?

央视节目的主持人问一位医改专家,省级药品集中招标是不是导致生产腐败的一个重要环节?

这位专家却为政府药品招标辩解说,"(药品)招标是国际通行的一个采购方法。"接着,她又把导致商业腐败的板子打在药企的身上。她说:"一种药有很多家厂商在生产,药品的生产是完全竞争的市场。在全球药品的生产都是被垄断的,因为药厂最大的成本是研发,需要具备一定的规模才能进行研发,基本上垄断市场。但我们的竞争是比较充分的,每一家药企其实不怎么具备研发能力,企业的规模是小、乱、差的。那么他们(药企)拼命挤进目录以后,由于生产一种药厂家有很多,所以必须进行二次公关、三次公关,中间的腐败就越来越大,这个(药价)虚高成分越来越大。""其实在基层医改,前三年的医改里面,当时安徽省首创的'双信封、量价挂钩,单一货源'是一个比较有效的方法,通过这个方法,促进了整个医疗(药)流通企业和生产企业的整合。所以虚高药价的背后,实际上根源于我们混乱的(药品)生产行业和流通行业,他们的恶性竞争变成了一个比差,比谁做的腐败的事情更多。所以它其实就是整个行业的重新构建。"有人认为,"安徽模式"的成功之处就在于在基本药物制度改革上打出了一套"组合拳",通过综合改革,从根本上落实了基本药物'零差率'这一关键问题,使得'以药养医'体制下的一些弊端得以消除。"[①]

[①] 刘永晓:《李斌时代》,载《中国县域卫生》,2013年4月。

事实确如一些人所说的那样吗？

三年过去了，推广唯低价是取的"安徽模式"，[①]使中国药品生产和流通企业得到整合了吗？"零差率"消除了所有"以药养医"的弊端吗？如果是这样的话，中国医改基本上大功告成了。

答案显然是否定的。

对于"驾驭药品市场"的习惯性思维而言，现实已经给我们上了很好的一课。

中国药品生产企业多，这是事实。药企众多比药品生产被少数厂家垄断好，这并不是件坏事，本应该充分竞争，最后通过竞争优胜劣汰。

为什么招投标中会出现"价格信号扭曲"、"劣币逐良币"、竞相"比差"的情况呢？那一定是招标规则出了问题。

比如一个田径竞赛项目，发令枪一响，运动员们就互相拖胳膊抱腿地乱作一团，最后犯规次数多的运动员反而得名次，拿冠军。原因不在于运动员素质差，而在于组织者和比赛规则不公平。最后挤出去的往往不是"水分"，而是不愿投入这种"肉搏式比赛"的企业，即市场认知度高的好企业和好产品。

专家的名声、名望，不一定与其思想和学术水准成正比，即使他供职于有名的研究机构或大学。我不愿相信一些专家故意对政府药品招标的种种坏处和流弊视而不见，顾左右而言他，可能只是逻辑不强、才智有限，缺乏独立思考的见解。

我猜想，有些人高调赞颂政府相关部门的所有政策措施，包括其存在的缺点和造成的失误，绝不是释放"正能量"，可能只是一种习惯。明明已行至悬崖边沿，而不直言已暴露出的后果，却说大路平坦，前景无限，用一种复杂的、行外人听不太明白的混乱句式大唱赞歌，这种动机相当可疑。用马克思的一句话形容，就是"沉重有如一场噩

[①] 医改的"安徽模式"一直被国家推崇，在业界却争议不断，时任安徽省副省长的孙志刚因其主抓安徽省医改工作被医改办高度认可，孙志刚本人也于2010年12月调任国家发改委任副主任，负责深化医药卫生体制方面的工作，分管国务院医改领导小组办公室。

梦。"①比如，使国家和民众对漏洞百出的"政府药品集中招标"深信不疑，那未必是个人知识的局限，而可能与道德相关了。这些年，目睹此类人士频频出镜著文说假话、谎话，学界的风气至此，真的感到非常遗憾了。

再说说查处葛兰素史克（中国）暴露的问题。葛兰素史克是家跨国药企，他们在中国销售的基本上都是品牌药（原研药）和专利药，药价高挂。与中国多家药企生产同一种仿制药，可能会出现的价格过度竞争根本不是一回事。按照某些专家的说法，跨国药企独家垄断，就不会出现过度竞争导致的腐败了。而事实恰恰相反。不论是外国大药企还是本土医药企业，不管是独家生产的原研药和进口药，还是多家生产的仿制药，在政府集中招标采购中，遍地腐败，与人们的期望相去太远。即使如此，"笑骂由人笑骂，好官我自为之"。

如果中国企业在仿制药招标采购中竞相折腰，比低、比差的话，外企和独家生产品种，则是为了比贵，抬高身价，想方设法把价格定高，这同样需要政府公关。"高定价、大回扣"，这无疑也是体制性疾病的表现。

三

中国政府理应谋求公众利益的最大化，这是共产党执政的宗旨。

但是，官员在办公室里构想和制定具体政策时，想着本部门、本地区的利益，却往往忘记自己应该是人民利益的守护人。"千里为官，为了吃穿"，"三年清知府，十万雪花银"，这类贪官还真有不少。不让一些人浑水摸鱼，除了挂警示牌外，还必须有制度上的隔离安排。通常的有效做法是，官员应是利益博弈中的无关方。市场、社会和政

---

① 见马克思：《路易·波拿巴的雾月十八日》开篇："死去一代的传统盘踞在活人脑中，沉重有如一场噩梦。"《马克思格斯全集》第八卷，江苏人民出版社，2011年。

府间不存在简单的替代关系,当政府部门直接成为市场的"操盘手"时,本来分散的风险和腐败现象,也可能乌云般聚集在头上了。

一种制度的形成如同育秧和培植苗木,倘若园丁不当操作,树苗很容易长歪。如果事后从"植物学"的角度、温度和气候角度讨论,说应该这样生、应该那样长,全是空谈。同理,只要从法理上看看政府药品招标制度的演变和倒退就可以了。

有人从我国《招投标法》和《招投标法实施条例》相关条文开始论证[①]——引述这些法规条文相当繁杂无趣,我一并把它放进了注释——这篇文章是为了说明,一些医院院长和药企建议的"药品采购中的二次议价",与招投标法相背离。[②]本想证明"二次议价"不合法,但用国家的《政府采购法》、《招投标法》来衡量,政府药品集中招标采购本身就很不规范,有违法之嫌。如《政府采购法》规定政府采购前提是"规范政府采购行为,提高政府资金采购效率","使用财政性资金采购依法制定的集中采购目录以内的或者采购限额标准以上的货物、工程和服务的行为。""本法所称采购,是指以合同方式有偿取得货物、工程和服务的行为,包括购买、租赁、委托、雇用等。"——医院药品采购用的是政府财政资金吗?药企和省药品招标办有可操作的药品购销合同吗?真的有"量价挂钩"吗?其实这些全都没有。

[①] 《中华人民共和国招标投标法》第45条规定:"中标人确定后,招标人应向中标人发出中标通知书……中标通知书对招标人和中标人具有法律效力。中标通知书发出后,招标人改变中标结果的,或者中标人放弃中标项目的,应当依法承担法律责任。"第46条规定:"招标人和中标人应当自中标通知书发出之日起三十日内,按照招标文件和中标人的投标文件订立书面合同。招标人和中标人不得再行订立背离合同实质性内容的其他协议。"第59条规定:"招标人与中标人不按照招标文件和中标人的投标文件订立合同的,或者招标人、中标人订立背离合同实质性内容的协议的,责令改正;可以处中标项目金额千分之五以上千分之十以下的罚款。"《中华人民共和国招标投标法实施条例》第57条规定:"招标人和中标人应当依照招标投标法和本条例的规定签订书面合同,合同的标的、价款、质量、履行期限等主要条款应当与招标文件和中标人的投标文件的内容一致。"

[②] 郭泰鸿:《再论二次议价》,载《医药经济报》,2013年5月20日。

应该说，如果省招标办是药品的购买方、付费方，药企是药品的提供方，双方才触及品规、质量、价格、数量、付款方式、合同的履行期限等等。实际上，这样完整规范的药品购销合同是不存在的。省招标办没有财政采购药品的经费。说是"量价挂钩"，药品到货后两个月结清款项等，哪个省里做到了？事实上，一些省市中标目录里的药品中，医院实际采购量为零的药品，竟达到了1/3。这对于所谓"量价挂钩"来说，真是莫大的讽刺。

既然省药品招标办不是药品采购方，那么它获得了全省医疗机构的药品采购授权了吗？也没有。它其实只是一个药品交易的地区行政管理中枢和指令中心。作为一个以价格准入为手段的指挥中心，它必须了解所有药企和药品的生产技术和成本，了解流通配送费用，了解不同医疗机构药品的使用情况，了解广大患者的需求，以及医保的筹资和所能承担的费用。

在药品生产、流通以及药品需求不断变化的今天，今天得到的信息，明天可能就变得过时和无用。这些信息的收集、分析和判断，远远超出了政府部门和招标办能够承担的范围。这就是为什么药品招标同时出现"药价虚高和药价虚低"的极端状况，这也是药品资源的无效配置，而且是几乎永远无法解决的尴尬局面。

那么行政机构凭什么干预市场合法主体，管控医疗机构和药企的市场交易，还要求药企和医疗机构以及付费方（医保）接受其单方制定的入市价？唯一的解释便是"权力参与，垄断经营"，变相设立行政许可，这种"准入经济"的合法性就存在很大疑问。

不合国家《招标法》、《反垄断法》的各地药品集中招标相关文件，既不是区域行政管理事项，也不由省长、自治区主席、市长等行政官员签署命令公布，更没有报国务院及本级人大常委会备案，所以事实上不具有法律性质，却要求中标的药企按《招标法》履行合同，本身就相当可笑。

四

2000年国务院办公厅文件中明令禁止的事情，现在却全被允许了，比如各省市区的药品招标办，全是卫生部行政部门下属的事业单位，没有一个地方"舍得"委托给独立的第三方机构进行药品招标采购。相反，作为主体的医院药品自主采购权、议价权、谈判权，全部被剥夺了。

令行而禁不止，现行的药品招标究竟是改革的推进还是改革的倒退？

曾任国家经贸委医药局局长的于明德，在不同的场合多次表示：招标政策诞生至今已经十多年，一个满怀建立公平竞争机制、充满美好愿景的政策，从最初县招、市招到省招；从月招、季招到年度招；从品种招到招规格、招数量，环环程序繁杂，企业不堪重负，到处以钱开路，甚至为招标还要走领导关系，恳请父母官写字条等等。企业经历了无数痛苦，十多年来，最初的科学规定与实际执行存在巨大反差。总的说来，有利于扩大权力的条款迅速落实了，有利于改革和市场经济的条款废弃了。政府的手越伸越长，市场经济越来越退后。一位中央领导同志曾批评："一部好经让歪嘴和尚给念歪了！"[①]确实，目前药品招标中反映出来的种种有违常识和法律的规则，与国家产业政策导向完全背道而驰。

十多年里，政府药品集中招标采购模式，演变到今天，越来越有"中国行政化特色"了，至少有四点：

第一，省市一级政府由卫生部门设立专门机构，代表行政区内所有公立医院、基层卫生机构，对药品进行集中"招标"。政府不但干预市场，而且直接参加药品销售的商业活动。每年数次药品招标，年复一年地进行。须知，中国大的省有上亿人口，相当于欧洲的德国等大国，中等的省区也有五六千万居民，达到法、英等国人口，远超澳大利亚、加拿大。这些国家有政府部门举办的全国药品统一"招标"吗？

[①] 见《广东，请尊重市场》一文，载《医药界》，2013年第6期。

第二，政府招标招的是"虚标"。财政不出钱买药，"虚标"仅是一张纸，在网上挂目录，只有药价，而没有具体的采购量。几千种品规的"中标"药品，包括这些药品的生产厂家，仅获准可在这个省医疗机构中售药。不签定合同的"药品集中招标采购"，这不是明显的行政准入吗？有太多的专家鼓吹政府权力扩张，主导（干预）市场、医疗公益（福利）。这些听起来相当耳熟，也暗合一些人根深蒂固的思想。其实，20世纪初，德国的俾斯麦时期面对市场失灵，主流经济学家们这样说也这样做了。可中国的医药卫生体制是在计划经济的大框架下建立起来的，市场机制尚未引进，在这种情况下进一步强化政府行政干预、集权收权，后果是不言而喻的。

第三，每家药企送报的材料都有厚厚数本，海量数据，真真假假，难以辨认，省药品招标办的人员，连完全看一遍报送的材料都不可能，更不用说调查核实了。这里有太多的人为操作空间。任何阳光采购都只是"文学语言"。在海量的信息面前，招标办的官员同样无可避免地处于"无知状态"，于是只好出"唯低价是取"的下策了。

第四，政府药品集中招标采购，使药价虚高与虚低并存：高者胜出，超低价中标。这与政府药品限价存在的问题相似，"与市场实际交易的价格脱节，脱节包含了价格偏高和偏低两个方面的问题"。①通过各省级政府药品集中招标，偏高的并没有压下去，因为许多是进口药、原研药或独家药企生产的药品，药价不可能下降，而偏低的仿制药价格却进一步受到挤压。由是观之，我们大致可以相信，这种招标只是雪上加霜，而不是雪中送炭。

第五，因为虚高的药价更有"包容性"——能包容各种不正当销售方式甚至行贿的费用。而低价药只有两种情况，要么偷工减料，要么是劣药假药，不择手段"降低成本"。如那位专家交口称赞的"安

---

① 国家发改委价格司副巡视员郭剑英在第四届医药价格论坛上的发言，载《中国医药报》，2013年6月10日。

徽模式",唯最低价是取——最后是蜀中制药厂多种低价劣药被查处;另一种情况则是,低价药中标后销量为零,要么医生医院因价格过低不采购,要么药厂因亏损而停止生产。据某市统计,中标后零销售量的低价药约为总数的 1/3 以上。对财富的渴求和对道义的舍弃,也是当下中国的风气。问题是,哪些是合情的,哪些是不合理的?

据了解,每次招标,各省招标办往往参考周边省区药品的中标价,对仿制药和基药取其最低价者,再压几个点为本省中标价。这更像是地方行政部门"成功地组织了一次冻结价格和瓜分市场的活动"。[①]专家认为,利用公立医院对医疗资源的垄断,通过省级药品招标,设置药品区域性市场准入门槛,实在有行政垄断之嫌。若退回 30 多年前,便是国有的专营和专卖,这种单一的思维根深蒂固,若以此为理论框架对改革进行价值判断的话,常常会显得可笑。

2008 年实施的《反垄断法》规定,垄断行为有三种:一是经营者达成垄断协议;二是经营者滥用市场支配地位;三是具有或者可能具有排除、限制竞争者效果的经营者集中。中国的公立医院在医疗服务市场中占有支配地位,在管办不分、医药不分的情况下,行政部门和医院垄断了药品的销售终端。上行下效,一些医院在地方政府招标之后,对已经中标的药品再次进行筛选,收取"勾标费"、"进院费"、"临床费"、"统方费",最后,医生还有"处方费"。

行政垄断之害,并非个别现象,涉及诸多的领域,除药品招标采购的行政准入,还有教辅图书价格虚高和市场行政分割,建设工程中的串通投标等等,这些都极大妨碍了市场公平竞争。相对而言,对于这种行政垄断现象,心慈手软,视而不见。"行政垄断和医药流通的乱象",像是一对孪生子,只是更加隐蔽和复杂罢了。

由此基本可以断定,中国式的政府药品招标采购,缺少必要的程序和授权决定,交易主体缺位,权力主体改头换面亲自干预市场交易,

---

① 米尔顿·弗里德曼:《自由选择》,18 页,北京,机械工业出版社,2013。

不合国际通行的招标采购惯例。中国式政府药品招标，至多是值得分析研究的命令型计划经济和权力寻租的样本而已。

亚当·斯密在《道德情操论》中说："在政府中掌权的人，容易自以为非常聪明，并且常常对自己所想的政治计划的那种虚构的完美迷恋不已，以致不能容忍它的任何一部分稍有偏差。他不断全面实施这个计划，并且在这个计划的各个部分中，对可能妨碍这个计划实施的重大利益或强烈偏见不作任何考虑。"

2014年3月，参加全国人大会议和政协会议的几十个医药界代表、委员再次联名提出，"目前以省级药品集中招标采购和药品加成管制，已经使得价格竞争机制完全失灵，导致中国的医药工商行业无法实现优胜劣汰，效率高、质量好、成本低的企业无法通过公平竞争做大做强"，"导致公立医疗机构药品供应体系混乱，商业贿赂盛行，大处方、滥用药十分严重。行政管制下的药品集中招标采购，严重干预市场，已经演变成为药品进入医疗机构使用的二次行政审批，存在许多无法克服的困难"，"建议取消政府统一主导的药品集中招标采购制度，落实机构的独立法人地位"。[①]

这已经是连续八年来，全国"两会"代表、委员"关于取消政府药品集中招标"的强烈呼吁了。

拒绝听取和接受对政府药品招标实际后果的任何批评，很可能原有体制已丧失了自动纠错的功能，这也是使延至今日的政府药品集中招标与2000年中央文件提出的正确决策渐行渐远，最后百弊丛生、路越走越窄的原因之一。

[①] 见2014年3月第十二届全国部分人大代表、政协委员《关于取消政府统一的药品招标等制度的建议》。

10 "以药补医"为何取而不消?

一

医生救治患者生命、缓解病痛,患者给医生报酬,古往今来,大抵如此。

现在,医患这两个依存度极高的群体之间,又多了个药字。"以药养医"、"以药补医"在当下成了医疗服务行业的一个普遍现象。听多了,也觉得耳顺。

但这种说法似乎又不太准确,经不起推敲,欠缺主语。

主语是谁?如果仅依字面理解,应该是药品生产或流通企业,用药品的营利来养育或包养医院医生?显然这绝无其事。

医生提供医疗卫生服务,他们的劳动理应获得回报——除非这些都是无偿的,不计报酬。他们怎么会被药品所养,或被药品销售经营获利所养呢?如果是这样的话,那么句式上至少应当倒过来,比如"养医以药"或"医补以药"。而且说到底,药品的付费方也是患者(或医保机构):付费方通过购买药品和服务,又一次把费用转移给了医院和医生。

逼近的医药医疗体制迫人思索。如果两者都不是,那又会是谁对公立医院出此下策,而且一做就是几十年呢?是政府所为吗?至少我们在所有文件上查不到任何根据。

二

医药市场失灵,这是大家反应最强烈的问题。

市场失灵许多是由外部原因造成的,如信息不对称、公共品被垄断等等。药品市场有信息不对称的问题,但并不是主要的。最主要的是医院、医生通过医疗服务"垄断"了药品销售。有些医院实行电子处方后,患者只有付了款,在药房拿药后才能看到医生处方上开的是哪几样药,这也算是中国医院的特色吧。

中国医院,不管是公立还是民营,办有世界上几乎独一无二的庞大的门诊零售药房,自成体系,其药品的销售额大约占药品市场的80%。2012年中国成品药市场销售规模已达到1万多亿元,其中在医院中销售的药品达到8000多亿元。

近观药品市场,亦有很多搞不清的事,首先是各部门数据很难统一。商务部提供的2012年中国药品销售总额为1.12万亿元,其中零售市场——主要为社会药店——零售额为2225亿元。[1]就是说,医院药房卖出了80%的药品。

一位卫生部发展研究中心专家称,"2012年全国(药品)消费8410.2亿元"[2]。商务部与卫生部药品市场规模统计差距颇大,是否因口径不同,不得而知。如果根据卫生部门的统计数字,自然会得出药品占卫生总费用比例,"从2008年的41.56%下降至39.84%"的结论,但看完全文后,又不免怀疑数据计算得粗疏草率,怎么会在当年5月份发表文章,就预知了全年全国的药品消费总额呢?

三

无利不起早,药品的销售无疑是有商业利润的。我们从一些城市

---

[1] 见"人民网"北京2013年4月24日电。

[2] 毛正中:《寻求治理药贵之道》,载《医药经济报》,2012年5月12日。

中很晚才打烊的药店，从医院外包的药房，从药价的构成中都可以看出。

中国药价之高人尽皆知，而且越是高价药越是好销。

不管共生还是寄生，医和药的普遍腐败现象伴随着新一轮医改，没有太大的改观。这种腐败阻碍"看病难、看病贵"问题的缓解。这两个行业腐败的关键节点，便是溢出边界的"接轨"和"重叠"。说得通俗一些，"医生在为药厂打工"，同样，"药厂也在为医院医生打工"。

医院、医生普遍喜好高价药，患者则视其医保收入不同而异。几家欢喜几家愁，总体上说，还是抱怨药价高的人多。过度治疗、大处方、高药价，真是"生命有不能承受之重"。一辈子或几十年的积蓄，可能都会在住几次院、动几次手术之后，如水流过一般花个干净，甚至负债累累。

业内人士认为，药品的出厂价只占药价的10%—30%，这就是所谓的一零扣、二零扣、三零扣。接触业界多了，早已不再讶异。会议、讨论、喝茶、聊天，有意无意，听得很多。望见"冰山"，就能推测出海平面下隐藏的大致体量。

最近媒体披露的一些药，出厂价的比例甚至更低，仅占零售价的1/20。其余部分的药价构成，全在流通环节，其中自然包括医院的收入与医生的"处方费"。所以说，"医生为药厂打工"，应该说与药商共谋大计更准确一些。

"以药养医"，按照一些人的解释，听上去相当崇高与正当，理直气壮——因为政府财政对公立医院的补偿严重不足，而对医生医疗服务的价格又定得很低，医院药房卖药、批零差价的收入，医药代表的回扣红包，都用来补贴医院运营费用的不足，用来给医生发薪酬和奖金了。

问题是，这种"养医"或"补医"，虽然对旧的医疗卫生体制与机制具有"滋补"作用，但是更有相当大的有毒成分——

其一，从政府集中招标到医院采购、回款中存在大量不正之风，医疗卫生行业腐败现象泛滥。其二，以药补医，除"明补"，即医院15%的加价外，还存在大量"暗补"，即暗扣、返利等。其三，也是危害至深且巨的，把开处方的医生变成了零售终端，变成了个体药商、药贩——诊断连带卖药。

在相当多医院的药房里，"潜伏"着药品销售的统计人员，每日或每周按人头统计医生处方购药的数量，然后"医药代表"根据药品销售业绩派发"奖金"，日均收入有几十元到数百元不等。如影随形，这已经成了一些医生收入相当重要的组成部分。

自然，浊者自浊，清者自清，"以医卖药"者绝非全部医生，甚至还不是多数，但从事此道的也绝不在少数，这已经成了行业的潜规则。由于有职业的方便，从对患者的问诊开始，有些问题听起来毫不相关，例如，你是坐公共汽车来的还是开车来的？这次来治病带了多少钱？等等。——真的使人想起了"探囊取物"这个词。

毫无疑问，在缺乏行政和医保监管的情况下，"以医卖药"是当前大处方泛滥、过度医疗、滥用抗生素的根源；"以医卖药"是推动药价上扬、高价药旺销的推手；"以医卖药"是广大群众感到"看病贵"的不容回避的原因之一；"以医卖药"把不少好医生变成了好药贩、国外医疗器械和耗材的好销售人员。

如果说，"以药补医"或"以药养医"是高层次、有公家体制缺陷色彩、可放到桌面上去讨论的话；那么，普遍存在的"以医卖药"则层次更低，收益也更具体实在了——这张方提成用来买车，那张方提成用来还房贷。

那么，医生对医疗技术的钻研，对医学科学的追求，自然就看淡了。职业的崇高，在金钱的一次次诱惑和击打面前，难免不碎裂。因而，"以医卖药"的泛滥，对医疗队伍更有整体性的杀伤力。

建立财政补偿机制，是这次医改提出的目标之一。

问题是补谁？补哪些方面？补明的还是补暗的？对"以医卖药"的灰色收入补还是不补？补偿的标准如何定？——这些问题，虽然大家彼此心知肚明，但从未浮出过水面，进行过认真分析调查。如果仅从收入来看，医生无疑是中国贫富差距最大的职业之一。

大家很清楚也很明白，比如现在实行的"收支两条线"、零差率等等，为什么仅仅限于入不敷出的基层医疗机构，补贴限于307种——现在增加到500多种的市场日渐萎缩的基药？而"收支两条线"为什么不能在更大范围内推广到城市三级大医院？基层医疗机构患者就诊量少，低价药多，卖药赚的钱不足以保证医生"体面的收入"，甚至连养家都难，需要财政来补助。而大医院恰恰相反，若实行"收支两条线"会涉及利益格局的调整，可能会触动医院和医生主任们的"奶酪"，干脆免谈。

新中国成立60多年时间里，政府对公立医院实行过各种投入方式，有的还尝试过不止一次：统收统支（1949—1955）、差额补助（1955—1960）、定项补助（1960—1979）、定额补助（1979—2000），以及定项或定额补助并存。现在依旧实行定额和差额两种补助方式。基层医疗机构实行的收支两条线实际是"差额补助"的一种形式，即政府财政全包，不管差多少钱，都由政府补上。只有顺差、收入丰厚的大医院，政府依然实行定项补助。确实，在原则与妥协之间难求适当的平衡，这也是财政投入体制改革的难点。

四

医院门诊药房的事情，多年来一直非常难处理。

2006年，南京市实行一、二级公立医院药房托管试点。在市领导的推动下，一度搞得风生水起，轰轰烈烈，当时全然成了一种医药分开改革的模式。南京市属区县的130家医院的药房，全都托给南京医药管理。"托管"实行"三权分离"和"三个不变"，即药房的经营权和所有权分离，所有权归医院，经营权则交给医药流通企业；医院药房的职能和药房人员的身份不变。从一开始，我们就看出了"托管药房的改革是不彻底的，其成效与困惑同在"，"称道之处在于成功地切断了药品销售与医院、医生的利益链，为消除腐败创造了一个好的外部环境"。①

现在看来，这个判断基本是正确的。但当时还是有一些事情没有想到：这场托管是自上而下用行政命令推行的，医院的院长们并没有全部想通，医院药房托管后，药企要付给医院的"托管费"高达药品销售总额的35%至45%，必须要压缩医院和医生从药品中所获得的好处。于是，一些拿惯了处方回扣的医生表示不满并抵制；医院的领导也没有表现出积极性。医生在开抗生素时，如果只开0.36元一支的青霉素，还有其他低价药，药企便很难获利。

很明显，医药公司面对不断攀升的托管费和下降的药房销售量，有"不能承受之重"。据报道，2007年南京医药仅药房托管一项就亏损了上千万元。2009年，随着新一轮医改的展开，江苏省卫生行政部门要求二级以上药品采购实行省级以上集中招标，医院药房实行"零差率"，不允许医院二次议价。这项政策的出台立即掐断了医药公司承包医院药房的收入，标志着医院药房托管正式失败。这种僵化的政府定价体系，既不传递市场信息，也没有提供激励，但却完全扭曲了分配。

时过境迁，风水轮流转。

沉寂了几年，进入2013年，又一波医院药房托管的热潮到来了，医药流通企业拉开一场抢占医院药品市场的大战。

据报道，2013年初，短短13天里上市企业康美药业股份有限公司接连发布公告，宣布拿下81家公立医院的药房托管权，涉及广东、吉林和辽宁3省。康美药业表示，这些医院所用的所有药品统一由承包方负责供应和集中配送，签约期限大多长达15—20年。②

---

① 朱幼棣：《大国医改》，361页，北京，世界图书出版公司，2011。
② 刘砚青：《药企拿下三省81家药房 官员称被着羊皮的狼》，载《中国经济周刊》，2014年2月25日。

其实，九州通等多家大型药品流通企业，也进入公立医院药房的承包或托管行列。国药集团更是进入公立医院改制领域。

为什么当年南京市公立医院药房托管失败，而现在又会"卷土重来"呢？

真是此一时，彼一时。当初的托管主要是自上而下推行的，一二级医院都不大，药品的销售收入也不多，而且不少医院存在亏损情况，政府的小医院药房托管还有"甩包袱"的思想。南京市的"医药分开"改革也从未再前进一步——三级大医院的药房年销售药品达数亿，所以舍不得转移出去，有的地方行政部门干脆自己成立了医药公司。

那么，这一轮公立医院药房托管的动力来自哪里呢？

九州通的董事长刘宝林说："来自医院院长。现在，政府卫生部门规定医院药品销售实行零差率，即按照省级招标价，医院没有与药商的二次谈判权、议价权。尽人皆知，药商与医生暗中的利益链依然存在，而且更加牢固。很简单，医院药房15%加价取消了，药价其实没有降低多少，这和社会药房的同类药一比较就知道了，原本加价15%是医院的收入，医药代表现在多把它加到医生的处方费中去，药品的带金销售，与医生的利益链并未掐断，而是更紧密了。处方费高了，医生开高价药的积极性、大处方的积极性更高了。"

刘宝林说："我们公司每年都有员工去做医药代表。他们中有的人回来，我们还一起坐坐喝茶，向他们了解情况很容易。医药代表说，过去给医生的处方费通常占药价的15%—20%，现在占不到35%—40%不行。"

刘宝林说："一般人可能看不懂，但院长一看医生的处方就明白，哪些药有提成，提成多少。院长对此也不好说什么，医生不拿，反正医药代表就拿。大处方、过度用药，使患者看病更贵。院长无奈，想出将药房交给医药公司'托管'的办法，让托管商业企业与生产厂家'二次议价'，医院可收入一笔不少的托管费或'用药安全保证金'。医药公司当然不会让自己赔钱，就压生产厂家降价——实际上在医院药品采购中，把虚高的中标价降下来。这样无形之中，实际上挤压了医药代表给医生处方的提成。"

刘宝林董事长的分析是有见地的。

据说，康美药业与广东普宁等9家医院签约的第一份公告中称，医院之所以将药房委托其管理，是为了实现医院"医药分业"，逐步缓解群众"看病难、看病贵"的问题。此言一出，舆论哗然。

为什么呢？我感到好笑。此类说辞，这几年我们听得还少吗？明明错的东西，得不到纠正；明明对的东西，没有人去听、去做。

面对争议，2014年2月10日，国家卫生计生委新闻发言人表示："部分地区将药房从门诊剥离这一现象，对于切断医疗卫生人员和药品之间的直接利益关系将起到一定作用。"

广东省卫生厅副厅长廖新波说，药房托管非但不是"医药分开"的改革方向，反而是变本加厉的"以药养医"。药房托管只是将药房的管理者改变了而已，并没有真正地将"医药分开"。在医院和药企的利润分成合同下，双方形成利益共同体。廖新波直言，试图将"医药分开"、解决"看病贵"问题的药房托管，实则是一只"披着羊皮的狼"。[1]

求知的路上，我没有那么乐观，也不悲观。

医院药房托管，是在不准医院药品采购中"二次议价"的命令所造成的"曲线救院"，是对不准"二次议价"价格管制的否定。但是，药房还是医院所有，人员还是原班人马，甚至工资都由医院发放。因此，药品销售与医生的利益链不可能切断，"药房托管"也不可能走得太远。

药企接受医院药房所得仅仅是药品的采购和议价权，说白了，只是把政府药品集中招标确定的价格，冠冕堂皇地放到桌面上，谁也不去碰它。配送商、代理商、生产企业代表则闭门聚首，进行医

---

[1] 刘砚青：《药企拿下三省81家药房 官员称被着羊皮的狼》，载《中国经济周刊》，2014年2月25日。

院药品实际采购价格的艰难的市场谈判，实际采购价被放到桌面下。从根本上来说，没有不确定性，就没有经济学意义上的利润。这几方协商谈判的只是划分已中标药价虚高的部分，多少给医院，多少给医生，多少能留给自己。

那么，由此我们可以知道，医院"药房托管"的重新泛滥，非羊非狼。如果说，原来"公益性"这张"羊皮"，通过"政府药品招标"、"零差率"、"破除以药补医"等披在公立医院身上的话，现在这张"羊皮"也被托管医院药房的商业公司捡过来"披上"，口称可以缓解"看病贵"问题，就更显得可笑了。

借用《亮剑》中主人公李云龙的一句话，"狼行千里吃肉"。对商业公司来说，"吃肉"没有什么难为情的，难道装成吃别人嚼过的馍才有味道么？在市场经济中，因牟私利而进行的竞争，客观上方便了别人，导致价格下降，服务水平提高，造成了利他。退一步说，药企获得医院药房的经营权，也没有超出其业务范围，完全合乎市场规则与法律。"经济秩序是从无数个人经由市场的自愿相互作用中发展起来的"。[①]从这个意义上说，只要双方自愿，而不是行政命令即可。我想，众多药企群起反对的原因，无非是一家接管了医院药房，有排它与垄断之嫌。但流通配送企业不挟医院药品采购取得议价权，凭什么与生产企业谈判"二次定价"？

确实，承包医院药房，药价不会变便宜，但患者药费也不会变得更贵。

最有可能的是，医生的开药回扣比例减少后，开大处方、高价药的冲动有所减少，这对患者来说，也是个福音。

[①] 米尔顿·弗里德曼：《自由选择》，25页，北京，机械工业出版社，2013。

五

有比医生兼药贩，或者药贩兼医生更好的职业吗？

医生这一崇高职业当代整体性的变化与异化倾向，真是令人不胜感慨，也特别令人惋惜。

"以医卖药"这种普遍存在的现象，群众时有所闻，一进医院便疑窦丛生，这不可避免拉大了医患的距离，关上了彼此信任的大门。如果某一行业从业人员相当程度上出现了信仰危机，信任危机也往往随之发生了，这也是当前医患纠纷不断的原因之一。

神马都是浮云。

无论是招标采购价、"零差率"、医院药房托管，在政府药品市场价格的多重行政管制体制下，不可能有规范的市场，价格扭曲、交易扭曲、流通扭曲，只不过是"医药不分"产生的光怪陆离现象。

在最初的改革亢奋中冷静下来，我们会看到，喜剧与悲剧还在不断重复，门槛依然遥远。没有失去的，也许只有信仰。

11　如何解决基药目录"断尾"问题

一

从宏观层面上看，当下覆盖全部药物生产流通的国家药物政策还没有提上日程，出台无期。又一轮医改研究潮正在退去，露出了难看的荒芜海岸。

一些专家趁着时潮登场侃侃而谈，解释政策，分析走向，然后倏然转身离去。在轮番的激辩和安慰中，百姓的医用药花费并没有下降，仍在明涨暗涌。

中观层面上的"基本药物目录"和"社保药物目录"等已经有了大模样，好比构建重檐叠阁，相当精细化。倘若就建筑样式来说，"大屋顶"自然是当下医药卫生体制的特色。但通常最基本的问题，却找不到最基本的答案。

萧瑟的秋天里，我依然在回想着"基本药物"的本意，指向是明确的，并不那么暧昧。但在这种"大屋顶"覆盖下，天便是穹庐，笼罩四野。

民众与部门利益的关注点始终存在，既不互相对立，也不完全重合。树大房幽，较劲或较量已经变得太恶劣，各方都在屋子里、桌子下"打架"。这对于中国药业未必是幸运的，对于患者用药也未必是有利的。

一般地说，中式楼台建筑都是宝塔形的，上层较小，下层逐渐放大。

但顶层规划师总觉得面积太小，不能给下面几层留下太多空间。但"屋顶"设计过大，用料太考究，说到底还需要居者自己掏钱，于是大有大的难处，偷工减料，质量不佳，破瓦烂椽，反而漏雨。

回到正题上来。

仅仅过去不到两年，据说"当前 307 个品种的基本药物已经被实践证明难以满足群众用药的需要，与医疗机构和公众的实际期望还有较大距离"。换句话说，据说因为列入国家基药目录的 307 种药太少了，要增加数量。①

于是，调整增扩基药目录紧锣密鼓地提上议事日程，专家们也是人，其中也有见风使舵，理解能力低的庸常之辈，具有远见卓识和高贵品性的大家，不说绝迹，也已鲜见。在这种情形下，业内专家们跟着论证"扩大目录"的必要性、紧迫性。

政府制定的政策，不可能是万能的。基本药物政策，是国家药物政策的起点而远不是终点。

实际上，不管是对医疗机构还是公众用药期望而言，靠目录上的几百种基药，不可能满足需求，有较大的差距是很正常的。而且，"基药"这屋顶还是"虚设"的，最后看病用药报销，还得靠进到不同的医保药物目录上才能报销。总之，由付费方根据筹资水平，确定不同地区、不同医保的医疗费用和药品的报销范围或参考价，可能是比较合理的，也是各国的通常做法。

中国是世界上政府制定各种"药物目录"种类最多的国家。大致数一数，包括：国家基本药物目录、乡村基层医疗机构用药目录、城镇居民基本医保用药目录、城镇职工医保目录、公费医疗、干部用药报销等等，均有不同的用药目录版本。用药相差极大。除国家卫生部(现

---

① 2013 年 3 月，卫生部发布了《国家基本药物目录（2012 版）》，共收入基本药物 520 种。卫生部长陈竺 2013 年 3 月 13 日签署了卫生部 93 号令。而在此前 2013 年 3 月 11 日公布的国务院机构调整方案中，已决定将卫生部和国家计生委合并为国家卫生和计划生育委员会。在这个目录中，中药品种独家企业生产的价格较高的药物占 40%，因而受到业内质疑。

在叫卫计委)、劳动保障部制定的国家统一目录外，省级甚至地方政府，根据不同的医保筹资和报销水平，在全国统一基药的目录上，均增加不少品规的药物，制定了不同的目录。中央和地方各种医保用药报销目录不下数百种，我想这些目录叠起来会有几米高。

二

从 1981 年 8 月，我国编制完成第一版国家基本药物目录开始，到 1994 年初中药制剂基药遴选工作结束，西药制剂完成了 11 类化学药品的遴选，并于 1996 年 4 月合并印刷了第二版国家基本药物目录，这个过程跨越了 15 年。此后，1998 年公布了国家第三版国家基本药物目录，2000 年和 2002 年又进行了两次国家基本药物目录的调整。然后，是新医改 2009 年版《国家基本药物目录》。

这么多年来，各种药品目录堆积如山。其行政成本很高，花费的财政支出何止数千万。

毋庸讳言，要挤进这些药品目录，企业往往也要花费不少——这就好比建筑原材料的供应商，最希望政府在搞规划设计、画图纸时，就把自己的产品设计进去，而且是全国仅此一家。于是，我们在"基药目录"中看到不少独家药企生产的品牌药品——在其他发展中国家的"基本药物目录"中则完全看不到，基药均为仿制药。独家生产便意味着可由企业自行定价，而仿制药则由于有多家企业生产，形成竞争，从而使得药价降低。

有人辩解说，中国有中药，与西方国家不同，独家生产的品种几乎全为中成药。其实这并不可信，发展几千年的中医，多一味药或者少一味药，有效成分提取度的不同，能完全颠覆同类药品的性价比？自然，鼓励创新是必要的，难道鼓励创新，还要把进口的专利药也塞进"基本药物目录"中吗？那中国的老百姓也太有幸福感了。不说这些。

围绕着药品市场，药企、政府、医保以及患者这几方中，"拥有制定游戏规则的权力，他们必然要利用所有这些优势，在市场经济的三方博弈中最大化自己的利益。这就不可避免地伤害消费者和企业的利益，破坏社会公平，从而丧失自身的公信力。"[1]据相关人士透露，进一个全国目录如果花销不到200万元左右，进一个省级目录花销不到七八十万元，是办不成事的。这可能最接近实情和一些人的猜度，仅此而已。

靠不断修订各种药品目录，显然不是医改的正确方向。

但中国的"全民医保"，由差异极大的各类医保、新农合组成，能报销或部分报销的药品不同，因此又离不开"目录"的限制——这是药品由生产进入流通的重要交易节点，以政府的名义和行政手段进行管制，通过集中招标，实际以特许经营的方式准入，医药领域的官商经济，实际不是创造价值，而是通过抬高药价分享交易成本和行政成本，来使医、药和官诸方获利的。倘若有些廉价药品提供不了各方获利的空间，则必死无疑。

因此，当医药卫生行业普遍呈现趋利的面貌时，当各相关行政部门各自坚持权力的堑壕时，大家一致认为的"重要"、"必要"的药物制度，会基本停留在纸上——价格过低就弃之不用，而高价药则竞相趋之——靠"目录"抑制药价、药费过快增长，可能只是"望梅止渴"而已。

我没有阅读那些汗牛充栋、经常变化的不同版本的药品目录的嗜好，那是众多官员和专家在漫长岁月里的行政业绩，相信广大患者也缺乏研究这些目录的勇气、耐心和专业知识。至于其功用，中国药企的精英们、医药代表们应该心知肚明。

医院药房划价付费时，有人会告诉患者，某种药是自费药，要自己付费。如果不巧，带的钱又不够，汗就流了下来。——在世界上许多实行全民医保的国家，这种"目录"内外混合用药是不存在的，患

---

[1] 许小年：《从来就没有救世主》，17页，上海，上海三联书店，2011。

者要么选择医保（不管是政府办的还是商业医保），要么完全自费。

平心而论，如果考虑各地卫生医保等部门增加进目录的药物，应该说根据当地实际情况，基本上满足了医疗机构和不同人群的用药需要，这是毫无疑问的。

三

有人说，"实行基本药物目录制度是新医改的重要组成部分，直接关系新医改的成败"。

这种说法显然高估药物目录的重要性。就像说今年粮食丰收，粮店里屯了大米、小麦，应该不会有人挨饿一样荒唐。首先，粮店里的大米面粉还是要花钱的，不是无偿配给，或根据需要发放。其次，粮商是趋利的，店里往往没有低价的配给米，而只销售高价的香米和进口食品。再次，有人饿得或病得根本走不动路了。还有，粮店或粮库里，本来就活跃着很多硕鼠，货架上的一些东西只是摆摆样子。

这种"基药"认识上的误区与偏差，和政府部门反复修改药品目录，深度参与药品招标等活动，这也是医改受一些业内人士诟病，被称为"医改成了药改，药改成了'基改'，'基改'成了改目录与降药价"的原因。

顾名思义，医改的成败，关键在于体制上的改革与创新，在于医疗服务资源的合理配置，在于这些领域的开放和结构调整，这难道还有什么异议吗？

据我所知，一些发展中国家，如南非、印度等，"基本药物"目录上的药品是由政府或社会组织免费提供给困难人群的；欧洲实行全民医保的发达国家没有"基本药物"的概念，实行"国家药物"政策。"国家药物目录"或报销价格，与政府的医保药物目录并无差别。参与制定或与医疗机构谈判该目录的，除了政府行政部门，还有第三方机构和商业医疗保险机构。

而我国实行的基本药物目录、各种医保目录、地方增补目录等，重重叠叠的"多目录制"，却是世所罕见。中国是世界上最大的发展中国家，国家药物政策有本国的特点，是完全可以理解的。但这种繁复的药物目录经过年复一年的修订、删改、增补，消耗了太多的行政和社会资源，形成了行政垄断和市场分割的壁垒，破坏了流通领域的生态，应该是改革的对象之一。

从20世纪80年代以来，国家多次制定基本药物目录，最早的一个版本可以追溯到1981年，1992年中央政府专门成立国家基本药物领导小组及其办公室，具有一定的权威性与执行力。

基本药物目录的制定或修订，属于国家部门的行政审批范围，极容易滋生权力腐败。毋庸讳言，以往每一次修订，都有不少人进京跑部，或花巨资委托第三方公关。进国家药物目录、进省级目录的花费，都能觅到潜规则的影子，甚至还有行规，这只要在业内一打听就清楚了，无需多说。此种灰色地带的花费，不是最终还要加到明码药价里去的么？

过去，我们已有不少教训，每次修订国家基本药物目录、国家职工医保目录（这两者大同小异），调研评审，会内会外请的还都是同一批专家，每次修订目录需财政部门投入数百万元经费，同时，在药企公关人员"众星捧月"下，"幸福了"多少官员与医药专家！

在无数光环的笼罩下，"基药"的制定与实施承担了尤为艰辛的重任。至少307种基药面对医药、医疗两个行业的趋利本质，承受随时被抛弃、被舍弃的无奈。"基药"产销和医生使用成了良心药，被当成了医改政绩上的几个闪光点，这难免有不能承受之重。如果多数低价的有效药在市场上消失，而患者不得不使用价格高得多的药物，即使医保再提高"报销比例"，对公众亦毫无帮助，特别是对医疗价格敏感的低收入者。

经济学的常识告诉我们，生产成本并不完全是定价的基础。市场价格是由供需双方都认为于己有利决定的。但是政府定价——不管是通过集中招标还是限价形式，倘若低于生产和流通成本，必然导致产品在市场上消失。

可以举几个例子：

250毫升葡萄糖注射液（塑料瓶）浙江的中标价为0.96元，不论产地。江苏的中标价为0.88元。而上海同样剂型品种的最低中标价为1.57元。据业内人士披露，此种大输液单价低于1.1元，企业生产就会出现亏损。招标后不久浙江省就普遍断货。

浙江基层医疗机构招标的复方丹参片（0.3克×54片）唯一中标者为哈尔滨华雨制药集团有限公司生产的，中标价为1.4元。但因价格太低，厂家没有供应。同样，院级医院中标的上海雷允上复方丹参（60片）中标价为5.53元，杭州胡庆余堂复方丹参（60片）中标价为5.06元，也低于工厂的成本价，所以厂家也一直没有供应。

再比如注射用阿洛西林钠（1克）中标的企业有3家：

浙江金华康恩贝生物制药有限公司的冻干粉针剂中标价为12.53元；山东鲁抗医药股份有限公司粉针剂中标价为4.73元；海口通用三洋药业有限公司粉针剂为2.80元。由于这注射用药需要医生开处方，毫无疑问会受"处方费"的影响。据浙江一家县医药公司基层医疗机构用药每月统计，价格最高的康恩贝生产的阿洛西林钠月销售3.7万瓶，其次山东鲁抗生产的阿洛西林钠月销1.7万瓶，而海口生产的低价阿洛西林纳的月销量则为零。

相关部门的官员，一直纠缠品种剂型规格的单价，为什么不去管管医生的处方？为什么不去推进医药的分业？海口三洋2.80元/支的阿洛西林钠没有出现在一个医生的处方上，查查背后的原因是什么？这种零销量的低价药除了作为"招标采购"的政绩外，能给患者带来一点实在的好处吗？

任何与国家相关的"药物政策"，其实施都需要一个相对稳定期，不能朝令夕改，要有连续性。特别是与"药物目录"增补相关，涉及方方面面，包括市场、药企、医保、财政，涉及中央与地方，行政审批的权力宜分散下放，不宜过多集中。减少行政审批，是我国政府职能转变和行政改革的方向。

任何急需低价药的断供，在政府最高零售限价和招标采购价的双重管控之下，都不会导致药价上升和低价药生产自动恢复。因此，在医药领域，特别在基药方面，有更多紧要的事要做。

比如，城镇医疗机构中基药的消失、药企因成本高、价格过低而停产、断供，低价药（其中大部分是基药）质量问题等等，这些问题都需要采取有效办法加以解决。虽然政府有能力解决"大蒜"、"绿豆"、"生猪"等农畜产品涨价或暴跌，但对于低价必需药从市场上消失，却往往束手无策，没有什么特别的办法。

如果"基本药物"在实际使用和供应上是一个"断尾目录"，即使国家基药的目录扩展至600甚至1000个品种——为解决"断尾"，把基药目录做长——未必是个有效的办法。我想数学最差的人也算得出来，假如一半低价有效的基药在市场中消失，不是还只有300种基药么？

四

南方落雨，北方刮风。

其实，围绕着新版基药的目录与数量，一开始就相当纠结。这与过去二十多年来每次基药目录增补的情况相似，只是该项工作当初由国家食品药品监管部门，现在由卫生部主持。

有媒体指出，3年后的今天，基药制度实施之初的一片叫好声已沉寂，时下企业家更清醒地认识到基药的"大蛋糕"远未出现。过去3年基药降价超过30%，双信封、唯低价是取、回款难等问题仍未解决。有些企业不参与投标，有些企业低价中标后没有采购量，也有些企业甚至无利润供货。然而，"从市场角度看待基药目录的未来，基药的品种数量其实并不重要，重要的是必须看到资金的充实程度才是支撑这一制度的最大基石。"[1]

业内不乏目光敏锐的青年人士，指出了问题的要害。

确实，基药的数量品种都不重要，"基层普遍反映不够用，较大医院很少使用"、"缺少妇儿、肿瘤等专科用药"、"药品剂型规模宽泛，不利招标带量采购"等等——大抵都是说辞而已。因为各种医保都有自己的一套药品报销目录。

地方医保的用药报销目录的增补，主要根据筹资情况及医疗的需要来确定。国家卫生行政部门的官员其实用不着担心目录问题，过度操心不免使人产生遐想，是否有利益牵系？

解决基药的断尾问题——断供或零采购，远比增补数量品种紧迫。

2013年3月，《国家基本药物目录》（2012年版）在千呼万唤之后，终于公布。

筛选一定根据崇高的理想和原则。新版的基药目录从307种增加到520种。在新增的213个品种中，既有价格较高的肿瘤用药和40个独家生产的中药品种，占新增中药品种的40%，远高于2009版基本药物中药独家品种占中药品种的22%。

毫无疑问，一旦独家生产的品种进入基药目录，产品销量就会爆发式增长。比如进入新版目录的康缘药业的中药独家品种有"桂芝茯苓胶囊"、"腰痹通胶囊"和"南星止痛凝胶膏"等。新进入基药的骨伤科的7个品种中就有6个是独家企业生产的价格较高的品种。有人问"这是否与基本药品政策的初衷相合呢？"[2]

进入新版基药目录的，还有大量医保乙类品种药物，即城镇职工医保用药，甚至还有多个非医保药物进入基药目录。很难想象，筹资水平很低的新农合和城镇居民基本医保，能够完全承接这些价格较高的药品在医疗中产生的费用。据说，广东等地增补的目录中独家品种

---

[1] 杨俊坚：《纠结的新版基药目录》，载《医药经济报》，2012年8月31日头版。
[2] 樊平：《重视药品临床价值本义》，载《医药经济报》，2013年5月8日。

更多，他们有一个非常充分的理由，支持中药的自主创新。

国际上基本药物要求的是低价的非专利药。拥挤着那么多独家品种，是否已与"基本药物"的本义有悖？据了解，某一价格较高的中药注射剂被增补进国家基药目录后——因为基药目录必须进入药保——与医药代表的"带金销售"配合，在一个省的年销量猛增到十多亿，以致新农合基金几乎出现危机。

有消息说，发改委的基药调价已盯上了独家生产的中药品种，但在一对一的情况下，政府要摸清药物生产的成本、价格，用行政的办法降低药价，如同根据一个人的身高来为他定制靴子，那将是非常困难的。

天下之事，无非柴米油盐，可少亦可多。据说，520种新版基药的剂型、规格，反而比原先的307种基药有所减少，这也是相当奇怪的事。比如，某种药允许1.5毫克为基药，为什么0.5毫克的这种药被排除在外？只有一种解释，对生产1.5毫克的厂家给予特别的照顾。

政府推出新版基药目录，或许并没有考虑到各地医保筹资付费实际情况，导致医保用药限制再升级。"（新版）基药目录的最大障碍仍是钱的问题。'十二五'余下三年，将是基药目录实施的主要阶段，但相比'十一五'，医保筹资水平和覆盖面的红利已经接近尾声，医保控费在各地快速得到贯彻执行。"[①]袜大而鞋小，并不适宜远行。

有些地方政府发出文件，要求加强对"贵重药品"的采购管理工作，"贵重药品"的定义为：政府招标采购中的专利药、原研药和单独定价药，以及"日使用费用较高的药品"。同时还规定了贵重药品在各级医院的使用比例。其中在三甲医院，贵重药品使用的比例不高于30%，以后根据医院等级相应降低，在二乙以下医院——多为乡镇和社区卫生中心，使用单独定价、原研药等"贵重药物"比例不得高

---

① 杨俊坚：《基药新饼该画多大》，载《医药经济报》，2013年3月25日。

于5%。①这项政策自然有利于我国企业生产的仿制药的发展，有利于医保的控费。也就是说，即使进了新版基本药物目录，被列为"贵重药品"的在基层医疗机构中还是基本不能使用。这就是说，卫生部门大幅度增补基药目录，将有可能陷于新的弃与舍的矛盾之中。

疑云大概是不存在的，因为我们不愿意相信坊间传闻。据说，那天晚上，研究进目录的药物品规的人员工作到次日凌晨，才最后敲定目录，夜以继日地工作，真是好辛苦啊。

在黑夜与白天的交替处，不会有什么相关事。

卫生部原部长陈竺请辞，准备去全国人大常委会履新。不知道签署的96号部长令，是不是他签署的最后一个部长令。卫生部也在此次政府机构调整中与国家计生委合并，成立新的卫生和计生委。自然，这些行政机构与人事变动，与《新版基药目录》发布不相关。

即使在深巷长墙下穿行，思想的自由也不可能被限定。在半是憧憬半是忧虑中写下这些文字，不能入药就作调味吧。历史就是这么一步步走过来的。

---

① 四川省卫生厅2013年3月下发《关于进一步加强贵重药品、高值医用耗材和昂贵医用设备采购使用管理工作的通知》，通知要求贵重药品在三甲医院使用比例不得高于30%，三乙医院不得高于20%，二甲不得高于15%，二乙不得高于10%，二乙以下不得高于5%。贵重药品的定义是四川省药品集中招标采购目录中的专利、原研及单独定价药品，以及各地根据经济发展水平、医疗机构级别等次及功能任务，是各医疗机构药囊管理委员会研究确定的日使用费用较高的药品。

12　基药超低价中标：穷人的毒药？

一

　　药价，大抵分为药品的单价与处方中若干品规药品的总价——后者与医生的大处方、药物滥用、过度医疗有关，而且也更为重要。

　　"治疗检查和药品总费用"涉及临床路径和合理用药，需要通过深化医保体制、公立医院的改革，规范医生处方和加强行政监管来解决，似乎难度较大，现在反倒不怎么提了。

　　这些年来，"避难就易"、"先易后难"、"先药后医"，一直是医药改革的"次序"。所以，在药品的定价上，发改委的药物最高零售限价，基药目录的遴选，政府药品集中招标采购价"模式"一再"轮回"。这一切，离市场定价机制越来越远。本来市场定价机制在药品销售终端上失效，是因为医药不分，医院卖药、医生卖药所致，老百姓看病不仅要承担医药成本、药企利润、政府税收，还要为医院购买设备、建病房作出贡献。

　　医药分开、医药分业才是治本之道，也是国际上通行的做法。现在却在药品定价上屡用行政的手段。国家定价，除了垄断行业，无论是粮食、汽车、家电，哪一个是灵的。可悲的是，在价格双轨制并轨并取消20年后，通过政府招标采购，事实上搞成了药价"双轨制"——要么药价虚高，高得离谱；要么虚低，低得廉价有效药不断在市场上"失踪"。

发改委物价部门的药品最高零售限价,减去省级政府招标的中标价,被当做药价政府管制所取得的斐然成绩,声称为患者节省了费用。省级政府中标价将国家药品的最高零售限价"高挂"了起来,成为药价虚高和集中招标成果的参照系。

二

药品集中招标采购中的乱象,早已受人垢病。

药品以极低价中标,这在药品集中招标采购中已经屡见不鲜。药品"降价死",已经成为一个普遍现象。现代经济学告诉我们,除了与生产有关之外,价格还与需求有关。这种价格管制,完全和市场价格反映药品的稀缺程度背道而驰,也是集中招标制造和固化药品市场的分割和垄断的结果。

其实,对于多数基本药物和常用药来说,生产与销售、配送成本几近"透明"。不透明的部分,即是各种回扣公关费用及处方费等等。

中国医改中,几乎每一项政策的讨论,都有人提出似是而非的问题混淆判断。比如香港公立医院药品由医管局实行统一招标采购,"药品遴选执行最低价原则"[1]。于是,认为中国公立医院药品由卫生行政部门招标采购有"国际上的成功的先例",甚至可以根据这种范本,全部由政府部门亲自操刀采购药品。有些人还妄下断言,"香港医管局带量采购之所以成功,完全仰仗于'唯低价是取'"。

这些论调完全混淆视听,与事实相去太远。

首先,1990年12月成立的香港医管局并不是政府部门,只是政府委托其管理公立医院的独立法人社会机构。

其次,香港是实行全民医保,有800万人口的城市,医保的筹资来源于每个市民1%的工资税。这部分税收基本封闭运营,拨归医管局。

---

[1]《低价中标:香港药品采购范本》,载《医药经济报》,2013年2月8日。

市民医保和医疗服务水平标准统一。

第三，香港公立医院的药品采购有三种方式，用量小的药品由医院自己采购，用量一般的药品（5万至100万港币）由医管局与药商谈判，用量大的药品组织集中招标采购。但香港医管局实际上是健保的付费方，"带量采购"也是实实在在的购买，这与中国政府药品集中招标，只设一个"价格准入"的门槛而不采购，相差何止十万八千里。

第四，香港本地制药企业少，医院使用的药品基本上是外国大企业生产的品牌药，即目前国内的进口药、专利药、原研药，这些药品符合欧盟和美国的标准。对于非专利药，香港特区还要求投标商按照世界卫生组织《药品在国际贸易中质量证书方案》提交与专利药同等疗效的报告，在质量上没有参差不齐的现象。所以"唯低价是取"，也没有质量上的问题。目前中国内地有大大小小5000多家药企，工艺、设备、技术、人员素质，卫生条件和采用的原辅料相差极大，医院能够完全使用进口药，或国内企业生产的出口剂型药物吗？所以香港"唯低价是取"正确，而我们"唯低价是取"则有误。

为什么香港公立医院药品社会招标，内地公立医院药品由政府招标，内地药品（进口药、品牌药）价格会大大超出香港呢？这不应该好好想想吗？政府对于国产药"唯低价是取"，对于进口药、原研药却单独定价，以致看似无用的废弃的"进口药盒"在国内都能卖高价。[①]

认为香港医管局实行药品招标采购、"唯低价是取"，北京医管局也可以这样做，其实两者毫无共通之处。北京医管局是卫生行政部门的下属机构，医管局也不是医保的付费方，掏得起药品采购的款项吗？倘若行政部门坚持"唯低价是取"，城市大医院的药品采购倒可以实行试点，因为它们使用的进口药、原研药比例很高，价格还有压缩的空间。

[①] 方列：《进口药盒为何能卖出2000元》，载《新华每日电讯》，2012年2月7日。

我国内地制药企业有5000多家，医药生产行业总体上生产能力过剩，竞争激烈，上市药品批文达18.8万个，甚至同一化学名的药品批文达到上千个，某种药品只要有营利，哪怕是微利，企业就不会转产、停产。各省市招标办也就几十个人，在招标中对投标主体资格预审缺乏有效的办法，"低价低质量"就成为普遍现象。

一般来说，低价中标的药品生产企业会绞尽脑汁，使用一些"非常之策"，进一步压缩成本。比如造成环境污染却不治理，申请地方政府减税退税政策等等。而大企业的品牌、优质产品，则宁舍市场，不降价格，退出招投标中以压价为主的恶性竞争，表示对品质的坚守。

看似医药进入微利时代，降价产品往往成为医生们从不问津的"孤儿产品"。药品降价了，患者治病的费用降低了吗？

三

现在一个值得注意的倾向是，中标药品不但低价，而且大大低于成本价，甚至低于药品原材料价格。这令人匪夷所思。

"唯低价是取"政策的反向操作下，扭曲了市场中由供需决定的动态价格机制。人为扭曲药品定价，必定造成资源错配——药企要么放弃生产低价药，要么用不正当手段压低成本，流通配送企业不愿配送廉价药，药企资源向生产高价药、独家品种的药物集中是很自然的。药品集中招标采购失灵，实际也是"政府失灵"。

在这种错误价格信号的指引下，不仅没有很好地解决群众反应强烈的"看病贵"问题，反而造成药品价格畸高或畸低。低价药，以青霉素为例，同一品规的青霉素在某省以0.28元单价中标，而在另一省以0.27元中标。继而，华东某省政府在药品集中招标采购中，又进一步把价格压至0.26元。这使业内人士大为不解。本来，这与我国20世纪80年代初的价格一样。三十年前，青霉素主要原料玉米每斤0.1元左右，而现在玉米价格已经上涨到1元多钱，水费、电费、劳动力成本也大幅度上涨。据业内专家分析，当前青霉素的生产成本最低应该在 0.35 元左右。那么企业如何创造奇迹，把价格降至 0.26 元？

出现上述情况的不仅青霉素、头孢曲松钠等少数几种药品。

核算药品的生产成本，有时比较困难，比如有些药品要求无菌、恒温的生产环境，开不开空调就有差异，但在质量上恐怕查不出来，除非突击检查时发现车间里的工人汗流浃背地操作。中成药药材成本的投放，大约是可以计算出来的。安徽药品"双信封"招标、最低价中标的模式推行后，有关单位对中标的 107 种中成药进行测算，认为 57% 的中标价不够中药材的成本。比如复方丹参片，其中三七粉约 70%，近年来云南三七价格大幅度上涨，两三元钱根本生产不出一瓶合格的复方丹参片。

这是浙江县级医院的复方丹参片（60 片）中标价：

上海雷允上制药：5.53 元。（缺货）

杭州胡庆余堂制药：5.06 元。（缺货）

浙江基层医疗机构唯一中标的复方丹参片（0.3 克 ×54 片），中标价为 1.4 元，由哈尔滨华雨制药生产，中标后一直无货。

同时，我了解到，北京同仁堂生产复方丹参片（60 片）定价 6.5 元，也经常缺货。云南白药集团生产的复方丹参片（120 片）定价 14.1 元，药店有售。

智商最低的人也会明白，这些超低价中标的药品，往往无货——企业不会长期做赔本的买卖。如果还在销售的话，只存在三种可能：一是偷工减料，在投料、生产流程上做手脚，生产假药、劣药；二是恶意竞争导致。用其他产品的盈利，贴补基药生产的亏损，以取得某一地区药品销售的垄断权。三是中标后要求提价，或削减产量直至停产。

此类两难的问题，国际上也不乏先例。美国众议院监督委员会 2011 年的一份研究报告认为，食品药品监督管理局实行医保价格管制会造成药物短缺。[①]但美国出现药品短缺的情况略有不同，是因为实施了《医疗保险现代化法案》，医保每半年一次确定药品价格，并以平均价+6%来报销患者的药费。由于大量的专利药到期，药价下降得很厉害，几近无利，而食品药品监督管理局加强行政监管，接连发出了上千封警告信，要求制药公司继续按质量标准生产。"过度行政干扰"也直接影响了企业生产，于是导致几十种临床上广泛应用的仿制药，尤其是某些重要的注射用抗癌化疗药物的短缺。问题很快有了结果，奥巴马总统发出行政命令，要求短缺药品预警，以及加快食品药品监督管理局的审批，并通过相关法案，政府食品药品监督管理局也作出回应，称防止药物短缺是首要任务。同时，国会还注意到，应当取消仿制药价格半年才能变动的限制政策，让其在市场上自由浮动，最终达到平衡。

可我们的应对措施呢？大量（数十至数百种）低价基本药物多年来不断消失，对于贫困的就医群体来说，都不是件小事，不应该受到漠视。

四

无疑，违反经济规律、违反药品生产规律是要受到惩罚的，不幸的是，这种惩罚并没有落到行为者头上，而是由全社会和广大患者代为受过。

在调查中我还发现另外一种情况，这一点我在《大国医改》一书中已有所揭露。即省招标办有人做了手脚，篡改药企的投标价。药品中标却生产不出来，高兴不起来——另外一家价格更高的同品种药高高挂在上面，众所周知，医院当然采购和使用价格高的药品，低价药品销售量为零。企业愤懑不已，却隐忍着不好发作。人家称数据的改动是计算出了问题，若检举，今后企业还要不要投标，除非彻底退出制药行业。

---

① 《食品药品监督管理局+医保价格管制=药物短缺》，载《医药经济报》，2012年6月20日。

超低价中标给我国药业和医疗卫生行业带来的负面影响至深且巨。药品不是食品，不是安慰剂，假药、劣药直接危害民众的健康，影响疾病的防治，实在不容忽视。这方面血的教训还少吗？

许多反常的"欲望"是被牵引出来的。说到底，是政策的偏差和引导的结果。市场的竞争、效率、公平原则和交易合约等等，完全不起作用。

一是以价格为唯一指标，认为药价越低越好。二是把降低药品中标价与政绩挂钩，与医改成效挂钩。不问药品价格质量，药价降低，职务提升。因此，各地在药品集中招标采购中互相攀比，结果大量超低价药品涉险中标。

在金融危机波及中国之际，我国不少产业受到影响。突出表现是，市场萎缩，从原料到工业产品一路下跌。记得当时，大家十分关心工业品出厂价格。工业品出厂价格上升标志产业复苏，经济走出低谷，人们就会感到振奋。似乎只有制药业除外，药品出厂价格越低越好，这种思维逻辑有悖于经济规律。

目前，在城市大医院中，多数低价基药成了严重紧缺的药品，这种现象已有时日，并非新医改开始后才有的现象。取而代之的是进口药、单独定价的原研药，或者是价格较高的同类药旺销。外国品牌的药品已经占总销量的一半以上，这种现象至今未有改观，只是现在这种廉价常用药的短缺扩展到了基层医疗机构。

低价基药规定为基层医疗机构使用——这本身不太合理——规定镇卫生院、村卫生室用中标的低价基药，这对解决医疗卫生公平问题其实并无任何好处。其实，我国也有很多知名药企生产基药和仿制药，但它们的产品多数因价格原因无法中标。比如说，为什么要把患者分成三六九等，农村的老百姓非要吃蜀中制药生产的劣质复方丹参片，而不使用雷允上、胡庆余堂和北京同仁堂生产的同类药？3元和6元之差，即使对普通的百姓来说，也不存在买不起的问题，况且新农合还能报销一部分。

央视记者问我，中标低价有效基本药物的药厂停产，招标办能不能采取措施，比如列出停产厂家的"黑名单"？我说恐怕不行。政府药品招标办与企业达成的只是某种药的区域准入和价格准入，如果没有生成真正意义上的采购合同，就不可以对人家施行违约惩处。

招标中说是"量价挂钩"，许诺中标企业在本省的销量是3000万，而实际可能不到30万，甚至是零。因为这3000万是按照上年的销量测算的。医院医生不用青霉素了，今年普遍改用头孢，你有办法制约么？招标部门承诺药品到货两个月后付清款项，而实际全国医院平均付款时间6至8个月，哪家医院执行了这项规定？总而言之，行政的招标办根本包揽不了医疗机构药品具体采购付款方式，更谈不上指导如何用药。要求企业履行"协议"，而政府的招标办自己却做不到。政府部门驾驭市场或者说打击市场——特别是药品销售这样乱流涌动、风险四伏的市场，而不是找出规律，加强监管引导，可谓志存高远，可惜只是逆潮流而上，难有取胜的机会。

五

有位朋友曾经问国际卫生组织的一名官员，中国药品价格低，为什么国际卫生组织不在中国采购药品？这位官员坦率地说，价格太低，质量没保证。换句话说，连非洲的难民都不用。中国老百姓的放心药、有效药又在哪里？

通向变革的道路不可能只靠理念和逻辑，而要依靠对事实存在的洞察和对经验的共鸣。以认真严肃的案例分析为基础，上升到理论和政策研究高度。

目前，我国药品的定价权，实际上正由政府物价部门、生产流通环节转向医院，转向消费终端。在此种情况下，以省为单位的药品集中招标采购，形成了价格上的垄断，超出了政府行政在市场上的边界。药品超低价中标出现的药价虚低，又一次给人们敲响了警钟。

13 谈药品采购的"二次议价"

一

首先说说什么是药品采购"二次议价"。

我国的生产流通行业是市场化程度很高的，企业间的竞争十分激烈。然而由于医院没有分类改革，专科住院手术治疗，与属初级医疗服务的门诊，医院都有自设药房，医药不分，因此我国药品销售终端，其实是公立医院的药房，占了药品市场的85%。公立医院行政化程度高，并兼有药品销售的垄断性，完全按政府行政部门的指令办事。除了OTC药品，即无需处方的保健药，一般处方药若不能进医院，便很难"存活"。

有专家认为，正是在政府"三项政策"指令下，当下公立医院药品购销形成了一个巨大的"高定价、大回扣"体系，药价虚高、药物滥用、倒卖税票等腐败现象在整个行业泛滥。

这"三项政策"是什么呢？

一是我国药品由政府集中招标采购。2001年，按中央文件规定，二级以上公立医院最初由地方政府、医院委托第三方或自行招标采购药品。据说在地方政府或医院自行招标采购药品，发现了一些腐败问题，于是从2009年开始，药品招标采购权上收到省级集中采购。同年，规定政府办基层医疗机构基本药物也执行省级集中招标采购。

第二项政策是药品销售加价率管理。2006年提出公立医院药品零售价执行中标价顺加价不超过15%。2009年政府发文要求基层政府办医疗机构取消药品销售加成，实行零差率；2012年综合改革试点的县级医院也取消了药品销售加成，执行零差率销售。

第三项政策规定公立医院必须严格按各地药品招标的中标价采购，不得私自和药企进行"二次议价"，进行价格谈判。2010年，卫生部等七部委为此联合发出了文件。[①]

这三项看起来很好的政策，何以产生那么大的弊端？

其实，药品的流通，亦如水在河岸则波平，岸窄则流急。若处处设限修堤，后果是可以想见的。在"医药不分"的体制不变、医院兼卖药的前提下，所有决策规定设计的出发点很好，最后不可避免成了无情现实、无数乱象的"障眼法"。

首先，在招标采购的旗号下，省级政府行政部门直接干起药品"买空卖空"的勾当——招标而不出钱采购，成了行政设置的市场准入门槛。在已有国家发改委最高药品零售限价的情况下，再次用权力干预市场价格，官定的"一口价"，说穿了无非是在设租寻租，其中难免把分散的小腐败变成了大腐败。深圳等地曝出的药品招标采购集体腐败案，也证实了这一点。

其次是药品加价政策，本来这个政策需要保持相对稳定。政府今天要求加价15%销售，明天要求实行零差率。"朝四暮三"和"朝三暮四"的做法，根本就是违背市场规律的。药品批零该加价多少，这与市场供需和回款状况有关，3个月回款和现在医院平均8个月给药企回款不影响药品定价？另外，难道药品的配送、批发和零售无需成本？基层低价大输液的配送与进口高价药品配送成本会是一样的吗？这些流通环节和人员开支生产的费用，难道不该进入药价，而要全部由政府来支付吗？

[①] 2010年卫生部等七部委联合制定的《医疗机构药品集中采购工作规范》（卫规财发【2010】64号）第36条规定："医疗机构按照合同购销药品，不得进行二次议价。严格对药品采购发票进行审核，防止标外采购、违价采购或从非规定渠道采购药品。"

宣传和自我表扬，久而久之成了习惯性用语，但它并无认识真理、分辨真伪的功能。撇开那些华丽的说辞看一看，当前"三项政策"下的各类药品平均利益分配模式[①]，如果药价为百分之百，那么——

制造商成本利润约占药价 20%（含税）；

分销与配送费用约占 8%（含税）；

医院合法加成占 15%；

现金支付给医生的处方费占 35%；

用于政府公关、医院公关和洗票洗钱费用约占 18%；

医药代表或大承包商净收入占 4%。

这种药价构成的分析，深具实践的底气，几近透明的本相，使虚高药价看上去更像是"皇帝的新衣"，我征询了好多业内人士，反复确认了各方利益的分割比例，大致是准确的。

这就回答了政府药品降价为什么"口惠而实不至"。为什么 20% 的高价药占市场销售总额 80% 以上；而 80% 的低价药品——多数没有回扣——销售额只有 20%。

二

现在省级药品集中招标采购后，要不要放开医院药品采购自主权？是否允许医院实际采购时进行药品"二次议价"？

争论激烈，褒贬不一。支持者和反对者的理由看上去都非常充分。特别是反对二次议价的人，心气平和一点的说，认为医院二次议价"与现有的以省为单位的药品集中招标采购机制，存在重复谈判的问题"。有些则激进地认为"二次议价"是对"行之有效"的招标采购政策的否定，二次议价不仅是国家明确规定不允许的，"其本质还在于否定了合法招投标的结果"。

[①] 秦脉医药咨询公司的一份调查，得到多家医药行业协会、大型医药流通企业的研究证实。

先说事实。当下，医改春风荡漾，药品招标采购的政策也在不断地调整。2000年与2009年的政策就不同，"美好的初衷到今天已经变了样"[①]。——言者凿凿，政府药品集中采购机制"行之有效"。事实果真如此吗？

政府招投标代替市场确定价格，最容易出现哪两种情况呢？药价虚高与虚低并存。后者迫使不少低价普药从市场消失，也不会产生医院采购时"二次议价"的问题了，故先不说。政府招标产生药价"虚高"，如前几年被媒体曝出的广东齐二药事件中的"亮菌甲素"、湖南的"高价芦荟片"事件，等等。

在政府控制药价"招标定价"、"加价率管制"、医院不许"二次议价"三项政策措施的管制下，药企公开合法的价格竞争消失了，市场定价机制失灵了，代之以药品"高定价、大回扣"的"潜规则"竞争模式。以给医生现金回扣作为主要竞争手段，谁的药品定价高、空间大、给医生回扣多，谁的药品就卖得好，否则就会被淘汰。药品销售企业品种代理必须雇佣大批医药代表，威逼利诱甚至"绑架"医生，导致公立医院医生拿药品回扣成为普遍现象，不拿药品（医疗器械、试剂等）回扣的医生成为另类，受到医药代表、同行的打击污蔑，难以生存。四川绵阳的"走廊医生"兰越峰可能就是其中之一。

2011年央视报道一种叫克林霉素磷酸酯注射液的药品，出厂价为0.6元一支，北京市的招标价即医院的采购价为11元一支，加价15%后的零售价为12.65元一支。而山东一家私人诊所的采购价仅为0.64元一支，虽然加价超过2倍，但卖给病人的零售价也仅为2元多。

广东高州人民医院的改革，也证明了这一点。在钟焕清院长的主持下，该院冲破了行政体制的束缚，通过两家医药公司自主采购药品，与厂家直接进行价格谈判，实际上是"二次议价"，医院以不高于省级政府招标采购价卖出，获得大量资金。而医生收入也不再与处方挂

[①] 饶远立：《是否放开"二次议价"待考》，载《医药经济报》，2013年3月26日。

钩，全部由院方支付，大抵是当地公务员薪资的几倍。在没有政府财政投入的情况下，医院的固定资产由2亿元增加到8亿多元，而患者治疗收费却下降了一半，大大低于广东的三甲医院，成了有名的平价医院，甚至连东南亚国家的患者也慕名前来。但钟焕清院长这种做法却竟然被认为与"主流不合"，也从另一方面暴露政府药品集中招标存在的问题，暴露出许多公立医院名为公益性实则牟取暴利的实质。钟焕清院长的做法不为现行体制所容忍，他去职以后，高州人民医院回归了"主流"，实际回归药品销售的"浊流"，其高州模式也如昙花一现——医院放弃了药品采购的自主权，以中标价进，再加价15%售出。看起来堂堂正正，可在"三项政策"华丽的外衣下，药品回扣等不正之风再度盛行，重回集体失忆的阴暗恶性状态。

于是，那些消失已久的画面再度出现在央视节目上：医生上班，走进医院大楼前在停车场上打电话，几个形迹可疑的人匆匆赶来，钻进汽车，给医生送钱。医生走进大楼，披上了白大褂⋯⋯经央视曝光后，新任的院长和部分人员因受贿而被查处。但这种查处对于这片适合滋生公立医院腐败的土壤来说，只不过是"野火烧不尽，春风吹又生"罢了。

一旦有过信仰的体验，对于改革的期待，相信什么，不相信什么，就变得非常简单，它不再是神秘和神圣的一部分。我深刻地体会到，没有体制的保障，在利益集团和权力合力面前，任何自由创新和富有生命的文化，都可能会在顷刻之间崩溃。

撇开改革的理念，既得利益者就有了操纵政策的空间，行业的风向、气质就发生了变化。这种情况相当普遍，省级政府通过集中设置行政准入门槛后，药价普遍出现了"虚高"和"虚低"的两种状况。价格"虚高"者，商业贿赂、回扣等不正之风泛滥，"虚低"者假药、劣药充斥，或者最终从市场上干脆消失。同一政策和机制，居然让药价出现了两种极端，实在是件很有意思的事情，应该是药品集中招标采购的机制性"贡献"。

还有人不顾事实地赞美，说政府药品集中招标采购"在超过十年的制度设计和运行中，药品从招标到进入医院的制度环环相扣，不断细化和完善"，如果在长达十多年的细化和完善之后，尚且漏洞百出，我们有理由从根本上怀疑其设计先天不足。

为什么医院提出"二次议价"？

因为经省级集中招标后，仍有大量药品价格虚高。医院药品采购由过去的低进高出，变成了高进高出，返利回扣等进一步向处方医生集中，诱导医生多开药、开贵药，加剧了大处方和药物滥用。业内人士披露，现在给医生的现金处方费也从过去的15%推高到平均35%左右。

医院希望在具体采购时，与生产商或供应商就药品的价格问题进行再一次谈判。其目标是在已有价格的基础上，再次降低价格，变暗扣为明扣，以让利医院的形式实现对医疗机构的补偿。有专家认为，这实际上会压缩医生"处方费"的空间，减少大处方和药物滥用。

三

医药体制上的一切研究，迟早要面对公众和决策者，会转化为某种舆论和政策诉求。换句话说，药价和药费才是检验政策机制是否可行的标准。如此思索追寻，医药流通和现代医院制度改革的目标就会出现在我们的视野。

一般来说，医院是药品使用的主体或销售终端。

世界各国由于支付方式、采购药品的品种数量不同，医院委托第三方或医疗机构联合招标采购药品以及"二次议价"都是通行的做法。这种做法也体现了现代医院独立法人在药品采购上的自主权。从长远和根本上看，也是建立医院法人治理的现代医院制度的一个方向，应当予以肯定。倘若一家企业连购买原材料的权利都没有，那自主经营、厂长负责制、现代企业肯定谈不上。

但目前中国的情况有些不同。"二次议价"实际上是"三次议价",似乎有议价频次太高之嫌。

第一次议价是国家物价部门（发改委）制定的处方药"最高零售限价"；第二次议价是省级卫生部门主持的药品集中招标的"中标价"。省级集中招标药品只确定中标药品的价格与品规,而不具体采购,当然也不付款。因而也是地方政府对药品再设一个区域准入门槛和价格门槛：明确某厂生产的某种药品是否具有进入本省市区市场的资质,明确进入区域市场的价格,即该省公立医院、基层医疗机构可采购某企业生产的何种药品以及价格。同类品规的药物一般有二三家,然后交由买方选择采购。

这种利用政府对医疗服务资源的垄断,用行政审批权来设置区域市场准入的门槛,根本上是不合法的。应该说,凡是有国家药监局正式批准文号,获准生产销售的药品,都可以在市场上销售,让购买者自由选择。而且,世界上几乎所有国家都是如此。

那么,在政府集中招标体制下,事实上是否存在"二次议价"呢？

不幸的是,"二次议价"实际上是普遍存在的,只不过表现为药品销售中的"潜规则"。好笑的是,连从业于洋品牌跨国药企的代表,也干起了这种勾当。当然,他们自然也更有利,单独定价,在招标中无人竞争使他们的药品价格昂贵。

医院自身没有议价权,通常做法是选择其中价格高者,以便使药商多给医院一些返利空间。价格高的药品容易给院方"返利",这便是"暗扣"。

如果一个国家的医生通过精湛和尽心尽力的医疗服务不能获得足够体面的收入,而只需动动处方便可暗中牟利,谁还会在医疗技术、医学业务上钻研、精益求精呢？在当下中国医药如此这般的环境之中,还有使生存和职业获得意义的途径么？

一项调查表明：2012年医院终端心脑血管中成药销售额前9位的药品,和2012年医院终端呼吸系统中成药销售排名前10位的药品,基本上都是独家药企生产的中药注射液。尽管国家食品药品监督管理局多次公示中药注射液导致严重的不良反应，为什么销量还会如此之大呢？因为独家生产就意味着高定价，风险虽大，但定有高回扣的空间。

比如同一规格品种的药品，分别定价10元、20元和50元，其实各企业成本应该差不多。显而易见，50元定价很容易给医院医生每盒25元返利回扣。而定价10元的话，即使拿出50%作为回扣，也只有5元。这也是为什么医院里同一品规高价药好销的原因。据了解，每年各地药品招标后，即使中标的药品，也有近1/3销售量为零。

有人担心，"一旦让医院再次掌握自己制定（药品采购）标准的权力，不能保证寻租行为不会发生"[1]。——显然这是杞人忧天。现在能保证政府药品集中招标没有权力寻租吗？医院的"权力"毕竟不大，一年一次或两次，省药品招标办则是权力无限呢。至于说"在超过十年的制度设计和运行中，药品从招标到进入的制度是环环相扣、不断细化和完善的，而二次议价则有可能改变这种状态"，作者为某大型药企的政府事务经理，怎么会认识不到目前的政府直接参与药品招标市场活动，是对2001年中央正确政策的否定呢？

解决权力要靠制度和监管，卫生行政部门参与药品市场经营活动，最可能是无本而万利的。

有评论认为，"二次议价省下来的钱没有返利给患者，而是作为医院的利润留成，对于患者而言等于没有降价，没有任何好处，这种议价对于老百姓没有任何好处"，所以没有放开二次议价的必要。

此言差矣。社会如同染缸，这种从官僚体制中走出来的人，看似注重财富的分配，既不懂现代医院制度也不懂市场，其似是而非的观点相当有害。

---

[1] 陈建伟：《二次议价慎行》，载《医药经济报》，2013年5月6日。

四

确实，"二次议价"一定程度上只是把给医院的"暗扣"变成了"明扣"。即使在国际上，一般省下来的钱也不可能返利给患者，而是作为医院的留成，对药价高低没有直接影响。

但是，"暗扣"好还是"明扣"好？在阳光下交易好，还是在桌子下面交易好？这是不言而喻的。中国医药企业管理协会会长于明德说得更加直截了当：如果买方议价，不管一次、两次还是三次，都是合理的；而政府部门作为主体直接参与市场议价，一次也不合理。

阳光下交易更容易监管。而且更重要的，医院自主或联合采购药品、自主聘用医务人员等，都是建立法人治理的现代医院制度和药品市场正常秩序不可缺少的。

现在全国公立医院药品的还款周期平均为8个月，而按招标采购的要求规定是两个月，哪家医院完全执行这项规定？省级药品集中招标机构管过长期拖欠药品货款的问题吗？多数医院并不缺钱，至少患者买药都是先付钱，先刷医保卡的。如果有家医院一个月结清药款，为什么药价不能再降低5%？这降下来的钱为什么不能归医院？现在药企的流动资金普遍紧张，医院占压着大量药款，却没有还款的积极性。

问题不是出在要不要放开"二次议价"上，而是在药品价格上政府管了一道又一道。政府最高零售限价和所谓省级政府集中招标给药品设了两道价格门槛，这种"双重门"、"双保险"是世界上绝无仅有的，可药价还降不下来，这就怪了。

从十一届全国人大和政协会议到十二届全国人大和政协会议，年复一年，医药界全国人大代表、政协委员，换了一批又一批，可几年来不断联名对药品体制改革议案提案发出同一种呼声。

2009年"两会"，提出"医疗机构生病、医药企业吃药的问题根源"，"落实医保部门为药品招标采购的真正主体地位"。

2010年"两会",提出"对医疗机构的货款结算必须有效监督","落实医保部门作为药品招标采购的真正主体地位"。

2011年"两会",提出"加快推进医药分开,新建社区医疗机构不再设药房,充分发挥社会药店作用,节省社会资源","改革现有的药品价格管理政策,完善药品的最高零售价管理,取消药品加价率管制,充分发挥市场竞争机制作用,形成医疗机构及医生主动降低药品采购价格的激励,取消药品回扣泛滥的制度基础"。

2012年"两会",提出"慎重推广药品招标的'安徽模式'","取消药品加成率管制,给公立医院自主药品采购权"。

2013年"两会",提出《关于取消药品集中招标采购的建议》。

……

其他国家要么由政府制定最高限价(如欧盟一些国家),要么确定医保参考价(如日本、韩国),二者只取其一。其药品采购在此前提下,由医疗机构自主进行,或委托第三方采购。政府深度介入药品市场,只能出现严重腐败,概莫能外。英国经济学家凯恩斯在自由市场的前提下提出政府扩大权力,"干预市场、控制市场"和"全民福利(公益)"政策。而中国的改革是在高度计划经济的制度下开始发展,直到21世纪,"社会主义市场经济"也没有完全建立,很多人仍迷恋或习惯于旧思想和老做法,扩大政府干预力度的诉求,有意无意之中,深刻影响中国医改的路径和方向。政府人员在药品集中招标中是直接受益者,对任何减少行政审批和放权的建议都毫不犹豫地反对,这就不足为奇了。

五

有识之士认为,"二次议价"本应放开,如果政府依然强势控制零售药品定价和省级集中"招标定价","二次议价"就成了"三重门"。从这个层面上说,放开"二次议价"的意义并不太大,"慎行"

也应在考虑之列。

但是,"慎行"不是从此止步,实现突破是必要的。

钟焕清任院长时,广东省高州市人民医院就是这么做的,药品的自主采购与定价权,不但没有使前来高州市人民医院就医的患者药费上扬,而且通过市场竞争,切实斩断了药品购销中的腐败链条,减轻了患者的经济负担。

我只在一个医药讨论会上见过钟院长一次,好像高州市人民医院在药品采购中自主定价,已经招致行政部门的不满。社科院的朱恒鹏研究员在评论高州市人民医院钟焕清院长调离后,出现的医生收受药品回扣等倒退现象时说"可惜改革未能再进一步"。确实,倘若改革再进一步,建立起独立于行政体制外的法人治理的现代医院制度,改革就不可逆转,复旧也不可能了。

通过媒体的曝光,有关部门查处了"高州医院吃回扣的责任人"。[①] 据国家卫生计生委通报,2010年1月至2012年12月,广东省高州市人民医院39名医务人员收受药品回扣282.8万元,人均7万多元。"部分管理干部还通过泄露统方信息收受好处费",俗称"统方费",医药代表是根据医生开药和药房售药情况给医生回扣的。据通报,原财务科主任兼主办会计陈某和两名药企负责人已被移送司法机关追究法律责任;高州市卫生局局长、党组书记龚某受到党内严重警告、行政记过处分;高州市人民医院院长、党委书记叶某被免去院长、党委书记职务。其他4名负领导责任的人员也受到相应的党纪、政纪处分;9名直接收受药品回扣的科室主任和涉案金额较大的医生,受到撤职、吊销执业证书、暂停执业活动等处罚。

摘录上述文字时,相当枯燥乏味,心绪也变得黯淡。

"痛饮从来别有肠"。各行各业都在防止商业交易明扣变暗扣的情形下,高州市人民医院黑暗的一幕重新开启,实在不能说是改革的

[①]《高州医院吃回扣责任人被查处》,载《新华每日电讯》,2013年7月24日。

前进，而是切切实实的倒退。毫无疑问，这些多数发生在钟焕清卸任高州市人民医院院长之后，"明扣"变为"暗扣"，"随风潜入夜"，但是，人们再也看不到"江船火独明"了。

从相信法治转向相信控制，从相信市场配置资源转向迷信政府的权威，失去了改革的理念，由明转暗，倒退是必然的。《中华人民共和国反不正当竞争法》对回扣进行划分，且明确规定"允许明扣，禁止暗扣"。"经营者不得采用财物或其他手段在账外暗中给予对方单位或个人回扣，否则以行贿、受贿论"。"经营者销售或购买商品，可以以明示方式给对方折扣，可以给中间人佣金。明扣和佣金是两个不同的概念。佣金是指经营者在市场交易中给予提供服务的具有合法经营资格的中间人的劳动报酬，我国法律对中间人的资格有严格要求，不具有经纪人资格的中间人不得收取佣金，否则将被视为非法收入。"[①]

无疑，这就是阳光下的"明扣"，或药品采购的"二次议价"，可以存在的法律依据。

六

从深化医改的角度看，从有利于建立现代医院制度的角度看，扩大医院的自主权，放开药品的"二次议价"和转变政府职能，切实减少政府对药品价格的多重干预，使药品市场摆脱对官场的依赖，主要通过市场和供需双方完成对药品价格的发现和调节，势在必行。而且，世界各国医院都是这么做的，没有什么不可行。

药价不会比粮价更重要。

经济短缺的时代，政府计划几亿人的口粮，城镇居民根据年龄、性别、职业、工种定量，发放粮票、油票，粮价不高，人们却普遍觉得吃不饱。农村改革表明，农民种粮的积极性不是靠计划和宣传鼓劲

---

① 见《中华人民共和国反不正当竞争法》，第八条第1款，第八条第2款。

调动起来的，市场靠的是政策，放开就活，竞争充分价格就会稳定，政府只管最低粮食收购价、储备粮之类就可以了。药品同样如此，买不到药曾是普遍的现象。

缺药少药的时代毕竟已经过去。

在药品市场上政府监管粗疏放任，对以医卖药乱象不作为，并对价格过度干预，几种力量的扭曲，搅起一江浑水。

人们有理由期待，建立良好的市场化机制，改革公立医院制度，放开对社会办医、私立诊所的限制，最终实现医药分业，让医院和医生通过提高医疗服务获得回报。

逢苦不忧，处变不惊，希望总会有的。

14　比争论有无"全民免费医疗"更重要

一

有专家引用国外一份材料,来说明中国是世界上仅有的二十多个没有实行免费看病的国家之一。

一家中央大报发表驻各国记者的调查,认为这并非事实。该报反驳说,世界上除了古巴等极少数国家外,并没有完全免费治病的国家,包括实行全民医保的发达国家。

为什么这几年总是出现医疗免费不免费的争论?

现在社会人口的主体发生了很大变化。80后、90后占了相当比例,农民工、城市白领成了最活跃的人群。他们很多生活在国有企业和政府体制外,压力很大。但他们视野开阔,或出国留学,或辗转沿海乡村,或上网聊天、旅游,对各国居民的生活环境和生存景观不再陌生。

中国医改虽然具有独特性,但其成效的参照系应该相近——周边地区和国家的医院、医疗制度怎样?药价如何?发达国家的医疗健保体制如何?人们也大致了解。"贺普丁在中国的出厂价是 142 元,而在韩国只有 18 元,在加拿大不到 26 元,在英国不到 30 元",[①]这远非孤例,也不是今天才有。否则为什么有成群的患者自己出境,或请人从香港购买药品呢?

---

① 《起底葛兰素史克天价药黑幕:行贿占药价3成》,载《南方都市报》,2014年5月15日。

因为这个参照系的观照，而不仅仅是现在人们生活好了对医疗服务有更高的要求，自然也对中国的医改有更高的期望。现实中，如"农民无钱自锯病腿"、"天价医药费用"等新闻，都不是意外的社会事件，读来每每唤起内心的同感，让人感到痛楚和纠结、麻木与绝望。

那天下午我接到一个电话，有媒体想请我去参加一个讨论会，议题是如何看待免费治疗。

怀想着南方的雨，陌上的花，心想着"犹及清明可到家"，我谢绝了邀请。我对争论有无全民免费医疗已不再感兴趣。关于大千世界，陌路红尘，我们可获知的永远只是"部分说法"。

所谓"免费医疗"实际是指"非付费医疗"。患者在就医时可以不考虑当下口袋里有没有这笔钱。基本不用付费，或者只付很低的费用，使患者就医的门槛接近无障碍，这才是真正的"病有所医"。

当然，其医疗费用最终由医院与医保，或政府专为贫民设计的医疗救助机构结算，与患者的救治无关。用一句文学的语言，那即是"生命的残酷和温暖"了。

细想一下，那位专家引用的材料大抵是世界卫生组织的一份报告，显而易见用词不准确，而且片面地把中国划归到世界上"极少数"国家，这显然不妥，有损中国在世界的光辉形象。

那大报的反驳也同样存在"剑走偏锋"、"以偏概全"。

争论很容易纠缠在如何界定"免费"，"完全"免费，或"不完全"免费上，诸如此类问题，其实阻碍了讨论向医疗公平的方向延伸。

随着对医疗卫生和世界健保体制认识逐渐加深，两套不同的话语体系相互纠缠。倘若刻意追求某个主题或倾向，便失去了达成共识的基础，还可能有失公正和对现实的真实把握。这就有些像用药："治疗的空间像一个狭窄的山脊：相关的药物用得太少，就不会有大的疗效；可是剂量太高了，就有中毒的危险。"[1]

---

[1] 恩斯特·博伊姆勒：《药物简史》，388页，桂林，广西师范大学出版社，2005。

二

其实，"免费"确有难以定义的属性。

中国政治传统、文化传统影响至深且巨。"免费"可能被误认为不要钱，一些人士也乐意这么解释，然后断然否定其合理性，说是会造成资源和药品的极大浪费等等。其实，对患者来说，"免费"与"非付费"看似相差无几，但实质上却有很大的区别。患者不付费，但总归有付费方：医保、政府或者社会机构。说到底，只要付费方对医院医疗服务过程严格监控，就不会造成太大问题。

比如英国实行的是全民医保。但患者去诊所开处方，要付医生7.5英镑的"处方费"，这肯定是个人支出，但拿着处方到药店取药时可以不付费，几乎所有处方药都是医保内的药物。有人说7.5英镑处方费很高，相当于近百元人民币，有人认为其实并不太贵，因为英国收入高，最低工资标准是每小时6.5英镑。如按中英两国的最低工资为推算标准，医生处方费实际相当于十几元钱。

再扩大讨论的范围。有人说美国看病更贵，发达国家到公立医院看病同样难。现在CCTV在播出一些时评或国际新闻时，播音员常常把美元、欧元、日元等外币折合成人民币讲解，一方面为了让观众听得明白，往往多数场合还是为了说明数额庞大，令人咋舌，而不是为了说明发达国家花销费用低。

自然，对于西方发达国家人均收入等，媒体亦很少报道，所以也不必折合成人民币计算，涉及生活费用上涨之类，多采用百分比。倘若讲发达国家人均收入，会提高中国普通百姓对收入的期望值，增加"这山"望"那山"之类不切实际的向往，产生攀比心理，得出一些令人不快的结论。

丰富多样的体制机制，既可分类，也有其共同点。打破封闭状态，开放并与世界交流，人们的胸襟已经开阔了。走出国门的人多了，资讯发达了，对中国和其他各国体制与生活的异同早有所了解。要看到，中国的经济总量已居世界第二位，人们衡量现代社会的医药卫生文明的标尺也比过去高了。

自然，中国总体上说还是一个发展中国家，地区发展、城乡差距很大。比如，中部地区一个贫困县的领导在介绍县情时就说，城里像欧洲，农村像非洲。这也是我们的实际情况。

人民币还不是可自由兑换流通的国际货币，城市公立医院的定位总体上也不在基层或基本医疗服务上。扩展争论没有太大意义。一切要从国情出发，从实际出发。

现在中国的问题不是是否免费，而是看病费用总体偏高。广大群众其实也不奢望享受完全免费医疗。免费或者基本免费的最初设想，说到底只是为了看不起病的特别困难的群体，在低水平上得到有效的救治。

根据我国发布的最新贫困线标准，即人均年收入2200多元，中国还有1.2亿贫困人口，这些贫困人口绝大多数生活在农村。我国新的贫困线标准，大抵相当于联合国在2000年发布的世界绝对贫困人口标准，即每天1美元——这个数字在2004年已被世界银行调整为人均每天1.4美元。

三

时过境迁，和风拂面。报道说现在中国已经实现了医保全覆盖，全民已经置身于医改的春天。

医保全覆盖由新农合、城市居民基本医保、职工医保、公费医疗等组成。保障水平高的医保，比如公务员的公费医疗，已接近免费医疗，城镇职工医保的水平也差强人意。

"提高报销比例"是否能缓解看病贵的问题？在公立医院改革没有取得实质性进展，医疗检查过度和大处方泛滥的情况下，恐怕还无法得到解决。如果200元医疗费用报销一半，自付100元；1000元医疗费用，即使报销 2/3，也需自付 300 多元。况且现在医保医疗和用药，与自费项目并存的情况下，医生的意见对患者做出选择起了主导或诱导作用，其经济指向不言自明。因此，几乎可以肯定，"看病贵"问题无法得到有效解决。

新农合的保障水平不高，有些地方只能报销部分住院治疗的费用，有些地方虽然允许报销一部分门诊费用，实际上只限于新农合个人缴费的部分，即一年 30 元至 60 元。对多数贫困人口来说，一次感冒可能意味着几个月缺吃少穿，更不用说大病和慢性病了。因病返贫的人每年都不在少数。

虽然有些地方新农合年筹资水平达到人均 240 元，2015 年政府补助可望达到人均 280 元。可现在全国人均年医疗卫生费用已达 1500 多元，按每年 20% 的增幅计算，即便新农合人均年筹资达到 300 多元，大家一眼就可以看出，新农合筹资水平要跑赢全社会医药费用的增长，几乎绝无可能。

习近平总书记说，小康不小康，还是要看老乡。

2013 年初冬，我随中国扶贫开发协会到山西雁北地区和河北的几个贫困县调查，先后到数十个村庄走访了很多农户。寒风凛冽，我的心情沉重。特别是左云、阳高、天镇等几个县的山区整体深度贫困超出了我的想象。乡镇小煤矿被关闭后，原先的小康村整体返贫，墙断屋裂，地斜房倾，老人仍居住在危房中。天镇山区的土窑洞雨季大量坍塌，灾民住在帐篷里。即使石家庄的行唐、灵寿县的贫困村，也仅仅解决了温饱问题。一些人家的院子里，玉米金黄，堆得老高，看似丰收景象，但进门以后，满眼穷陋贫寒。

一家一户地问，有些账是可以算出来的，一户农民种 10 亩地，玉米卖 1 元 1 斤，每亩产 1000 斤，一年毛收入一万多元，纯收入也只有 5000 来元。现在留守农村的多为五六十岁的老人，按一家两口人算，人均月收入只有二三百元。可能有人会说，山西北部山区只能种一季庄稼，河北能种两季。这几个县位于"路西"，属太行山前和浅山丘陵地带。地下水深达160米，农民算过，如果打深井种小麦，一年灌溉三次就得花250多元，得不偿失。所以多数丘陵地区只能种一季小麦。如果人有急病，救护车一来，岂止一头猪白养。

中国还是穷人多。山西、河北贫困农户反映最多的问题，便是治病，一有大病、重病，便全家返贫，陷于困顿。把锅碗瓢勺全卖了，也凑不出在城里住院的最低预付门槛——三五万元。说能报销多少，对他们来说没有太大的意义。

现在各地开始实施大病保险。大病保险主要委托商业医保来做，农民一般无需另外缴费，但这笔保费还是从新农合出。可以肯定的是，商业保险机构不会做亏本的买卖，保付平衡应当还有盈余。但这样一来，新农合的经常性医保水平，肯定会受到影响。

四

中国是一个发展中的人口大国，各地经济与社会发展水平不同，如果建成世界上最大的医疗卫生服务体系和医保体系，国家和地方财政全部包下来不太可能，也没有必要。

陕西神木县的免费医疗——免去的仅仅是住院治疗费用的一部分，近来在煤炭价格下行、民间集资链断后出现社会问题，本来这些都与免费医疗不相干，可也招致了一些人的非议。——我要说的是，对于建设和健全覆盖全民的医保体系，实在还有很长的路要走，也比设想的复杂，绝不能估计得太高。

雨余风歇，潮平岸阔。

"医学是一个非常特殊的市场"。"在所有西方国家中，政府提供的医疗服务都得到了发展，因为大多数人负担不起他们或政府认为合乎标准的医疗保健。虽然医疗费用可以通过商业或互助系统来分摊，但总会留下相当一部分人口，由国家的福利予以解决。"[1]与其坐而

---

[1] 罗伊·波特：《剑桥插图医学史》，340页，济南，山东画报出版社，2007。

空谈全民医疗是否免费，不如实实在在地进行改革，建立现代医院管理制度，实行医保预付费制，对医疗行为实行监管，增加政府财政投入和实现医药分业，解决以药补医或以医卖药问题，想方设法杜绝过度医疗及重复检查，纠正行业不正之风，切实把过高的医药费用降下来。同时，实现农村医保和民政医疗救助对接，给相当一部分贫困人口，特别是低保户、五保户和重点优抚对象，提供基本免费的医疗。

临渊羡鱼不如动手织网，把各种漏洞堵住，虚高的医疗费用和药价虚高自然就降下来了。

15　流通之惑：药品集中招标采购"三公"吗？

有些问题说过了本不想再谈，业内人士都清楚，比如2000年中央提出"政府药品集中招标采购"时，目的是促进市场有序竞争，降低药价，减轻患者负担。与此同时推出的改革还有"医药分开"。倘若以"医药分开"和"招标采购"为途径展开医药改革，前景肯定光明。

此项政策实行十多年来，经过多次调整，"医药分开"步履艰难，道行迟迟，是否心中有违却不得而知；而政府药品招标采购，几经修正，清歌楚调变越声，搞得风生水起，似阴似雨。

首先是招标主体的变化，从各地方和医院收至省级主管行政部门亲手操办；其次招标权与采购主体二者分离，省级政府只管招标，医院管采购，政府管药品定价与市场准入，医院目录勾标买药，演出了一场令人眼花缭乱的"二人转"或"二人抬"。

有的人反复称赞这是个好得不能再好的"制度设计"。

通过湖南"天价芦荟片"、葛兰素史克"天价药黑幕"之类事件的频频曝光，许多人都知道药品出厂价、政府的最高零售价、政府招标价和患者所付药价之间，竟然还有十几倍、甚至几十倍的差距，知道了政府部门中的少数人是如何通过手中的权力，通过药品定价、招标，把药价不动声色地抬到天上去的。"导致我国药品招标演变为世界上绝无仅有的对药品进入市场的'二次行政管制'，实质上是把药品进入医疗机构使用的买卖双方正常的市场行为，变成了政府部门的行政审批，而且制定了空前繁杂的非必要的资料提供和审查程序，无端浪费了企业大量人力物力财力，剥夺了医疗机构自主权，并带来了一系例腐败。"[1]

倘若说政府部门一味地抬高药价，也是不公正的，有时确实出于无奈，比如对外国药企生产的原研药和进口药"单独定价"——1992年签署的《中美贸易备忘录》妥协的产物。由于其特殊的背景，今天看来，本身就损害了中国的主权，而且这种做法，还扩大到所有外国或跨国药企。为什么专利期已过的药品，在中国还要受到专利保护，根据外方的报价享受单独定价？

经济学中，市场被比作"无形的手"。政府行政干预这支手，不可能不留下痕迹。

于是出现了两种极端，一是药价畸低，二是药价畸高。低的击穿了正常的生产成本，中标的药品要么质量得不到保证，要么根本就断供。价格虚高药品中，已经预留院方和医生大量回扣、返利、医生的处方费和政府招投标时的公关费用等。低价中标药医生不用、医院不进、药厂不产。而高价中标——其中不少是独家生产的药品和进口药、外资企业生产的原研药——畅通无阻。"对价格干扰最多、力量最大也容易导致腐败的是权力"，因而有人认为权力腐败是导致"看病贵"的又一因素。[2]

为什么对政府药品集中招标采购政策评价差距那么大？

确实，药品集中招标采购并非乏善可陈。招标采购本来是市场经济中惯用的方法。在一些发达国家也是常用的，要么由付费方（医保）和医院联合组织进行，要么委托第三方机构进行。但政府亲自组织举办，对处方药进行招标定价，定药品规格、品种、剂型及生产厂家，设置准入门槛，而不直接采购，那就完全不同了。这实际上是行政审

---

[1] 2014年3月，部分全国人大代表政协委员《关于取消政府统一的药品招标等制度的建议》。
[2] 贺昊：《不仅要惩治腐败，更要追求价格公平》，载《医药经济报》，2012年7月11日。

批权的滥用。

但有人对政府集中药品招标制度一直赞美不绝,而且越来越悦耳。有一份报纸载文说,"从当前的省级政府基本药物集中招标的总体情况看,招标过程公开、招标行为公正、药品价格公道、服务相对公平且有集中采购批量大、药品质量监管严格和付款迅速直接等优势,本来应该是对各级医疗机构百利而无一害的设计,但在执行过程中,还一直受到少数方面的质疑和议论。"①

"药品政府集中招标采购"真是太好了,不仅有"三公",还有"四公"。大概在政府部门利用行政权力,直接参与市场经济的诸多活动中,无如药品招标之利好。其他政府招标采购项目,都需政府投资、政府出钱,而且都是一次性的。

政府药品集中招标则不同,一是地方政府不必自己出钱,买药的是患者,付费的是医保。二是招标而不必具体采购,省级卫生部门也不必建大仓库去堆药品。对卫生行政部门来说,岂止百利,设置招标这个行政准入门槛,每个省一年一次或两次,循环往复,年年都进行,而对几千家药企来说,都要全力拼抢才能"花落吾家"。这简直是"可持续"的权力寻租,很可能是"无本而万利"。

但"一害"还是有的,药品招标机构官员因受贿而落马也不在少数。据笔者所知,不少省市的药品集中招标期间,附近的宾馆酒店都爆满,公关经理、医药代表云集,进进出出。毫无疑问,这其间产生的腐败,可以称得上"医改性腐败"——如果政府药品集中招标称得上改革的话。韦德曼在《双重悖论》一书中,把"腐败"简单定义为"不恰当地将公众权威用作私人所得利益"。经济学家一般认为,腐败的重大代价是阻碍经济的增长。显而易见,在医药和卫生领域,腐败的代价是阻止药价降低,进而阻碍真正的改革。

何伟还说:"更为令人不解的是,今年(2013年)全国'两会'期间,

---

① 何伟:《二次议价是"权力收租"》,载《医药经济报》,2013年5月17日。

包括医药行业在内的 40 多名代表、委员联名提出《关于取消药品集中招标采购的建议》。如果说医疗机构出于某种目的呼吁取消药品集中招标采购还可以理解，明明在集中招标中通过公平竞争获益的药品企业也发出这样的呼吁，就有些让人费解了。"这种说法本身就相当弱智，缺少基本的常识和判断。如果既能"公平竞争"，大家又从中"获益"，代表制药企业的人大代表、政协委员，还会年复一年地提出建议，要求取消政府药品招标采购吗？

其实，在招标中的竞争绝非公平——北大刘国恩教授就论证过，即使质量不合格的产品，只要在同类产品中价格最低，仍能顺利过关而中标。全国人民都知道，招标中充满了潜规则和诸多乱象，不知道是真不懂还是假装。这鲜花与喝彩，掩盖了"药品招标采购"设下的陷阱。

由此，我们明白了米尔顿·弗里德曼所说，"政府仍然干预市场，那么不论是出于保护消费者的动机实行价格管制或质量管制，还是保护消费者安全或保护环境等，都会出现同样的局面。只要有干预就会确立起某种权力地位。这种权力如何运用，用来实现何种意图，很少取决于最初支持干预的那些人，很少取决于他们的目的和目标，而主要取决于实际掌握这种权力的人，取决于掌权者的意图。"[1]这使我想起，有一次出差，见到某省医药公司的老总，他突然问我，你认识某某某（该省纪委书记）吗？我说，你卖药，找纪委书记干什么？他说，书记这几天生病住院，什么人都不见。他想跟我去见见书记。我什么话都不说。招标办的人知道我见过书记，可能睡不着觉了。

政府部门还是应该听听全国人大和政协中，来自医药卫生行业代表和委员的呼声。医药界的全国人大代表政协委员，已经连续几年在"两会"期间联名提出建议。要求政府取消药品集中招标几乎成了共识，即使自己所在的企业在各地药品集中招标没有"获益"。严重一点说，

---

[1] 米尔顿·弗里德曼：《自由选择》，197页，北京，机械工业出版社，2013。

药品集中招标不符合国家招标采购的相关法律，明显违法。

这决不是中国"最好的药品流通制度。"

招标过程乱象丛生，既不公平也不透明。许多地方的调查表明，在中标的药品中，"零采购"差不多占 1/3 以上，而销量好的只是价格相对高的药品而已。

"出郭江南望，暮天云北飞"。为什么一个人的愿望和实际存在会相差如此之大呢？有些确实值得我们重新思考了。

16 "两票制"能清理流通环节吗？

有研究者认为，药价是医疗体制问题的表象，但有人总想用计划手段违背经济规律解决表象问题。

对药品来说，流通各个环节的价格变化很大，是微观层次的问题。但对药价的构成来说，又似乎是件大事。这几年微观层次的措施频出，皆称改革，能否"积小胜为大胜"，需法眼观之，经实践检验。

《药品流通环节价格管理办法》[①]最重要的关键点是"两票制"，即药品从药厂卖到一级经销商必须开一次发票，经销商卖到医院再开一次发票，每种药品进入流通环节只能开两张发票，同时管制加价率。监管者可以根据开出的发票，对药品的流通进行检查。政策的出台完全凭一厢情愿，而不是从市场角度来研究相关行政决策是否可行。

还有，决策者也没有回答，药品出厂后为什么只能经过一个经销商，就必须直接进医院？为什么不允许区域批发、代理？用出厂价成本价格来推断药品定价关系，以此制定药品零售价格既不切合营销和经营逻辑，对于商业模式一刀切的要求和行政监管处理方式，也有违常识。

这就像最近央视报道星巴克咖啡暴利的记者，通过比较咖啡豆价

[①] 国家发改委物价部门制定的《药品流通环节价格暂行管理办法》2012年1月征求意见，同年7月1日正式执行。

格，认为星巴克在中国暴利达上百倍一样，多少有些站不住脚，难道服装的价格仅仅取决于布料的价格吗？

问题不在星巴克，不在于咖啡的价格，在于消费市场上大家有选择的自由。现在，药品市场上缺少这种自由是问题所在。医生以导购身份端上"咖啡"，不管你有没有支付能力、谁来买单，也不管你是否达到那种消费水平。

尽管管得最少的政府未必是最好的政府，但药品市场无节制的行政干预与价格管制造成效果不佳却是事实。

看起来的确很美。

有人设想，用这种行政管理的办法来整治药品流通环节的混乱，减少商业环节的费用，降低药价。一查发票，就能把流通环节的混乱整治好。

在一年一度的"两会"上，也有代表委员在极力推动实行"两票制"，他们认为，巨大的价差空间使部分流通企业通过不正当竞争手段与医院和医生形成利益链，助长医生乱开处方，从而推高患者用药价格。实行"两票制"，减少药品流通环节，既可以控制药品价格，又有利于淘汰大量不良的商业公司，净化流通环境。但提出这种建议的，多为非业内人士。

在南方召开的一个医药研讨会上，主办方提出让我重点分析一下"两票制"问题对药品的营销造成什么影响？

窗外就是蔚蓝色的大海，椰风云影，我的心情却不那么轻松淡定。

应该想想，省级政府药品招标限价，政府对医院药品销售加价率管制——15%或者零差率，不准医院购进药品时自行"二次议价"，政府药品价格管制的刚性足够大，为什么管不住市场，出现"高定价、大回扣"现象？其实要害在于"医药不分"和"以药补医"。

好了，就此我们可以分析为什么药品的流通环节多了，其基本目的是为了在众多的流通环节中通过买卖税票等不法手段，倒出足够多的现金（一般要在药价的35%以上），用来贿赂政府官员，给医院回扣，给医生现金"处方费"。

比如前些年轰动全国的齐二药生产的劣药"亮菌甲素"在广东致13人死亡、多人重伤事件。此药原是20世纪50年代的老药,价格低廉,医院医生早已弃之不用。经改剂型规格、包装提价后新装上市,"恢复生机"。一路经政府集中药品招标采购、几家流通公司倒手,最后进医院,出厂价为5元一支的亮菌甲素注射液（5毫克）,销售时已经成为46.1元一支。据说,其中有倒手的两医药公司,还是同一个老板,或同一个老板在几家公司里都有股份。药品放在仓库里没动,发票来回了好几趟。可能常人看来纯属多余,左手右手的倒,不是还要多纳税么？但在这些假动作掩饰下,实际上还是为了提出现金！

齐二药劣药亮菌甲素事件发生在2006年4月。花开花落,8年过去了,药品流通领域、公立医院药品销售领域出台政策无数,有什么根本性的变化吗？没有。

我深知,说出这些"秘密"、"世相",已经令一些人相当不悦。这有些像文物市场或电视中的收藏节目,人家请你来,就得说是"老的",即使是赝品,不能吐一个"假"字,不说康熙、乾隆,至少也得说晚清、民国。就像众目睽睽之下,赞美"皇帝的新衣"质地很好,华丽时尚,绝不说穿上去成了裸体。这就是"行规"。

再比如,有关方面提出,要把中国"从互联网大国建成一个互联网强国",看似无比正确,"从某某大国到某某强国"几乎成了固定的句式。因我几年前研究过互联网的安全问题,并在专业会议上作过报告,深知当下中国公众使用的互联网,实际上是美国因特网的国际网,这是一个主根控制的网络,而我们只在一根"树枝"上,控制权在美国。从某种意义上来说,要把中国"建成互联网强国"口号就不太科学,本应实事求是,讨论网络的安全问题就可以了。这就像一个和尚,提出要设计最美的发型,本来很可笑,你一旦说出真话,便被认为"不合适"。最好是,梧桐夜雨秋萧瑟,共言醉饮终此宵。说真话不合适,说假话、奉承话呢？虽然一时受用,但最大的可能是危害更大。说远了。

所以说，流通环节多，药品流通领域混乱其实仍然是表象。治标能治本么？对此我深表怀疑。

大约制定"两票制"办法的人，是在办公室里想出这等妙计的。其实，他们对医药流通行业繁杂、混乱的本质缺乏深刻的了解。看似流通的问题，原因却出在销售终端，在医院和医生身上，即"风起于青萍之末"。

好在听讲课的都是业内人士，实践经验丰富。用不着过多解释。

一般在市场上，买卖双方讨价还价，都是买方为了压低商品进价。如果这时有人站出来一呼："谁的价格高，我买谁的！"我想摊贩们准会讶异，一拥而上，团团围住此人。而那人又是一副官商气派，不在乎价格多高，只要回扣、要返利，而且要的多数还是现金，这些都是灰色的交易费用。

这种逆市场而动的反常表现为谁的药品定价高，返点高，给的现金多，就买谁的商品。要在"两票"之间抬高药价，倒出行贿的费用还不被看出，可能有一些难度。但如果把相关的利益链延长，延到原料药的采购、生产等，要抬高药价不是什么难题，要高价药还不好办？葛兰素史克不是把销往中国药品的营利都留在境外的各制造环节了吗？如果能用其他方法倒出现金，别说"两票制"，一票制、直销又有何妨！

"在自由市场的进程中，供求创造了价格，而价格作为一种信息，可以让人们评估不同商品和服务的稀缺程度，更好地协调人们的生产和消费计划。"[1]中国制药业的生产能力总体过剩，竞争激烈。药品市场是买方主导的，需求决定价格，但灰色的"交易成本"畸高，大家都看得明白。中国药品真正的消费者，往往被医院这个销售终端所"绑定"，这正是问题的症结所在。

---

[1] 保罗·海恩等：《经济学的思维方式》，28页，北京，世界图书出版公司，2012。

在现代经济体制中，制造业与商业、流通业均是分业的。药品出厂价实际是明的。让生产企业全面负责营销，建立政府公关和商业营销队伍，实在不是现代企业而是产销一体的传统工业。

生产企业基本上不关心市场与营销。倘若药品实行底价代理，商业企业是由代理商进行管理的，有大客户、大区药品代理，还有到地市县的代理和供应商。

中国药品的流通环节多是出了名的，多年未有太大变化。层层加价，其根本目的是为了推高价格，倒出现金，包括买卖税票等不法行为。不同于一些医药代表和药虫子，一有风吹草动可以溜之大吉，生产企业很怕惹上"不法行为"。

现在，要高价药、要返利回扣、进院费、统方费、处方费的外部条件并没有太大的变化，要通过行政手段出台一两个文件，从根本上"净化流通环境"，很可能会落空。

我曾问过一位药企老总对实行"两票制"的看法，流通环节会不会减少？药品出厂价会不会提高？他的回答基本是否定的，说早有人想出了如何应对的办法。生产企业对出厂药品"高开票"，改"底价代理"为"佣金代理"制，可能这些都将成为趋势。当然"高开票"会带来一系列连锁变化，如税收增加，解决代理商的佣金、返利途径等等。

其实，这种变化对流通秩序来说不是更好，而是很有可能更糟。

有人说了一个"明修栈道，暗度陈仓"的办法，生产企业大幅度提高药品出厂价格，再由流通企业按规定要求销往医院。厂家给商业企业返利或提高佣金。办法很多，如通过高价从流通企业买进原料、辅料的方式。流通企业再委托各地代理商或医药代表公关，把"返利"、"回扣"等等落实到医院，落实到一个个"人头"上。

我问，国家有关部门对药品出厂价和成本进行调查，是否影响"高开票"？他回答说不会影响。不同的药品种类甚至批次，成本是动态的、不断变化的。水、电、原材料、人工成本、贷款利率的变化，工艺流程的优化，环保投入的增加，靠几个外行的官员能调查清楚？

有经济学家说，市场上有数亿消费者，个人收入和品位千差万别；市场上有数千万企业，每一家的资金、技术、产品各不相同，若想驾驭市场，一要掌握每个消费者和每个企业的信息，二要有控制每个消费者和每个企业的手段。再强大的政府也不敢声称拥有这样的能力，此事非人力所能及。①我觉得对于药品产销市场也是如此，逆向操作，很可能"道高一尺，魔高一丈"。

2012年夏天，政府有关部门制定的《药品流通环节价格管理暂行办法》终于出台了。业内人士对可能造成的负面影响早就分析得一清二楚了。林玲认为，这"会导致企业千方百计提高新产品出厂或进口价格，造成更大幅度的虚高；对老产品则缺乏合理动作费用支撑和利润支撑。新政策对高价销售企业出厂价与流通环节价格中的营销费重复设计和制定，会造成药价进一步合理虚高。""进口药、受单独定价和政府采购价格保护的合资药、大企业品牌药、有'活动'能力的高价药将成为新的价格合理虚高集中区域，而对真正拉低药品价格的国内中小企业则缺乏合理保障和公平竞争的同等权利。药价受限后，医疗器械、耗材等其他环节会成为新的医疗费用虚高环节，政策不受限就是最好的金字招牌；自费病人也将成为医疗费用大幅上涨后新的'唐僧肉'"。②

凉风起江海，万树尽秋声。从执行的情况看，真是不幸言中。

有人告诉我们，政府出台的一系列医改新政，干预、管制医药市场的定价和流通，会有效调控和降低医疗费用。但往往最终带来的却是困惑与尴尬。

如此这般，把原本干净的制药企业也拖进了说不清道不明的商业泥潭。可能我们以后再也看不到媒体曝光"芦荟片"等等天价药了，

---

① 许小年：《从来就没有救世主》，9页，上海，上海三联书店，2011。
② 林玲：《四问医改调控难点》，载《医药经济报》，2012年8月13日。

因为这种药品一出厂，它的成本中已经包含了流通中许多灰色的费用。"两票制"这两刀，很可能不是砍断了利益链，而是使链条变长、变得更复杂，利益相关各方呈"麻花状"纠结在一起。

我想，倘若不从体制和制度层面解决"以药养医"和"以医卖药"的问题——众多公立医院对卖药有依赖性，从中获利的群体已经欲罢不能，这也是一种需求。"办法总比规定多"，仅凭几个官员想出的"两票制"，很难管住药品流通市场的种种乱象。成千上万的人如果不得不走旁道，在夹缝中求生，靠不那么合法的手段牟利，很难说这是新政想要达到的目的。

如果说，药品的流通是深水区的话，生产企业"高开票"后则水更深了，成药的生产、原料药的采购与生产流通各个环节都混浊了，有些领域甚至已经超出药品行政监管的范围。比如生产原料中间体大多是化工企业，药品原料市场更是一片无边大海了。在大海面前，在医院高药价巨大引力的牵引下，能够管得住涌动的潮水么？

"抽刀断水水更流"。从这个意义上来说，不解决推高药价的动因，不从医药分业的体制上入手，逆市场而管控，单靠行政手段限制流通环节，实在难有坦途可走，很可能最终进不得，退亦不得。

17 朱幼棣、许戈辉：对话医改 *

医疗腐败、药物滥用以及药品回扣和"处方费"是几十年来最糟糕的，在现有卫生体制下，最难治理的其实不是民而是官，为什么"国家基本药物制度"三十年来只开花不结果？这样尖锐的语句，是近期大陆畅销书《大国医改》对于现行中国医疗现状的描述。

的确"看病难、看病贵"时时触动老百姓的神经，距离党的《十七大报告》中提出的，"政事分开、管办分开、医药分开、营利性和非营利性分开"为核心的医改方针已有快5年的时间，人们不禁要问，医改之路为何如此步履蹒跚，就在这周召开的全国"两会"期间，关于医改的言论，总能引起舆论的再度关注和解读。

许戈辉：目前大家对医生进入药品销售行业，以药养医的反应很大，社会影响恶劣，这是否为当下问题的原因之一？

朱幼棣：有人说医改是世界性的难题，我并不这么认为。大多数国家都没有医疗卫生体制和机制性问题。其症结就是管办不分、医药

---

* 根据凤凰卫视"名人面对面"节目整理。

不分。这种情况只有我国有，其他国家没有管办不分和医药不分的问题。所以就（医疗卫生）体制、机制改革来说，不存在世界性难题，不是的。其他国家的改革目标不同，是针对发展不同阶段出现的问题，像医疗费用过高，需要医保增加控费力度，进一步扩大医保的覆盖面等，这些都是局部的问题，只有中国医改才涉及（医疗卫生）体制和机制，这是根本性的重大改革。

许戈辉：因为这一次在两会期间医改问题又是媒体关注，包括百姓关注的热点，据说陈竺部长每每从一个会场到另一个会场，有时只有一百来米的路程，得走十几分钟，一直在被记者"围追堵截"。我特别注意到他提到要在接下来这个医改中加大力度，革除"以药补医"。这个怎么去理解？这个同医药分开是不是一回事？

朱幼棣：从现在看还不完全是一回事。他现在讲的革除"以药补医"，是指公立医院药房取消加成，取消药品采购和药房零售15%加价部分。中国公立医院实际上是药品市场的销售终端，尽管医院不承认15%是批零差价，但从商业眼光来说，实际上就是。医院和医师从药品销售中所获得的好处，实际上远不止药品加成15%。如果只取消药品销售加成，那可能还是不够的。

医院从药品销售中获得的利益，除了医院集体收入外，还有给相关负责人、医生的公关回扣提成、临床费等，名目繁多。有些药品进医院就像商品进超市一样，有进院费、勾标费还有统方费等。有人"潜伏"在药房里面，看医生开了什么药，每周、每月统计出来，然后医药代表根据统方分别发放提成，支付统方者的费用称统方费。此外还有医生的处方费，医生处方回扣的比例最大。从药品采购到销售，明的暗的基本上有这四方面的费用。

业内人士都是很明白的，一般来说，药品出厂价都是一零扣、二零扣、三零扣，就是患者花100元钱买的药，出厂价只有10元，20元，30元钱。30元钱是上限，不可能更高。那么进医院前还有若干中间环节，加价20%到30%。因为中间环节需要把现金给倒出来，医生的处方费需要现金，给招标办的官员、医院有关领导，都需要花费。因此药品可能放在仓库里没动，已经在几家医药公司里进货发货，流通环节倒出足够的现金。了解这个原因，就会明白流通环节为什么很难减少。流通环节需要不断地倒票甚至是买卖税票，而买卖税票盛行，多属不法行为。把现金提出来，然后医药代表给相关的人员发钱。这就是相关官员、科室主任、医生各种灰色收入的来源。

所以业内人士都知道，医院从药品中得到的回扣，加上相关人员的灰色收入，可能占到药价的40%到50%左右。如果不搞医药分开的话，仅取消15%的药品的销售加成，改由政府财政补助，药价实际上还是下不来，因为还有暗中的利益链存在。医院取消药品加成后，在中标价虚高的情况下，有了更大的操作空间，明补不见，完全变成暗补。只要医药不分，医院门诊仍设药房，从药品中获利就难以切割。当然医药分开不是绝对分开，住院部分还是要有药房的，因为病人手术、重症、行动困难，肯定要医院配送药品。医院急诊住院药房不能分离，但门诊部可以。只要医药不分开的话，灰色收入部分还在，相关人员跟药品交易的联系还在，就没法根本分离。

现在变成什么你知道吗？医改变成了药改，药改变成了基改，就是基本药物的改革，主要搞基本药物的目录，基改变成了价格改革，各地政府反复搞政府药品集中招标采购，实际上利用公立医院垄断销售终端，设立药品市场准入的门槛。有人说，现在医改差不多成了药改。

许戈辉： 那就是治标不治本，其实改的都是一些与体制、机制和医疗服务不太相关的。

朱幼棣： 改的方向偏了，医药行业本身没有太大的问题。药的问题根本上说是医疗卫生体制弊端造成的。以医卖药这是中国几千年来没有的，医生真正进入药品销售行业里面去了，成了药品的销售人员，而不管疗效如何、能不能治病，不管价格如何、患者能否负担得起，只要自己能多拿钱就行，这对我们国家的医疗卫生、医德、医风，影响至深且巨，负面的影响非常大，很恶劣。

许戈辉： 既然从刚才的这些论述来推论，说医药分开是一种很切实的解决方法，那为什么从十七大报告到现在，也有五年时间了，但是好像还做不到。

朱幼棣： 有一个关联的难题，需要国家建立一个正常的良好的医院补偿机制。但公立医院补偿机制在现行资源配置不改变的情况下很难建立起来。因为我们国家的公立医院占资源总量的80%，医院的日常运营、发展、医务人员的工资福利等，要国家支撑世界上人数最多、资产最多的庞大的各级公立医院体系，财政投入多少才够？

许戈辉： 所以，政府每年的拨款根本就起不到补偿的作用。

朱幼棣： 这个也很正常，关键前提是，公立医院进行分类改革，哪些医院需要国家全保，哪些医院根据从事不同的医疗服务可以自己发展。从事公共卫生或者基层医疗卫生服务的，那么国家补助就多。有些从事高端的、专科的医院，那么国家补助就应该少，甚至把它推向市场。发挥医务人员的积极性和创造性，说到底也是去行政化，推动医生规范化的多点执业和自由执业，走出大医院，把重点放在基层，应成为医改中的一个着力点。

许戈辉： 那我们就讨论一下您刚才特别强调的初级卫生保健，因为中国是一个人口大国，又是一个发展中国家，看起来这一问题是最迫切的。

朱幼棣： 确实如此。原先我们称基层医疗卫生服务为初级卫生保健，现在"初级卫生保健"这个名字已经不太用了。世界卫生组织曾经在1978年阿拉木图会议上提出"初级卫生保健"的奋斗目标，即到2000年在世界各国实现"人人享有初级卫生保健"，这也是世界卫生组织的千年计划，中国也向国际社会作了承诺。

医疗服务是分级的，"初级"主要是指常见病、多发病的门诊治疗，可以在基层完成；第二个医疗层次是地区性综合医院的住院和手术治疗，第三个层次是专科医院和高端医疗服务。

实际上，中国的初级卫生保健在2000年并没有实现。坦率地说，那个时候原有的农村合作医疗已经垮了，因为原有农村合作医疗是在集体经济基础上建立，土地承包后基础不复存在，而新农合还没有建立。20世纪90年代，国有企业进行大规模的改制，国有企业中的卫生所、卫生院像学校、商店一样，纷纷从企业中剥离出来，企业不再办社会。1997年，职工医保刚刚开始建立。企业、单位办的医院、医务室、医务所等或取消，或推向市场，城镇基层医疗服务也面临大调整，有的名存实亡，患者都涌向大医院。

大家知道国有企业改革的时候，社会矛盾很多，很多工人下岗，职工上访，应该实事求是地说，我们到2000年的时候，还没有实现"人人享有初级卫生保健"。我们不好承认这个目标没实现，于是不再提，换了一个提法，叫做"基本医疗卫生服务"。好像对国际社会的承诺在中国已经实现了。但"基本医疗卫生服务"理解上有好多歧义和不确定性。比如，基层有住院也有门诊，有常见多发病也有大病和手术治疗。我们医院、医疗机构的分级，如三级医院、二级医院之类，主要取决于医院规模、床位、设备、科室设置等等，和国际上通行的医疗卫生服务的分级是不对称的。城市大医院也有规模很大的初级医疗卫生服务，如门诊。这种医疗资源配置的不合理，加剧了"看病难、看病贵"的问题。

中国的基层医疗卫生体系真正为老百姓所认可，它需要两个前提，一个是医院里的医务工作者流动起来，成为真正的自由执业者，就是多点执业，医生要流动。另外，大医院的门诊要压缩，不压缩的话，就建立不起来正常的双向转诊制度。这个压缩过程可能也是痛苦的过程，可能需要三年、五年甚至更长时间。城市大医院减少门诊，回归住院和手术治疗，这样才能建立起一种双向的转院制度。

否则大医院开着，小医院、小诊所肯定没有人来。现在有一种说法，说是大医院5公里范围以内，基层医疗卫生机构"寸草不生"。北京有上百家三甲医院，同样是治病，患者为什么要去社区中心而不去大医院？在大医院门诊同样也可以报销，至少检查设备还多点，用药还规范些。在这种情况下，城镇社区的基层医疗卫生体系很难建立起来，很难得到老百姓的认可，即使建立起来，还是公立小医院那一套管理制度，是低效率的，很可能今后会成为不良的医疗卫生资产。

许戈辉：那我想知道，现在政策鼓励医生多点执业，以后我们希望能够实现医生自由流动，多点执业，自由执业。和现在我们所说的，有些大医院的医生去"走穴"，到底有什么不同？

朱幼棣：国际上通行的医师职业，是自由执业者。我国的公立医院是事业单位，人也是单位的人。要通过改革人事制度，实现真正的聘用制。当然住院医生、护士签的是长期合同。医院要养护士。医师的流动要通过正常的手续，但现在行政审批太多，医生不敢流动。比如今后，医师可能在大医院每周工作三天，在社区医院或自己的诊所每周工作两天，还有一天参加会诊，这样工作合理。在英国也一样，英国的医生，每周在公立医院工作时间占70%，收入只占30%，而在私立医院工作时间占30%，收入却占70%。

许戈辉：那他为什么还愿意在公立医院做呢？

朱幼棣：在知名度高的医院，比如剑桥大学医学院附属医院的专家，挂号可能要等几个月，到私人医院可能很快就能看上，但每小时收费200英镑。中国也可以这样，在协和医院放一张桌子，甚至可以不要工资，然后在民营医院兼职，收入就高。这样就平衡了。

许戈辉：公立医院是身份和技术的一个标志。

朱幼棣：对。

许戈辉：我是协和医院的医生，可能在其他地方人家才会请我。

朱幼棣：是的。

许戈辉：人才流动，服务业优化，这样就比较良性。

朱幼棣：也包括收入上的平衡。在协和医院动一个手术的话，可能要等两个月或者三个月，到民营医院，可能两天就能进手术室了，那么我等不及，宁愿多掏点钱。英国好医生看病一个小时收费200英镑，有钱的老板、职业经理人，上了商业医保的，就到那个医院去，同样是大医院高水平的专家。

许戈辉：但这样的话会不会仍然造成社会上的不公平，就是有钱才能看得起病，对于普通百姓，尤其是农村的这些农民来讲，仍然看不到好医生，因为你让他自由去流动嘛，那人一定是趋利的嘛。

朱幼棣：这是两种概念，因为社会毕竟是有差别的，医疗卫生服务的市场是有层次的，消费也是有层次的，我们说的公平，应该在基本面上实现一种公平，医疗服务上是一样的，这就可以了。住院也一样，我要求这个房间有空调，那么如果你花20元钱住病房，可能就没有空调。我付得起两百块钱，那么就有空调，这也是一种公平。因为我多付费的钱也是挣来的，是通过劳动获得的。就是我书上讲的，让穷人看得起病，让富人看病能够得到更好的服务，这也是一种公平。但必须保底，必须让穷人看得起病。

实行预付费制，医保对医生的处方实行一种动态的监控。

许戈辉：我看您书上所说，有很多看似非常公平、合理，也应该行之有效的东西，就是推不下去，那刚才您也讲了，说这里边有很多盘根错节的现象。就包括这次陈竺部长说医药分开改革水蛮深的，如果连部长都说水蛮深的，对老百姓来说，就叫万丈深渊了。现在医药卫生界还存在很多混乱的问题，其中一个症结是不是监管不力啊？

朱幼棣：监管不力就是跟管办没分开有关，陈竺部长说的话很对，因为在管办没分开的情况下，卫生部长就代表医生，代表医院，这也是他的职责所在。

许戈辉：就像我们所说，又当运动员又当裁判。

朱幼棣：说得不好听一点，卫生部部长就是中国医院的总院长，他不帮医生说话，不帮医院说话，谁帮医院说话？所以处在部长位置上，尽心尽责，做得很对。但是从长远来说，现行的行政体制还是要实行管办分开的。实行改革以来，分开就是改革的一个主要的方式，如政府与市场分开、企业利税分开、农村土地所有权与经营权分开。

许戈辉：那具体的体现应该是什么？卫生部就是一个管理部门，谁来办医院呢？社会办还是民间办？

朱幼棣：办医院就国外来说，政府设有代表出资人的机构，也可能第三方的机构，跟政府、医疗卫生的行政部门没有多大关系，由它来组成理事会或董事会，医院是独立法人，只对理事会或董事会负责。比如说国有企业现在由国资委管理。英国的医药卫生体系，有三个分立的部门或机构，一个是英国的卫生部，另一个就是英国的全国医疗卫生保健体系，负责人由首相担任，它基本上管医院系统。最后一个就是国王基金会，国王基金会相当于我们的医保，它的领导人由女王任命。等于卫生和医疗的管、办，以及作为支付方的医保，这三者是分开的，都是相当于中国的部一级机构。

卫生部主要职能是实行全行业行政监管和医疗卫生的规划，当然，对医保也有制约，对医疗卫生服务体系也有制约。它的制约手段之一，政府给医疗卫生的财政拨款，经卫生部审核后，分拨给国王基金会和全民卫生保健，当然具体如何分配，有不同的渠道，有的直接给医院，有的通过健保体系购买服务，卫生行政部门就不再管了。但对医疗服务和医保体系，仍能够起监管作用。

医保也有实行管办分开的问题，不能够所有医保都由政府部门来办。政府部门可以监管，可以自己办医保机构，也要用改革的办法，这样才能够调动积极性，发挥高效率。现在很多医保，坐等患者就医后拿票来按比例报销，对就医用药的票据挑挑捡捡，这个能报，那张自费，就医时自费项目、自费药与医保内的混用，医生也不告诉病人。在一些国家，要么全部由医保负责，要么完全自费，两种选择只能选一，医院在收费上不能"通吃"。

医保要实行预付费制，就是先把二分之一费用打给医院，然后患者就医时不用付钱。医保服务报销目录内的，全部免费。那有人说我这个不大够，增加检查项目，这些药我觉得太差，还中药、进口药、专利药，那你自己付费。所以医保实行预付费制，病人到医院以后就不用再付费了。

许戈辉：就不会再出现由于交不够住院押金被拒之门外，甚至就丧失生命了。

朱幼棣：对，国际上通行的做法，急诊不能拒收病人，不管患者有没有医保，甚至有没有钱，都不能拒收。现在中国是实行后付费的，病人先付费，连急救车的收费项目都一再分解，细到担架、氧气瓶，甚至细到楼层、电梯。

许戈辉：患者自己也不知道到底多少能报，多少不能报。

朱幼棣：过度医疗、大处方的现象普遍。你到了医保后，审核无比认真，那么报销的往往只是一部分。医保机构对医院医生整个治疗和用药过程失去了监控。只有实行预付费制，那么医保才能够起作用，对医生的治疗方案和收费实行一种动态的监控。否则医保基金的钱就不够。据了解，现在北京市已能初步做到这一点，几百个懂医的工作人员，医科大学毕业的人，对医生处方进行动态监控。如果医生大处方搞多了，下次就给你设了限制，这样就能规范医疗服务行为。

许戈辉：那您说实行监控的这批人，他属于哪儿，他们是代表哪儿的，属于哪儿的？
朱幼棣：代表付费方，代表医保机构。

许戈辉：代表医保方面？
朱幼棣：对，他们对医生治疗检查和用药监督，当然病人跟医生是有一些信息不对称，但医保肯定与医院医生信息很对称。就像保险公司与汽车修理厂一样。500元以下的车损，车主自己送去定点修理厂就可以了，重大的车损，要几千元修理费用的，保险公司人员一定会到现场。

许戈辉：那就是说北京市这方面已经实行了？
朱幼棣：已经迈出了第一步，实行预付费制和按病种付费。

许戈辉：然后医保部门形成了一个监管的机制。
朱幼棣：互联网的应用，电子处方很容易监控，对医生医疗服务和收费进行动态监控，这很需要。

许戈辉：听您刚才这样说，（我）体会到了最重要性，就是要分开。您对分开的前景怎么看？我们对能够真正做到这四个分开，大概有一个时间表吗？
朱幼棣：时间表我不敢说，但是分开前景还是比较乐观的。中国改革30多年来的历程就是这么走过来的，包括新闻体制改革，包括科技体制改革也是这么分开，接下去我们事业单位的改革也是一个重点领域。应该说，世界各国都能做到，不管经济社会比我们发达，还是比我们差的国家都能走,那中国为什么不能走呢,是不是?这条路必须要走的。

许戈辉: 我们有一个项目叫母婴平安120,就是一个家庭,两条生命,零死亡,我在帮着征集一些签名。我们去过的那些地方,条件都非常差。

朱幼棣: 好的好的。这种事往往由官方组织举办,国家财政来统包,积极性、主动性就差,到不了下面,还不如志愿者。这几年社会组织发挥出越来越大的作用。

18 用市场定价解决"廉价高效药消失"

这是常报常新的题材，每次市场消失药物品种的不同，都与群众看病密切相关。

新华社发布了一则消息，提出"廉价高效药品为何消失"？[①]报道称，重庆多家医院反映急缺西地兰（毛花苷C）、鱼精蛋白和间羟胺等药品，有的医院为了抢救病人，甚至只能"打白条"向别的医院借这些药品。央视也就相同的内容作了报道。

消息说，重庆市沙坪坝区第一人民医院一月所需西地兰（毛花苷C）注射液大约50支左右，但药剂科的存货不到10支。近年供货商减少了供货，除非危重的病人，一般病人每人只能用一支。该市江北人民医院目前有西地兰（毛花苷C）298支，日均用量在10支左右。间羟胺300多支，日均用量100支左右，一次较大的车祸抢救手术就需200支。鱼精蛋白则仅存3—5支。更为严重的是，一些区县医院和规模较小的医院，已经出现此类药严重缺货的状况。

记者还列举了其他一些消失或正在消失的廉价有效药：用于治疗心律失常和心力衰竭的心得安片（普萘洛尔）、治疗深部皮肤感染必用的"特效药"鱼石脂软膏、调理妇科雌性激素的苯甲酸雌二醇等。西地兰（毛花苷C）、鱼精蛋白和间羟胺是心血管疾病及抢救常用药。

[①] 《廉价高效药品为何消失？》，新华社2013年5月9日电。

西地兰（毛花苷C）是从植物中提取的，影响药品价格的还有药材的种植和成本。

其实，这是个老话题了，只是基药计划全面推行困难的表面化。

我们已经获得智力上的自由，可是很少有人试图真正去弄明白，哪些是真正的改革？哪些是改革的扭曲和变形？哪些只不过是利益集团的设租和寻租？

变革日益临近，现存体制的基础将会动摇。在医保已经基本覆盖全国的情况下，本来医保目录药物完全可以替代基本药物。行政部门依旧强化基本药物，强化政府集中招标采购，在很大程度上可能利用和满足了社会民众降低医药费用的心理。

廉价高效药接连消失，无可否认这是政府对药品市场价格过多干预的"极限效应"。为了解决药价过高的问题，通过政府药品限价、政府药品招标采购等多种措施造成的意外结果，也是尊崇行政管制市场的人始料未及的。由于我们只能对那些具有事先意图的结果进行评判，这使我们认识到，无论是从社会公平，还是从道德角度，行政干预市场而使低价有效药消失，都相当令人尴尬。

正如经济学家哈耶克所说，"我们所有的标准是从我们所了解的竞争制度中得来的，并且在竞争消失之后，这些标准也必然会迅速消失。我们所指公道的价格或工资。"因为药品中标价只是一个门槛，进入这个门槛以后，对政府的承诺（比如量价挂钩、拖欠货款）和企业供货，都没有生成事实合同加以约束。

现实是极为复杂的。数千种品规的各类药品，生产成本流通费用，市场供需的状况，巨大信息的获得及其成本，使得各地政府药品招标机构几十个人，不可能获得每个生产者和消费者完整信息，不可能及时作出政策上的补救和调整。因为市场对价格的反应已经缺失。因而很容易就触及药品的"极限"。某种药中标以后，中标价一年内未进行新一轮招投前不得变动，那更是荒谬。

极限是什么意思呢？

药品生存的极限、行政干预的极限，在经济学上，被称为行政的"边际效益等于或小于零"——连简单的再生产都不能维持，这种药只好退出市场了。

廉价高效药的"生死大限"到来后，药企不生产，医院药房缺货，患者无药可用。政府有关部门对药价的干预、质量的监管、要求医院使用的比例等等，也全部失去了对象，成了无的放矢。行政干预的权力，也就在这个边际上稳定了下来。

药品招标一年一次，再多不会超过两次，中标药品价格确定后不会再有更改。对消失的廉价高效药，对市场需求和患者的呼吁，招标办的人员无能为力，或充耳不闻。

行政官员关注权力的时候，往往对权力使用的后果与效率不关心，他们追求的是权力内利益的最大化，就是和权力有关的利益最大化。这从中国许多部门的行政法规与罚款数额可以看出。基本可以认定，消失的廉价药，也就是当下流行的"政绩政治学"不关心的地带。

解决廉价高效药消失的问题，本来很简单的，把消失或紧缺的廉价高效药的定价交由市场，由供需双方，即医院和药企来决定。如果2元一支亏损，5元一支行不行？再不，6元一支呢？如果这样，消失的老药、冬眠了的停产药品，就能立即复苏，恢复生产和供应。

可偏偏有人抱着行政干预的思维不放，认为政府可用强制力配置药品生产资源，希望山穷水尽之后，还有权力辟出的"柳暗花明又一村"。如一再提出"指定生产企业"这一并不明智的办法。试图用保证对市场的划分和产品销量的承诺，来"定点"生产企业。

这种行政命令定点生产企业，本来就不是政府应该做的，超出了政府的本分。15家药企都有甲种药生产文号，仿制药的生产成本都差不多，为什么只指定两家企业可以生产？

定点曾经是计划经济时代常用的做法。

因为那个时候政府握有"计划内的原材料"，或对国有企业进行补贴，于是形成了"计划内"和"计划外"价格上的"双轨制"。现在，价格"双轨制"这一页早已翻过。

经济学家科斯有本名著《企业的性质》，他说："企业家不得不在低成本状态下行使他的职能，这是鉴于他可以以低于他所替代的市场交易的价格得到生产要素，因为如果做不到这一点，通常也能够再回到公开市场。"

主流公益（福利）卫生经济学对药品市场定价的完全漠视，对廉价高效药的市场消失问题束手无策。现在，药品定点生产企业可以从政府那里得到低于"市场交易的价格"的"生产要素"么？卫生行政部门手里握有这些资源或补贴么？

所以，经过三十年的改革开放，经过市场经济的洗礼之后，医药企业对"定点生产"总体上反应并不那么热烈，多数采取观望态度，是完全可以理解的。

国家发改委曾经努力搜集药品生产企业的出厂价。发文要求药企报送工作始于2012年9月1日，申报截止时间为当年12月31日。虽然发改委调查并不涉及药品的购销，但用意非常明显，摸清企业药品的实际成本和利润，为政府定价和调控药价作准备。但没有想到，药企对2011年出厂价的报送要求并不积极。到2013年1月21日，全国还有2900多家药企没有报送，占药企总数的42%。其中包括同仁堂、云南白药和一些著名的跨国药企。贺昊称政府"药价调控正面临集体抵抗"。[1]

确实，企业某种产品的成本及其利润是最核心的商业机密，一般不为外人所知，特别是在药品市场竞争激烈的今天。药企对于政府部门也没有行政隶属关系，索要产品的成本出厂价格，就显得不太合适。说到底，价格的高低最终是由市场的供需情况来确定的。至于利润率则视工艺要求、原辅料和劳动力成本、药品的质量、品牌药和仿制药、企业环境等有所不同。企业药价高报或者低报都不妥。如果低水平的

---

[1] 贺昊：《药品定价理应回归市场》，载《医药经济报》，2013年2月20日。

仿制老药，生产厂家众多，百分之几的薄利不嫌薄；技术含量高且疗效好的创新药，百分之百的回报都不算暴利。药品不是同质化的产品，同一种药物也有很大差异性，倘若上万规格品种的药物都由政府部门统一定价，无论多么独立，都无法实现公平。

国内目前价格虚高的药品，并不是药品生产企业遮掩生产成本、获取暴利所致，而恰恰是药品市场扭曲、医药不分、以药养医和药品市场合理定价机制缺失所致。通过政府定价、招标采购，层层回扣、带金销售，价格虚高则药活，价格虚低则药死。

中国医药产业发展的历史时钟仿佛停摆了，市场上销得最火爆的药品是：价格确切，疗效不确切；治不好病，也没有任何副作用的所谓"药品"。这真是荒谬已极。真是"二月东风雨脚频，杏花消息未全真"。

其实，不仅仅是为了解决低价有效仿制药在市场消失的问题，药品的定价，最终还要回归市场。

2014年春天，我们终于看到一个好的起步，国家发改委开出980种低价药目录，征求意见。

同年5月，国家发改委正式发出"通知"，[①]取消283种低价西药和250种低价中成药，共计533个品种低价药的政府最高零售限价。低价药的标准是，日均用量（最高）费用化药3元以下，中药5元以下，改由企业自主定价。这个政策之好，在几年来有关药价的诸多政策中，前所未见，与政府有关部门通过招标，实则为行政审批二次定价相向而行。其意义是，向低价药迈出一小步，向回归药品市场定价机制迈出了一大步。虽前路尚有风沙，但匹马仍有天涯。

于明德[②]说，发改委设有价格审评中心，可以全面掌握药品市场

[①] 见2005年5月，国家发改委《关于改进低价药品价格管理问题的有关通知》。
[②] 于明德，中国医药企业管理协会会长，曾任国家经贸委医药局局长、国家发改委经济运行局副局长。

动态，所遴选的药品都是近年来临床所需，但由于种种原因降价到无法生产的地步。比如有些地区中标价1.0克头孢曲松钠0.847元一支，这根本合不上生产成本。所以我们的目标是将这些低价药选进目录内进行保护，至于目录品种的多少应该根据需求和市场实际价格而定。

康恩贝董事长胡季强说，部分低价药品种经过多年价格调整和招标竞争，中标价已经极低，很多产品按照现在的中标价根本无法生产。应在政府规定限价下让企业自由定价，根据成本的波动和合理的利润进行价格自我调节。①

国家发改委注意到市场中的变化，及时总结，制定政策，其本意可能是低价廉价药不再通过卫生行政部门的集中招标，直接由企业自主定价，医院选择采购，以免低价药再次遭遇行政干预降价，不得不从市场退出的厄运。

但这明显动了卫生行政部门一些人的"奶酪"，立即招致反弹。当然，那些振振有词者，自然先是婉拒，"并不是担心这种做法会架空基本药物招标，仅仅是考虑到现阶段患者对医药费用的承受能力有限"。卫生部门的一位研究官员说，化药3元、中药5元以下的价格限定，改由企业自主定价标准有些过高。"会激发老百姓对药价过高的不满，激化医患矛盾，从稳定患者用药价格方面来说，谨慎考虑这些药品品种规格的选择是必须的"。

官员能把研究做到这个份上，把歪理说得头头是道，真使人叹为观止。中国老百姓每天3元、5元的药费还会不满意吗？还会激化医患矛盾吗？官员为什么不去研究，如何降低每天要花几百元的药价？如何限制大处方，降低每人每次门诊平均三四百元甚至更高的费用？

事实上，980种低价药多数也是低于这个价格面市的。有人非要拿一天服用多种药物的老年人的药费说事。其实与国内医院普遍存在的大处方相反，国外组合药剂并不那么热销。"一些年来，几乎

---

① 胡睿：《980种低价药目录惹争议》，载《医药经济报》，2014年4月11日。

所有临床医生都推荐单一药剂。这样做的理由是：单一物质的副作用较容易看清楚和检查。另外一方面，也有越来越多的人怀疑：组合药剂是否真的更平和并有更强的效果"。"正常的消费者容易在医生开出的一大堆他不知道的药品成分的说明书中陷入完全不知所措的境地。"[①]

中国仿制药生产企业众多，日花费3元、5元只是低价药最高标准——即使患有多种疾病，服用数种中成药的患者，按最高价累计4种低价中成药的费用，亦不超过20元。这对中国多数百姓来说，大抵还是可以接受的。况且中国还是医保全覆盖的国家。

再说，在当前医保控费的大环境下，低价药涨价空间和可能性都已经很低。通过市场竞争和供需双方平衡，你怎么知道所有低价药都变成了3元、5元，而不会有升有降呢？

香港的人均收入远比中国内地高，香港公立医院门诊，患者每增加一种处方药收费增加10港币，主要为跨国药企生产的品牌化药，3天药量，算下来每种化药日均费用也是3.3港币，最多以5种药为限，就医者每次门诊挂号费和药费不超过100港币。中国内地的公立医院做得到吗？为什么专家不去研究其他国家解决"看病贵"问题的好的做法呢？

"二战"后最初几年，英国和欧洲国家健保和卫生体制已经基本确立。上个世纪八九十年代日本和韩国、中国台湾等周边国家和地区已经结束的关于医和药的争论在国内未有穷期。政府官员追逐的是更好地发挥行政作用，关于制定和调控药价的相关文件，事无巨细，驾轻就熟，短短几年中不下上百个文件，令人眼花缭乱。

一些人总以为市场定价会推高药价，加重患者的负担，于是对职守谨小慎微，紧捏审批权不放。都是些见多识广的高学历之人，为什么思想会同先前一样，停留那个水平上？——其实即使放开也未必如

[①] 恩斯特·博伊姆勒：《药物简史》，344页，桂林，广西师范大学出版社，2005。

此，我们看看众多的社会药店——连锁药店和平价药店的药品价格就可以了。国家有最高零售限价、医保有药品报销目录和价格，就已经足够，恐怕"医药分开"之路，还是"跨越"不得的。

　　红红白白，不是桃花杏花；春来春去，都付与流水东风。只有风景如旧。

19　中国公立医院能否全部回归公益？

一

在医改进程中，公立医院"回归"公益性、打造"公共品"被写进各种文件和宣传材料，成为医改的主流话语，成为保持并加强现行卫生体制与公立医院运营机制的说辞。这与群众盼望从有效配置资源入手，进行实质性的改革大相径庭。①

公益性即公共性与福利性，公共品为公有、公用的物品。顾昕、余晖等认为，即使文件中提出"医疗卫生服务的公益性"，现在能够明确的只有"公共卫生服务具有公共产品特征"，对于普通医疗服务的公益性的含义解释不清楚，也无法解释清楚。②

我备感疑惑痛心。可能一句话或一个词语，理解或解释上出现歧义，社会事业和服务业的改革性质和路径便被混淆了。医疗服务所具有的市场属性被视而不见。市场经济的发展被当做造成"看病难、看病贵"问题的根本原因。

---

① 2004年4月发布的《关于深化医药卫生体制改革的意见》中指出，我国医药卫生体制改革应当"坚持公共卫生的公益性质"，"强化政府在基本医疗卫生服务中的责任，加强政府在制度、规划、筹资、服务、监管等方面的职责，维护公共医疗卫生的公益性，促进社会的公平正义"。但"公共医疗卫生公益性"的指代并不明确。
② 顾昕等《医疗卫生行业的"公益性"及其实现路径》，见中国经济体制改革研究会公共政策中心、长策智库《全民医疗保险与中国医疗资源配置机制》。

因为思考的惯性和思维混乱，把公共卫生和普通医疗服务完全混淆，这具有相当大的欺骗性，给改革带来负面作用。进而对社会资本、市场竞争机制造成阻碍，形成"计划经济为主，市场调节为辅"，"公立医院为主，民营医院补充"，"财政投入为主，社会资本不用"。政府管医院、管人、管物、管药价和药品采购的原则，长期以来在医疗卫生界根深蒂固。简单地说，即公共品应该由政府专营。仿佛大家已从公认现象中找到了解决问题的钥匙。

于是人们发现，一些部门专家尽量不使用公共卫生、医疗服务市场等确定性概念，而鼓吹给公立医院戴上公益性、公共品等"高帽"，实际上为部门争利益，要拨款，分享经济体制改革和财税收入增长的蛋糕。于是改革的支柱倒向四面八方，如同建在泥地上的建筑一样不稳固。

用公立医院代表集体主义，代表不会在医疗市场中牟取私利，换取个人利益最大化的"假设"和"想象"，以此否定医疗资源失衡、不足和行政化造成的低效率问题，把现实中导致医疗资源扭曲的因素掩盖起来，认为只要能合理有效地组织起公立医疗机构提供公益服务，就不会存在群众"看病难、看病贵"等问题。根据这一思维，提出公立医院"回归"公益性，甚至提出回归30多年前公立医院的责任与义务，所有的问题都能解决。

很可能，许多人对曾经历过的医疗卫生缺医少药，大大落后于世界发展潮流的状况的完全忘却。——黯淡的往昔已经遥远，只有美丽的怀想。

那些无法摆脱的人与事，曾经是人们的地狱或者天堂。

一天，我在出租车上听一位司机大吐"看病难、看病贵"的苦水，说起有一次他的家人腹泻被送往医院，如何折腾，花了多少钱等等，在吐完苦水之后，他怀念起毛泽东时代。我问，"现在让你移民朝鲜，你去吗？他们看病不要钱。"他沉默了一会，说："不去。"我说："我们一同从那个岁月走过，究竟怎么熬过来的，大家都清楚。"司机说，

"至少大家觉得平等。"

我说，因为关起门来，大家都是穷人，觉得平等，可是中国在世界人面前其实低人一等。1984年我第一次出国，参加南极考察。在阿根廷和智利，上街必须3个人一组，其中一个是党员。我们只有一套出国前买的西服，无论是在火地岛还是蓬塔阿雷纳斯的街上，店家起初都很兴奋，笑脸相迎，以为来了那么多的中国人，生意会兴隆一阵。成群的中国人在商店里进进出出，没有一个人掏钱买东西；几天后，老板一副鄙夷的脸色。回到上海，考察船在吴淞口外的锚地停了两天，我们暂时不能上岸。因为要出国半年，才有两个购买冰箱、彩电的大件指标。我们远远望见海岸线，可还得在海上漂泊，等够这两天时间。

有学者认为，改革开放三十多年来，中国只做了一件事，建立和努力完善社会主义市场经济。把市场能解决的交还给市场。发挥市场配置资源和定价机制的作用，医疗服务市场例外吗？

北大李玲教授说："公立医院的行为和目标与政府的意志相一致，进而与社会福利最大化的目标相一致。"[①]她认为公立医院是政府利用公共财政税收资金出资举办的，是政府行为的组成部分和延伸，其行为必须体现出资人即政府的意志。因此，政府举办公立医院的目标是为了维护人民获取医疗卫生服务的公益性，举办公立医院是政府实现公益性目标的具体措施。

这就与中国的公立医院及国有企业相似。对医院来说，不必考虑医疗服务市场的需求，也不必面对竞争，"它们的主要工作是和政府机关打交道。首先，它的管理制度和经营方式要保证实现政府的目标，而不是满足市场的需求。其次，它们必须不断地和上级行政机关谈判，以便取得更多的资源供应。"[②]包括增加财政拨款、承担亏损、允许涨价、

[①] 李玲：《让公立医院回归社会公益的轨道》，载《求是》，2008年第7期；李玲等：《公立医院的公益性及保障措施》，载《中国卫生政策研究》，2010年第5期。

[②] 吴敬琏：《当代中国经济改革教程》，125页，上海，上海远东出版社，2010。

购买医疗设备、划拨建设用地、加强警力安保等。这也容易与企业一样，产生"期望行政干预"的行为准则。而缓解群众"看病难、看病贵"的努力，反而被有意无意地放弃了。

现在中国80%以上都是政府举办的公立医院，如此说来，中国的医疗卫生体制已经很好，公益性问题不就早解决，无需改革了吗？

中国长时期是个小农充斥的国家，"行政权力支配社会"形成牢固的历史传统。[①]如果我们研究了在高度集中的计划经济体制下，中国最庞大的国有医院形成的历史原因，包括1950年朝鲜战争爆发后，协和医院、华西医院、湘雅医院、齐鲁医院等外资和社会办医消失的历史背景，进而分析这一体制的特征，从中找出其优点和结构性弊病的表现和症结，特别是医院公益性范式与行政体制的关系，便会明白中国公立医院的管理运营，为什么难以上升到现代医院的法人治理制度。

提倡公立医院公益性的人士认为，之所以出现问题，是政府投入不足。要增加政府提供的医疗服务，其前提和必要条件是加大财政投入，建立财政补偿机制，高薪养医。这样，医院才能不靠以药补医、以检补医，医生不过度医疗，不开大处方，然后公立医院才能回归公益性。

据统计，现在政府对公立医院的投入，大约只占公立医院运营总费用的10%—20%，各级政府对医疗机构的投入，至少要增加5倍以上，才能使公立医院"回归"效率不怎么高的公益性。这能够做到吗？

就其基本和主要方面而言，人们大抵可以看出，"回归"公益性很可能是利益集团不肯改革现存体制的托辞。

[①] 吴敬琏：《当代中国经济改革教程》，33页，上海，上海远东出版社，2010。

二

目前，中国卫生总费用已近3万亿元。[①]除了公共卫生外，医药和医疗服务市场的经济规模已经超过2万亿元。

在如此巨大并高速增长的市场中，倘若提供服务的主体公立医院从事的全都是公益性活动，那才是不可思议，也是不合常理的。

中国的公立医院实际上为国有医院，而且多数是"地方国营"和公立高校所有，属于行政化体制。与服务行业中的垄断性国企相似，比如中国邮政、中国联通、中国移动以及铁路部门等，有很强的公益性，而认为它们不会在市场中牟利，只是一厢情愿而已。根据产权所有推断其动机和行为，本来就有很大的不确定性。

与传染病防疫等公共卫生不同，急诊与普通门诊也不一样。医疗服务是一个有多层次需求的庞大复杂的市场，基层与高端有异，沿海发达地区和山区农村有别。但总体上说，既然有市场存在，作为医疗服务的提供方，便有巨大的利益空间。否则，就无法解释在医疗市场边缘活跃着那么多江湖游医、不法郎中、各类大师和骗子了。

从经济学的角度看，任何有组织的利益集团，都会借助国家政策和强制手段来获取短缺的资金，更何况这种资金以公益和公平的名义，无偿提供，不要白不要，这也是很多公立医院财务混乱，账上处于亏损或资不抵债的一个原因。因为习惯思维上，公有制往往和公办、公益联在一起。如果所有公立医院都要回归公益性，全国1万家县级医院取消医疗"以药补医"，改由财政补医，基层医疗卫生机构又要打造成"公共品"，那么，我国的医疗服务体系，几乎全部都是财政投入、政府主办的单一公益性医疗机构了。这将是世界最大的非营利的政府医疗服务机构，是医疗卫生的"创世纪"。

[①] 2013年6月17日，卫生和计划生育委员会发布《2012年我国卫生和计划生育事业发展统计公报》，公报显示，2012年中国卫生总费用约28914.4亿元，比2011年增加4568.5亿元，增长18.8%。

很可惜，这么庞大的"公共品"体系，非营利事业单位，既不是中国现有的财力也不是行政者智力可以完成，其最终形态和资源错配造成的不良后果，如雪崩一般，肯定会超出设计者的初衷和预期。

有关负责人撰文称，和公立医院一样，"医改把基层医疗卫生机构定位为公益性事业单位，政府加大财政投入，建立长效多渠道补偿机制，运行和发展费有了保障，解除了医疗机构的后顾之忧，医务人员的职业价值得到体现，事业有了广阔的空间，也赢得了社会尊重。""新机制的建立，使基层医疗卫生人员的待遇普遍提高，关键岗位、业务骨干的收入水平大幅提升，医疗机构效率也明显提高。"

单纯依靠政府投入，是否可行？

政府有中央政府和地方政府。对沿海地区，中央政府几乎没有投入，中央的转移支付主要集中在中西部比较贫困的省区。地方政府收入与支出的挂钩程度高，不少县级政府的财政仅为"吃饭财政"。争论大约是无益的。有限的财政收入与有限的政府职能相适应。因此，地方财政是否有"可持续的投入"，来支持庞大的作为"公共品"的低效率的"基层医疗机构"，还要持续补贴医院药品销售额的15%，——而现在，许多地方财政补贴仅为5%或10%。这就令人非常担忧了。

研究社会问题、经济问题，首先要回到问题的原点。

什么是公益性？

公益是相对私利而言的。《现代汉语词典》定义"公益"即公共的利益，多指卫生、救济等群众福利事业。公共卫生为福利事业，急诊抢救生命是第一要务，不管患者有没有钱，也不管是否上了医保。怎么一般医疗服务——看病治病，也全都成了群众福利？

从改革方案设计、卫生制度建立到服务体系的建立，都要遵循公益性的原则。非常正确。尽管很难把理性的认知全部梳理清晰，但我想更应该把话说得直白一点，用不着专业或者学术的表达：所有医院都负有一定的社会责任，不应以营利为优先目的，"一定的"就是个限制词，这本来是一个常识。卫生服务体系要遵循的原则，其实就是一点，非营利，或者把营利控制在极低的水平，并尽可能为穷人适度减免医疗费用。

于是，我想起那些环保志愿者，想起北京奥运会的志愿者，想起边疆山区小学任教的大学生，想起到贫困地区扶贫办学的企业家。还有，曾经在草原牧区巡诊的"门巴"，在艾滋病村工作的医生和社会工作者。并非不了解中国实情，一些人在医改中对卫生公益性的"热爱程度"，似乎与这些无关。

真实与真理的探索总在艰难中生长。

经济学家顾准在1956年指出，社会主义经济的问题是废除了市场制度。换句话说，应当让市场力量在资源配置中起决定性作用。[①]当然，被废除了的包括医疗服务市场。由于种种原因，多数医院仅靠国家拨款，加上收取卫生服务费用，无法满足医院的基本运营和支出。从八十年代后期开始，医院药品销售就存在回扣。国家有关部门允许医院药品加成最高不超过15%。其初衷也是把暗扣变成明扣——没有想到这暗转明，地下转地上，被扣上"不给钱给政策"，成了"市场化"，和一些人"掉进钱眼"的理由。

任何名词，一旦冠之以"化"，便有了泛滥、至上的含义。

应该说，药品最高加价不超过15%，大体在合理的范围内，可以加5%，也可以加10%，远没有达到"化"的程度。

我们知道，真理只要走过一步，就会变成谬误，量变就产生了质变。全国多数公立医院，走得太远，太过了，对药品的批零加价太高了——据国家发改委的一份调查，全国医院药品加成平均达45%。医院里的药价比药店里的药价高很多。各级卫生行政部门对"过度市场化"进行过有效监管没有？

不说现在小病，往往也要经过"排除式"的全面检查和过度治疗，

[①] 吴敬琏：《当代中国经济改革教程》，34页，上海，上海远东出版社，2010。

有多少"公益性"医院、多少种药品加成低于15%这个高限？

三

改革处于徘徊和疾进的十字路口。2014年3月26日，李克强总理在中南海召开国务院常务会议，部署医药卫生体制的最近改革。会后发布的消息虽然不长，但很重要。下面的表述，透露了新的信息——

"在我国的医疗服务市场上，公立医院由于集中了大量医疗资源，尤其是人力资源，服务能力平均而言相对较高，因此市场占有率自然也较高。公立医院的业务收入占所有医院业务收入总额的比重，在2004年曾高达98.5%。绝对的控制就必然产生问题。公立医院垄断医疗市场，没有竞争机制，自然难以解决其根本的问题。当放宽社会力量办医准入后，患者可选择性就随之增多。让那些态度恶劣、服务水平不足、收费不合理的医院出局，形成真正合理、高效的市场。哪家医院好就去哪就医，还用忍受公立医院原有的问题吗？"[①]

会议确认医疗服务是一个市场。

会议认为公立医院"绝对的控制必然产生问题"。

会议提出在医疗服务市场上引入社会资本，通过竞争机制，优胜劣汰。不论姓公还是姓私，要"让那些态度恶劣、服务水平不足、收费不合理的医院出局"。

这些都令人鼓舞，令人期待。但同样值得警惕的是，要防止一些人利用市场手段，增强集权和计划，加强公立医院的行政化。因为，即使在混合所有制的状况下，现代医院制度也不会自行建立，医疗服务质量也不会自动提升。毕竟，改革不是为了保护旧体制，而是为了创造新制度，获得新的生机和活力。

[①] 见《李克强主持国务院常务会议：深入推进医改》，中国政府网，2014年3月26日。

20　公立医院改革：要不要分类？

公立医院改革是当下医改中最难的。

难在什么地方？

从属于行政系统的中国公立医院，是世界上最庞大的医疗卫生服务体系，几乎垄断了从高端、专科、传染病防疫，到综合医院、基层医疗几乎所有领域。公立医院集中了国家85%左右的医疗卫生资源。而中国600多万医生、护士等医务技术人员，绝大多数也在公立医院就业。这些"国有资产"，在相当大程度上决定了中国医疗服务沉重的负荷、出路和希望。

在机械教条中寻找真理是没有出路的。公立医院不等同于公益性，这是早应该说出来的话。医疗服务问题多多，以药养医、过度检查、过度治疗，还有高收费、乱收费，以及药品销售的回扣、处方费等等，屡见不鲜。群众的"看病难、看病贵"更是直接体现在公立医院，特别是城市公立大医院就医上。请告诉我，当今哪位作家可以准确地描写这个单一体制中人们的性格，天才和愚笨，善良和贪婪，勤勉和毫无希望的懒惰、舍己精神和无动于衷！

时间仍在缓缓地流逝。医改很不顺畅。

终于找到为各种问题辩护的理由——国家对医疗卫生，特别是公立医院投入不足，似乎是造成这一切的根源。言者振振有词：不给钱，还让不让医院生存？

我倒更相信这是"水浒"好汉的激愤,而不是出自官员和专家之口。面对社会和公众对改革的期盼,这毫无出路、赌气的话语,是什么逻辑?为什么不用真理去净化污染的空气、擦洗遍体鳞伤的肌体,还要欺骗和安慰一下自己的良心呢?

还是回到现实中来吧。

学者姚中秋[①]说,现在中国的公立医院基本上成为自负盈亏的服务机构,甚至是药品零售企业。医院主要靠提供医疗服务和出售药品维持正常运营收入。这种机制的直接后果是医院在运转过程中过分注重经济收入。在这种扭曲的商业化经营体制下,医院中所有人的角色都发生了一次史无前例的转换。首先,院长不仅是官员,还扮演着商人角色。在医院内部,院长与医生的关系,不仅是领导与下属的关系,又多了层老板与雇员的关系。医生被迫承担与其正当责任完全相反的职责:为医院创造经济收入。在医院收入指标压力下,医生成了推销药品的掮客,千方百计向患者开高价药、大处方。政府试图通过药价管制来抵制费用上涨的趋势,但患者要掏多少钱,最终取决于医生的一支笔,而医生灵活地与价格管制措施打起"游击战":政府降低某药价格,我就拒绝开这种药,开那些价格不受管制的替代性药品。于是,出现了乍看起来反常的结果:药品价格反而由于政府的价格管制而水涨船高。药品价格居高不下,并且不断攀升,在这种经济压力下,患者及其家人难有好心情。[②]

姚中秋说,一旦商业化精神渗入医院,医院让医生充当赚钱机器,则医生的职业伦理必然逐渐丧失,乃至丧失做人的道德底线。

我与姚中秋老师只见过几面。记得最先是在阳光卫视做客"子夜书简",节目主持人邀请他作为嘉宾,与我对谈讨论《后望书》。录

[①] 姚中秋,笔名秋风,北京航空航天大学教授、天则经济研究所理事长,曾致力译介奥地利学派经济学和普通法宪政主义,译著十余种。长期关注公共事务,在全国多家报纸开设专栏。

[②] 姚中秋:《美德·君子·风俗》,208页,杭州,浙江大学出版社,2012。

这个节目花了一天半时间，我们对谈了整整7个小时。我感到秋风老师的睿智和才思的敏捷。在长达十年的时间里，他不断地在报纸上写时评，并在多家报纸上开辟专栏。也许，正是这种"历练"，养成了他新闻敏感和观察问题本质的能力。他对中国公立医院行政化和商业化种种弊端的分析，洞若观火。

自然，如果不再对中国的公立医院进行大的改革，当深渊变成大湖时，再想往下探寻，将会变得徒劳无功。

我国财政对医疗卫生的投入，大致可分三个部分：一是对公共卫生事业的经费、科研经费的投入；二是对城镇职工医保、公费医疗，包括新农合和城镇居民基本医保的补助；三是对公立医疗机构的补助。这三者合起来说是大卫生的概念。平心而论，前两者大体上是有保证的，而对公立医院的补助则明显不足。

于是，这就成了一个解不开的结：即使政府再增加医疗卫生的投入，也不可能有承担1.3万家公立医院、428万公立医院人员的一切费用的经济实力。[1]可以作一个简单的匡算，如果人均年经费20万（包括医院的运营、水电、医疗设备的添置、基建、房屋维修和人员工资），那么，国家对医院的年总投入至少要达8500多亿，这甚至超过2014年的国防预算。基本可以肯定的是，8500多亿元还是最低投入标准，离维持"有尊严和体面的生活"相差尚远。有调查表明，广州市医生的人均年收入已经达到20万元。[2]那么对医院的投入至少还要翻番。

再如北京市公立医院。自北京市卫生行政部门成立医管局以来，在98个政府部门中，已经连续三年"蝉联"政府财政投入的"冠军"。北京市2014年财政预算总额为1365亿元，2013年财政对医管局的投入为292亿元，2014年预算为319亿元，这些财政投入占北京市财政

---

[1] 伍晓玲等《全国医疗资源和医疗服务统计资料》，2012年我国有公立医院13,384家，床位357.9万张，公立医院卫生人员数428,055人。
[2] 2014年3月5日下午，钟南山在十二届全国人大会议广东团组开放会议上的发言。

总额的 1/4，远超投入教委的 264.9 亿元。[①]有关人士解释说，医管局的财政拨款多，因为其下属的公立医院多。

把生存与发展归结为一个孤立的原因，是毫无价值的观点。如果像北京这样医疗服务市场比较发达的城市，医疗服务收费不低的大医院，政府对公立医院的拨款已占其财政支出 1/4 的情况下，还远不能满足众多公立医院对政府财政的渴求，这样的"吸金"现象需要我们去弄明白，现行的公立医院性质究竟发生了什么变化？

经济发达的北京尚且如此，中西部欠发达地区更不必说了。

我不想说前面雾霾一片，没有光明存在。但中央和地方财政"分灶吃饭"，如果不是中央财政全额拨款或转移支付的话，中西部地区的地方财政未必能足额拿出钱来补偿公立医院。而东部沿海省市，基本上没有中央财政拨款，地方的债务也不轻，在医院的体制机制改革前，他们是否愿意把所有公立医院不断膨胀的费用全部承担下来？

一位财政部的领导说，他曾到北京某社区服务中心暗访，200 余名工作人员的社区服务中心，设备先进齐全，可每日门诊量还不到 200 人。我想，这些效率很低的公立医疗机构永不沉没的本事，不是善于游泳，而是政府把它们放在澡盆里，盆边还有大大的救生圈。

国家卫计委的一位领导不久前提出，中国今后的公立医院改革"以支付方式改革为核心，完善补偿机制和监督机制"。他这篇报告的题目是《中国公立医院的过去、现在和未来》，提出"建立中国特色公立医院制度，要落实医保经济监管、卫生行政监管"。[②]不能不佩服卫生行政领导的机智，把行政化的公立医院说成是"中国特色的公立医院制度"，把群众期待加快公立医院改革的"厚望"，轻而易举地转向医保支付方式的改革，即让医保先把参保者就诊费用按一定的比例打到医院。难道中国公立医院改革的核心，等同于医保的"总额预

[①] 见《新京报》，2014 年 3 月 18 日。
[②] 李蕴萌：《公医改革：总额预付费寄厚望》，载《医药经济报》，2013 年 9 月 11 日。

付"吗?

事实上,除城镇职工医保和公费医疗外,覆盖全国多数人口的"新农合"、城镇居民基本医保的筹资能力与保障水平都很低,也就是一年人均三五百元钱。这点钱如何"总额预付"?况且还有异地看病、报销比例等现实问题。即使"新农合"、城镇居民基本医保能够预付,占医疗费用总额的比例也不会太高,对日渐庞大的医院运营经费来说,也只是杯水车薪。卫生行政部门和医院所看重的,更可能是城镇职工医保部分的"总额预付"。河北保定等地,在缺乏有效监控的情况下,职工医保总额预付快用完时,医院便不再接收医保病人,医保患者只好自己掏钱,跑北京就诊。

所以,仅有医保总额预付,是远远不够的,也救不了公立医院对经费的渴求。

2012年全国卫生总费用近2.9万亿元,较上年增加了4568亿元,增长了18.8%,医疗总费用的调整增长,使社保基金压力陡增,在公立医院没有进行大改革的背景下,探索按病种付费、按人头付费等支付方式改革,眼盯着医保基金付费方法的改变,也是惯常的眼睛向外,给人家"治病",无助于加快建立有效的现代医院治理制度。

可见,如果认为推进公立医院改革应以"医保的预付费制"为核心,肯定是弄错了药方。

公立医院改革的悖论出现了:在政府先拿钱,医保预付费,还是医院先改革的困境面前,看起来"山重水复疑无路"了。

应当看到,医疗服务市场与30年前已经大不同。前面波涛汹涌,舵手还在犹豫不决,旁边很多人已经跃跃欲试,有的人充满返回岸边的幻想,——可"改革之舟"已经离岸了。

医疗服务的需求是有层次的,这与医院是民营还是国有无关,只涉及医院的定位及服务方向。

多层次、多样化服务市场中走得最远的,恰恰是公立医院。

从低层民众,到白领高管老板,对医疗的需求各不相同,再加上疾患各异，且有很大的"个人性"。在为公益性空想的奋斗中，我们已经失去了尊严甚至人道。回到从前已不可能。医疗卫生服务具有一定的公益性，要讲求公平的原则，政府应做的事情是雪中送炭，而非锦上添花。

所以，改革财政投入的前提或者说关键，是对现行的公立医院实行分类。即集中使用政府投入，着力保一部分，放弃市场能解决的一部分。

从事高端或专科医疗服务的公立医院，如口腔医院、肿瘤医院等，财政基本上可以停止补助；地区性的综合医院，也应压缩财政的拨款，改由医保实行预付费制，以保证基本运营的费用。政府的财政要向补助基层卫生机构倾斜。这大体就是胡锦涛总书记在十七大报告中提出的"营利与非营利"分开。但具体到医院，可能要繁复一些。因为即使营利医院，其急诊室也应该是非营利。非营利医院也有营利的科室。但这些应当无妨医院的分类改革。一分类，财政投入的钱就不显得那么窘迫了。

其实这在思想认识上要有几个转变：一是要突破"三甲"、二级医院之类按经营规模划分的评级标准。营利性医院并不那么可怕，医院营利并非暴利，同样也具有公益性。如同几年前的广东高州人民医院，实际上就是地区性综合医院改革成功的典型，在没有政府财政投入的情况下，办出了特色，靠"薄利多销"减轻了患者的负担，受到群众的欢迎。二是要建立现代医院制度，建立现代医院运营机制，其中对公立医院的放权是必须的。结合事业单位改革，推进人事制度、管理制度、财务制度、投融资制度的改革，多方吸收社会资本办医，解决医院投资不足的问题。大医院、好医院，实际上也不缺钱，也不难吸收社会的投资，何必眼睛只看着政府有限的钱袋子呢。唯有放开，才能提高中国医院整体的管理水平，只有通过有序的竞争，才能提高服务质量和水平。

小桃微雨，无赖杨花，均是春色。

如果不分类，就无法适应医疗服务市场日益多元化、多样化的需求；如果不分类，财政对公立医院和医疗服务体系投入的边际就无法界定；如果不分类，就不可能有舍有保，规范不同级别、不同服务对象医疗机构之间的无序竞争。

纵观我国三十多年来的改革，有分有合，大抵"分"字贯穿农村和城市改革的全过程，"分开"贯穿政事、政企、科技、文化等各个领域改革的全过程。医药卫生体制改革能够例外吗？

21　谈穷人的尊严＊

记者： 我非常想就《大国医改》与您聊聊关于医改、资源分配与人民尊严方面的话题。医改虽然是个专业性很强的领域，但您的作品体现出更多的社会关怀，我尤其感兴趣的是您有一章特别提到"穷人的尊严"。由此我联想到，医疗保障主要依靠国家财政，而国家财政又主要来自税收。因此有人认为，富人为税收作出贡献，理应在医疗服务上得到更多。这种观点广泛存在。也由此，穷人，乃至农民，没有发觉有些东西是本就该属于自己的！其实他们应该得到社会上更广泛的尊重。有些地方我尚未想通，因此很想借助与您的访谈，破解现状，也借此影响到更多的读者，唤起大众对穷人、农民，发自内心的尊重，与此同时，增进对医改的了解。

朱幼棣： 人的尊严应该是人权平等之一种。穷人和富人都应该有尊严。只是由于经济地位上的差别，穷人容易受到伤害与损害，所以社会应该更加重视罢了。

记者： 尊严是自己给的还是别人给的？

朱幼棣： 尊严首先是自己具有心理素质或者理念。记得在我童年时，即20世纪60年代初，从故乡农村来了位远亲，在"大跃进"之

＊ 此文为答《经济观察报》记者侯思铭问。

后好多地方发生了饥荒。很多人外出逃荒要饭。外婆问他是不是外出？他全身已经浮肿，说不会出去，他是种田的，张不开这个口。外婆叹了口气。几个月后，传来消息，这位远亲已经饿死了。一想起这情景我就特别难过，那可不是罹患绝症，而是死于饥饿。那时没有穷人与富人的差别，大家的生活都很窘困，有些家庭甚至没有隔夜之米以供充饥，当然更谈不上尊严。那个表亲的面容深印在我的脑海。

记得上初中一年级时，我在课外活动中左臂骨折，当时去校门口的中医伤科简单地做了正骨，半个月后去医院检查时发现接得不好。父亲陪我到杭州医院复查，看看要不要重接。在长途汽车颠簸300多公里来到杭州后，我们找到医院附近的小旅店，要了摆在走廊里最便宜的通铺，5元钱一晚。服务员一看我们是两个人，便说：要不要再开个床位？两人挤在一起可不行。父亲说，孩子胳膊有伤，我得在旁边照顾。我知道父亲出于节俭，想省下钱来给我治伤，但他不提钱，在床边坐了一夜。昏黄的灯光照在他脸上，虽然贫穷，但是父亲是有尊严的。

我想，一个人的尊严指的是对生命的尊重。无论是对自己，还是对别人。我在《大国医改》举了杭州"农民工医院"的例子，现在社会实际上对农民工存有偏见或歧视，用"农民工"作为医院的名字，就不太好。

记者：你怎么看待"穷人的尊严在贬值"？

朱幼棣：我并不觉得"穷人的尊严"升值或者贬值。现在总体环境好多了，已经没有政治血统出身上的歧视。一般地说，生活清贫一些的人也可以活得有尊严。

1984年秋天，我到秦巴山区的一个小县城采访，我住在县招待所里，看到一个乡干部模样的人也住在那里，经常在院子里低头踱步，心情挺郁闷的。人们告诉我，他是某个乡党委书记。那时农村计划生育工作的执行方式还比较简单粗暴，把要做节育手术的农民拉来集中在乡政府大院里，这些农民是没有尊严的。书记讲话时，没有想到台下窜出来一个农民，拿着把杀猪刀，把书记摁倒在桌子上，又跑上几个人，连同他一起扒了书记的裤子，说先把他给"计划"了。书记吓得大叫，惊动了乡政府的人才得救。书记吓得再也不愿意回原来那个乡任职了，要求调动。这使我想到，尊重也是相互的。如果人民活得没有尊严，领导也难以保持脸面。

记者： 拿什么挽救穷人的尊严？

朱幼棣： 主要在于自己。现在所谓穷人，也就是收入上的差距造成的。我是浙江台州人，鲁迅在回忆柔石的文章中说过"台州人的硬气"，那里从不认命的人很多，平均十多个人中就有一个是老板。1992年，我的一个小老乡初中没毕业就去广东韶关一个县城补鞋。出门前，他找邻居算命，那人只说了一句："许多温州老板当初都做过手艺，补鞋或者弹棉花。"小老乡在火车上一直都琢磨着这句话，受到激励，反倒没有少年辍学远行的悲伤。应该说，像他这样的年龄，在90年代还独自出去补鞋，发展的机会已经很少了。13岁的鞋匠与其他同龄的中学生相比，更具社会适应能力，在特定的环境中有可能获得特殊的知识。经过十多年的奋斗，现在他已是北京一家鞋企的老板了。去年春节回家前他买了辆奔驰，一个挑着补鞋机出来的孩子，大概是想在家乡露露脸，这就是他理解的"尊严"吧。

记者： 医疗保障是应该被人民群众平等享有的，但有些人却认为，富人为税收作出了更多贡献，因此，穷人所享有的福利是富人创造出来的。穷人觉得这是"赚了"，富人认为这是"施舍"。您对这个现状，是否有过思考？

朱幼棣： 可能有许多概念你并没有搞清楚。医保是分层次的，并非所有医保都应该平等享有。人人享有的应该是"基本医疗保障"。比如说新农合、城镇居民基本医保。在国际上也是如此，福利国家分为几种类型。比如美国是"资本主义的自由国家",联邦政府通过税收管老人的养老和医疗,此外还包括军人等;低收入人群的医疗救助则主要由州政府负责。[①]我国新农合财政补助每年每人 120 元(现在提高到 280 元),个人参保交费一部分,这几年政府财政补助增加得很快;城镇居民基本医保的保障水平也差不多,一年几百元。这部分财政补助的力度比较大。而城镇职工医保主要依靠单位和职工个人缴费,每年人均达 3000 元至 4000 元,保障的水平也较高,财政补助基本没有。其余是公费医疗,主要覆盖公务员,还有商业医保,完全是由参保者缴费。

应该说,应当平等享有的还包括公共卫生部分,如防疫、免费疫苗接种、妇幼保健、传染病预防以及初级医疗卫生服务等,这些都是最基本的部分。总体上说,在医疗服务公平性上,我们做得很不好,在世界上排名很靠后。

至于税收方面,认为穷人没有作出贡献是完全错误的。可能在个税征收上,穷人少交甚至没有交。与所得税等直接税不同,中国是间接税比例很高的国家,生产销售各个环节都产生税收。只要到商店里买东西就给国家交了税。有专家称不问收入水平、承受能力如何,见发票就收,"如水银泻地,取之无形"。[②]所以穷人同样为国家和地方的财政作出了贡献。因此,财政补助了新农合或城镇居民基本医保是合理的,更不能认为这是富人的施舍。

记者:怎样才能让穷人、农民意识到有些东西(例如享有基本医疗保障服务),本来就该属于自己?

朱幼棣:上面我已经说过了,公共卫生和基本医保、初级医疗服务,

[①] 唐纳德·萨松:《欧洲社会主义百年史》(上),第 166 页,北京,社会科学文献出版社,2013。
[②] 李玮光:《税收的逻辑》,第 227 页,北京,世界图书出版公司,2011。

是应该人人平等地享有，而不是所有医疗服务都需要平等享有，像特需医疗、专科医疗，就需要多花钱。因为医疗服务是一个市场，市场的消费和需求是不同的，有层次的。

记者：这些思考，与你的个人经历有关么？

朱幼棣：无关。我20世纪70年代参加工作，当时是国有企业的职工，虽然生产很艰苦，医疗是有保障的。后来在新华社和党政机关工作时也是如此。如果说经历的话，70年代，我在矿山工作了好几年，是产业工人，经常下矿井，属于社会的底层。我很珍惜这一段艰苦磨砺的青春岁月。1999年至2000年在国务院扶贫办工作了一年多，去过很多穷困地区，如大凉山、小凉山、秦巴山区、商洛地区、陕北、湘西、三峡库区以及塔里木盆地边缘的新疆南部地区，对中国的贫困地区和穷困人群，留下了极其深刻的印象，使人历久难忘。

记者：关于《大国医改》的介绍，网络上经常有人把"中南海退休官员"、"政府工作报告写手"作为噱头，你自己是怎么看待这重身份的？

朱幼棣："神马都是浮云。"我一向不看重这些。对于医药医改的研究和写作，完全是业余的，没有相关课题经费和资助，这也好，少了个人立场或部门观点。专访上的一些文字是记者根据自己的想象加上去的，不是我的原话，给我戴了顶"退休高官"的帽子，说什么"抨击医改"。在审这个记者发来的稿件时，我不同意，改稿后她不采纳。这个记者很固执，说已交编辑了，已经发排没法改。当时我就很不快。我从来不承认自己是什么"高官"，况且也算不上"高官"。

我们都做过记者。新闻与小说是两回事，用的是两种不同的思维和写作方法，不能混淆。八九十年代我做记者时，除新闻采访和编辑稿件外，业余时间从事写作，一天能写一个短篇，一周完成一个中篇小说。作家、学者有退休与不退休的区别吗？况且，我现在还在担任一家上市企业的董事。

记者：工作多年，什么滋养了你？什么腐蚀了你？

朱幼棣：关于钱或者权，我一直看得很淡。没有什么能够腐蚀我。这个问题你可以问贪官。

记者：应该说，你是个生活在体制内的人。你给体制的定义是什么？

朱幼棣：我不明白你所说的体制是指什么？所以也不好给体制下定义。我做过17年新华社记者，11年在党政部门工作，现在在社会组织和企业任职，从来没有觉得体制内外有什么不同。在新华社和党政机关工作的时候，写文章会严谨一些。

记者：你希望（体制）有什么变化？

朱幼棣：我对于政治体制改革没有研究。

记者：《大国医改》直指体制，出版的过程是否遇到了阻力？

朱幼棣：没有阻力，现在社会对不同意见的包容性大，这也是时代的进步。书出版后各方的反响也都比较好，据说有的省卫生厅还要求所有工作人员人手一本。因为医改说到底是"医药卫生体制改革"，中国体制正处于历史转型期，建立任何制度，都要从长远考虑。改革触及体制问题是不可避免的。前几天在一个医药界的会议上，一个老领导说，他将《大国医改》仔细看了好几天，终于看明白了，是希望医改按党十七大报告提出的方向推进，是坚持医改"四个分开"（政事分开、管办分开、医药分开、营利和非营利分开）。这也是我的愿望。

记者：医疗保障是人民权利保障的重要组成部分，但却迟迟得不到解决，是政策制定的问题，还是政策落实的问题？绊住改革步伐的是什么？

朱幼棣：应该说这些问题正在逐步得到解决。比如新农合、城镇居民基本医保覆盖面的扩大和财政补助标准的提高。只是说，有的地方还存在一些问题。比如保大病、住院。而本属初级医疗保障范畴的门诊得不到保障，小病往往拖成大病。当然门诊、住院、大病都应该保，但财政就那么一点，总体上要有个先后顺序，大病应该更多由医疗救助、商业医保来参与承担。否则低水平的新农合、城镇基本医保将不堪重负。

关于农民工进城后，新农合、职工养老保险如何实现全国接转，可以通过引进商业保险机构，打破地区间的壁垒。现在农民工交的医保、养老保险只能转个人账户部分，广东每年被"统筹走"的资金有几十亿，很不合理，实际上造成了另一种剥夺。

记者：医疗资源的分配该向哪方面倾斜？如何在医疗保障上体现社会公平？

朱幼棣：医疗资源应该向初级医疗服务、农村地区倾斜。医保上应进一步完善，提高基本医保的标准，甚至像印度和一些发展中国家做的那样，给收入在贫困线以下的穷人提供免费药，解决最基本的初级免费医疗服务问题。

记者：今年（2011年）"两会"关于医改有什么好的新提法吗？

朱幼棣："两会"主要讨论和审议政府工作报告，以及"十二五"规划，医改只是其中很小一部分。不过"两会"期间，国务院办公厅下发一个公立医院改革的文件。业内人士评价，这个国务院文件非常好，指出了医改和公立医院改革的方向，重提管办分开、营利非营利分开和建立现代医院管理制度。有措施，有力度，因而也大有希望。

记者：您似乎对北大教授李玲意见很大？

朱幼棣：中国三十年来的改革开放，本来最有希望出现伟大的经济学家和杰出的学者，可惜现在还未看到。我对李玲教授个人并没有什么意见，只是不同意她的一些观点罢了。当然随着改革的深入，一个人的观点也是在不断变化调整的。现在的问题是，谁也不想正面争论，你说你的，我说我的，这样反而不好。因为正常的学术上的讨论，甚至争论还是必要的。有些问题通过讨论会越辩越明，使大家把症结看得更清楚，从而共同推进医改，仅此而已。

记者：中国的地区差异很大，近几年的发展中也涌现出很多医改成功的案例，您认为让地方自主发展医保，并将这一指标纳入官员考核机制，国家财政扶持贫弱地区，完善监督机制，是否可行？

朱幼棣：中国是一个大国，各地发展的差异很大，医改也不是只有一种模式，这是肯定的。现在各地积极探索，积累出一些好的经验。至于你说到医保，那是两个概念。医保改革是医药卫生体制改革的一部分，世界许多国家称健保体制——作为筹资方和付费方——健保甚至主导了医药卫生体制的改革，但这毕竟不是全部。所以我不太明白你所说的"地方自主发展医保"是什么意思。

记者：医德沦丧的根本原因是什么？

朱幼棣：绝大多数医务人员工作勤勤恳恳，认真负责，有无私奉献精神。比如说医生实施抢救或在手术室里，注意力高度集中，拯救病人生命，却时常被人误解，其他行业就很难遇到。所以不能说医德沦丧，即使有的话，也是极个别的人。大概是把行业普遍存在的如药品回扣、大处方等不正之风，与医德的缺失搞混了吧。

记者：随着医患矛盾的加深，"赤脚医生"这个概念重新回到人们的视野中。原因是什么？

朱幼棣："赤脚医生"是一个历史名词，大抵相当于今天纳入国家医疗服务体系的城市社区诊所或农村卫生室医生，他们是建设健全初级卫生保健体系必不可少的力量。如果没有他们，不可能从根本上解决看病难、看病贵的问题。

记者： 你对"赤脚医生"评价很高，但我认为，如果当今仍大量存在"赤脚医生"，他们身上可能存在的医德问题同样严峻。

朱幼棣： 时间是一把标尺。历史的问题只能由历史作出评价，有些问题过了一段时间可能会看得更清楚。"赤脚医生"是否存在医德问题，这不好假设，农村的发展阶段不同，假设没有意义。事实上，乡村诊所、村卫生站的医患矛盾要少得多，不是因为他们的收入多、条件好、技术水平高，而是因为他们面向当地患者，多数是"回头客"，是邻里乡亲，必须认真负责，不能高收费、乱收费，像江湖游医一样，"打一枪换个地方"。这已经是一个"社会学"问题了。就是说，医疗卫生、医患双方实际都需要一种社会契约约束，这里不展开谈了。

22　也谈医生的"体面收入"

一

我看到报纸上的一篇文章，题目是《让好医生获得体面收入合情合理》。①作者是个医生，这个建议自然没错。在网上，这种要求就更强烈了。其实，中国的工人要有体面的收入，农民工要有体面的收入，教师要有体面的收入，农民要有体面的收入，甚至公务员都嫌自己的收入低，在其他国家里，作为中产阶级的医生更有体面的收入，这个要求并不过分，合情合理。

那么医生的"体面的收入"是多少呢？

广东省政协委员、省妇幼保健院副院长王颀谈及医生工资问题时，进一步把建议具体化："我认为，医生工资应当比市内平均工资高5至10倍，这样医生才能有尊严地活着，医改才能成功。"把提高医生工资与医改成败联系在一起，等于把收入问题从经济问题转化为政治问题，令人无法释怀。

据有关部门统计：2012年广东省职工收入月均4215元，广州市职工月均工资5200元。照此计算，王院长要求每个医生月薪起码达到2.6万至5.2万元。这同时又带来一个问题，是通过改革提高医务人员的收入呢，还是政府先提高公立医院医生的收入，再推进医改？

---

① 见《医药经济报》，2012年3月12日。

2014年全国两会召开前，钟南山院士对广州市所有三甲医院医务人员的收入作了一个调查，并在北京首都大酒店举行的广东开放团组会上发言。他说："近几年我们在城镇医保、医改上取得了举世瞩目的成就，但是社会公众对医改的评价就是看病贵、看病难问题是否得到了缓解，医患紧张关系是否得到了缓解，医务人员工作积极性是否调动起来和发挥他们的主观能动性。要以这三条标准来衡量的话，这五年的医改没有明显突破，有些地方甚至更差了。症结在什么地方？我们知道这三个问题主要反映在大医院。"钟南山院士在两会组织的新闻发布会上也作过类似发言，经媒体转发后，网上的评论很多，得到了公众的强烈赞同。

钟南山还说："五年过去了，假如像现在这样的体制，很多医务人员看不到他们可以改变现状的前景，反而有些医改方案使医生的收入进一步减少，在社会上进一步受到歧视。""政府部门和公众的一些看法认为医生通过很多不合理的途径获得了大量的灰色收入，所以行为是恶劣的。我特别在开会以前选择了广州所有的三甲医院来看，2012年账面上医生的平均收入是41,077元（每年），但医生的实际收入（包括各种补贴）合计是176,320元，2013年账面上的工资是46,012元，实际收入提高到19万多元。"[①]大抵上，人均近20万元的年收入并没有包括部分医生的处方药品提成，因为这方面数据不好统计，少数医生收入达百万甚至数百万元，而一部分医务人员很少甚至没有这种收入。这是真正的灰色收入部分。

钟南山说，"这个收入比广东的公务员、普通事业单位的职工工资高，跟发达国家相比处于偏低水平。尽管如此，考虑到目前的中国国情，大医院的收入是合理的。医生除了账面上的工资收入，政府只是给一些政策，这是典型的国有民营制运营模式。医院为了保证医生收入和医院运行的需要而扩大医院病床数量，设置分院，甚至增加检

[①] 2014年3月5日下午，钟南山在十二届二次会议广东开放团组会议上的发言。

查项目，通过分解手术和麻醉程序的办法来增加收入。有时看到医生查房时，我觉得很多病人的检查根本没有必要。医生收入的相对合理性和收入来源的不合理性的矛盾是一个很大的症结。"

钟南山院士对医生收入的合理性和不合理来源是"矛盾症结"的分析，颇有见地。但他开出的"药方"，却有些疑点。我在下面要作进一步讨论。

一些人称中国已经初步迈入中等发达国家门槛，应该说，要求医生年薪达到30万至60万人民币，折合成美元的话也就是5万至10万美元，与发达国家多数医生相比，这个要求并不高。在一些国家，医生的收入大抵与同为自由职业的律师的收入差不多。在中国，律师制度是改革开放后建立的，而且自重建伊始，律师便是自由执业，律师事务所也非官方机构，从业人员的收入相差很大，没有"铁饭碗"。但似乎这个群体并未普遍反映"收入很低"，不能过上体面生活。

问题是，怎样"让医生获得体面收入"？或者说，当下中国谁不让医生有体面的收入？

早在2012年全国"两会"上，全国人大代表钟南山曾提出，解决"以药补医"应该首先从基层解决，赋予县医院更大的公益性，县医院的医务人员的工资由政府来解决。如果按照钟院士的说法，按王颙副院长的标准，由政府财政来解决医生30万至60万元的年薪，这就给政府出了个不大不小的难题。

有没有其他路径可供选择？

二

新医改以后，公立医院已经"回归"公益性。基层医疗机构是非营利事业单位，正在全力打造成"公共品"。

医疗服务回归公益性，从经济学理论来说，公益性的医疗服务不体现价值，也不创造财富，它体现的只是社会公平和社会价值，这也是事业单位收入参照公务员标准的原因。

当下中国公务员的收入并不高。2000年前后，我在山西任省委办公厅副主任，月工资收入1500元，基本没有奖金。与此前我做新华社记者相比，直降4000多元。这种情况至今未有太大变化，公务员收入一般称3、5、8、1，即科员一级的月收入3000，县处级5000多元，厅局级8000多元，省部级月收入1万多元，各地情况不同。这几年随着物价的上涨，工资也略有提高。公立医院的医生，大抵可以根据职务和职称的不同，参照公务员的标准发放。

由政府来解决高于当地平均工资5至10倍的医生的收入，这就大大有了疑问，甚至成了不可能。可能县长、县委书记就不干。公办中小学校的老师也不干。地方财政就是个吃饭财政，凭什么你们比我高好几倍，而且比省长和总理还要高？还要靠政府财政来解决？

从公家单位拿高工资的人，是国有大企业的老总、国有银行的高管等等。他们都是花企业"自己赚来的钱"。

有的官员在政界受阻，职务升不上去，想方设法到国企当老总，或者在国企挣够了钱，再到党政部门当一个"廉洁"的好官。这种往返自如、政商通达、权钱不误的情况毕竟占少数。多数人在公家的单位里工作，一干就是一辈子。哪有好事全占了？

现在，多数县级公立医院为事业单位。事业单位的含义是"参公"，即"参照公务员"。收入待遇、社保医疗等等，都参照公务员。

现在"事业单位"很多，比如公办教师、环保监测、文化新闻部门，甚至广为民众诟病的"城管综合执法队"等等。在一些农业大县，仅公立中小学和公办教师就占了当地政府近一半的"财政开支"。

政府机构经过几次改革，定员定编，行政人员有所压缩，几乎每一轮行政改革——无论"小政府"、"减少行政审批"，还是"大部制"、"维稳"——准公务员的"事业单位"往往都会膨胀一次。原有的公立医院、公立学校未见改革，近年来卫生行政部门所属的事业单位亦增加不少，财政已经不堪重负，事业单位的全面改革早该着手进行了。

就像中国官员的收入普遍低于发达国家的公务员一样，如果现在要求提高公务员的待遇和工资——更不用说给"城管"提工资了——我想公众恐怕很少赞成。

三

问题是，发达国家执业医生的高收入从哪里来？中国医生的收入应该从哪里获得？现在有没有这个可能？

答案是从医疗服务市场获得。为医疗市场提供服务，同样是创造财富。

如果医疗服务市场不存在，缺乏对"医疗服务过程"的正视，就不能激发和驱动这个市场，没有交换，就不可能盈利，因而收入也没有大的不同。医生为一百个人看病和医生连一个病人都没有，他的服务全是公益性的，在创造物质财富上就没有差别。

我们可以作一个粗略的计算。据卫生部门统计，2011年全国公立医院医师日均诊疗7.1人次，2012年为7.5人次，高于民营医院医师近2人次。[1]如果按照北京市大医院的收费标准计算，普通医生（具有中级职称）的挂号费（诊疗费）42元，门诊医生的日均个人纯收入约300元，按每月工作20天计算，月收入只有6000元，显然难以维持低水平的生活，更别说过上舒适和体面的生活了。但按照工作量来看，大体又是合理的。怎么办？

政府可做的事情应该是，对于日门诊量很少又不得不设置的基层医疗机构——公立镇卫生院或诊所、卫生室——的相关人员，提供财政上的支持：代交养老、医疗等全部五险一金，同时用购买服务等方式，使他们的收入略高于当地平均工资。

县级医院差异很大，应视医疗市场、覆盖和服务区域具体情况而

---

[1] 伍晓玲等：《全国医疗资源和医疗服务统计资料》。

定。西部的县份往往地广人稀，医院自然也需要更多的政府支持。东中部地区的县级医院大很多，医疗服务量大，年收入数亿元甚至10亿元的都不在少数，不少医生还有副高甚至高级职称。

按照钟南山院士的计算方法，城市大医院医生日诊疗50人次，县级综合医院医师日接诊二三十人不在少数。按普通医生日门诊20人计算，亦有800元纯收入，月收入1.6万元。倘若公立医院建立现代医院制度后，实行真正的合同制，医生是自由执业者，医院只有住院医生和护士，和发达国家一样，公立医院的护士依靠政府财政，医院与医生只是合同关系，医院不靠医生来创收，那么医生的收入全归他本人，这和世界其他地方的医生一样，实现"以技养人"，普通医生月收入1.6万元、教授月收入3.2万元、专家4.5万元，这样的收入水平，在当下的中国，大抵可以过上"体面而有尊严"的生活了。

因此，没有体制和制度上的安排，仅仅依靠医生个人道德和义务的支撑是不够的。

可以说，整个基层医疗系统的国有化或准国有化最终带来的不是效率，也不是公平，极可能是内部医疗资源配置的低效率和微观层面服务质量的下降，因而导致群众"看病难、看病贵"的问题得不到缓解。

我们可以把视线更多地投入基层医疗。

全科医生的执业地点是诊所，多数诊所是私人的。即使英国的全民卫生服务体系中的社区乡村诊所也是如此。在医疗市场中，家庭医生的诊疗是一对一的，由于决策是医生自己作出的，这就难免有失误，也是医生要买保险的原因。社区居民可以选择诊所和医生，诊所医生也有选择转院的机会。

有些国家对服务社区的诊所作了一些规定，如乡村医生有政府补助。但不容否定，城市中医生的高收入，主要依靠医疗服务（或健保）挣来的，而不是依靠政府的财政拨款，即使住院医生也是如此。

一般地说，住院医生的收入较低，医院中的技师工资也不高，如英国的公立医院，技师还需从国外引进。公立医院中政府财政支持的主要是护士队伍。护士职业更需要保持稳定。

　　国外医生通常无需行政部门的考核和职称评定。当然医学院会有教授、副教授，但实行的是聘任制。医科大学教授要到外面去给人治病，也需先取得全科医生的资格，否则没有处方权。

　　一个社会组织作过调查，称绝大数医生都不愿让自己的子女继续从事相同职业。中国可能因此出现医生职业后继无人的局面。[1]原因是医生收入不多，劳累过度，还会受到毁谤甚至人身攻击。这在海外的媒体中也有所报道，而在"多数西方国家，医疗职业名利双收，深受家长认可。他们喜欢炫耀'我的孩子是医生'。但在中国，完全相反的情况日益突出。""工资低是医学专业无法吸引中国最好的学生的原因之一，临床专业学生毕业半年内平均月薪为2239元。全中国毕业生平均月薪3051元，其中医生和护士月薪最低。许多医生还抱怨，越来越多的病人诉诸暴力。中国医院协会的调查称，2012年平均每家医院发生27.3起袭医事件，而2008年是20.6起。据报道，全国316家医院近40%的受访医务人员因医院暴力事件增多而计划转行。"这篇报道发表在英国《金融时报》上，但消息来源是国内，《环球时报》作了"出口转内销式"的刊登，因此难免使人怀疑其数字准确性。

　　中国医生的收入差距大，城市三甲医院医师与乡镇医院从业者的差距更大。把城市公立大医院医生的工作强度，如"每天接诊一二百名患者"，嫁接到业务量极低、收入很低的某些基层医疗机构医生身上，这也是一些媒体报道夺人眼球的惯用手法，虽然在世界面前展现了一幅令人沮丧的图景，其实大可不必理会。

　　确实，西方国家的医生属于中产阶级，即使在一些发展中国家，多数医生亦收入不菲。但可以肯定的是，中产阶级是服务业的发展、市场经济的繁荣和个人努力的结果，而不是官方机构"孵化"出来的。

---

[1] 据中国医师协会2011年的调查，78%的受访者不希望自己的孩子穿上白大褂。——《环球时报》2013年10月8日《医生是中国社会精英吗？》。

还有一个问题，国外医生年薪究竟达到多少？

首先，这与市场对医生的需求有关。如果儿科医生紧缺，儿科医生的年收入就看涨，反之，则略有下降。以美国为例，一般地说，医生年收入大抵在20万至30万美元，但这是税前的收入。扣税和缴纳保险之后，年薪大约10多万美元。美国全科医生的保险类似于第三方责任险，若有医疗纠纷，可通过法律解决。当然，认定和赔付是一个漫长的过程。如果医疗事故的原因为治疗失误，出现一两次失误，医生缴付保险的金额就非常大，而且很可能因支付不起保险金，今后再也不能从事医生职业了。美国医生敬业，也有可能有这方面的原因。

在英国，多数诊所的房产归医生所有，医务人员同样享有资产性收益。但进入全民健保体系的私人诊所的房产，需经过社区的同意才能转让，或优先转让给后来从业的医生。

在英国、德国、瑞典和澳大利亚考察时，我到过不少诊所和社区康复中心参观，和医生及他们的助手交谈，了解他们的工作和生活。在日本还参观过被认为是标准配备的诊所。环境优美，设备配置简单适宜，诊所讲求现代化和人性化。

英国的全科医生同样是自由职业者，医生与医院签的合同为每周工作几小时。一个好的医生，可能在公立医院工作的时间为70%，而拿到的工资只占全部收入的30%，在私立医院则正好相反。我问为什么？这不是收入与工作量背离吗？给我们培训的专家说，患者求诊于同一位知名医生，在公立医院收费低，但要排队等上几个月。而在私立医院，不用排队就可看，每小时收费170英镑。患者可以根据经济条件和病情自己选择。再说，在知名大医院里，哪怕只放一张桌子，不发工资医生们可能也愿意啊。

钟南山在十二届人大二次会议的团组会上最后说："在全世界，医生都是受尊敬的职业，在中国却是例外，医务人员的劳动价值得到回归才能调动其主力军的作用，广大医务人员有很高的医改积极性，只要他们看到医改的好处，看到医改带来对他们的尊重，我希望他们是积极的。我希望广东在这方面走在前面,我们共同努力,才能实现李克强总理说的'以中国的方式解决医改这个世界性难题'。"

激动之后,冷静地一想,不禁笑了,原来钟南山院士所提出的建议,恰恰是以"世界的方式",解决中国的医改难题!

23　取消药品加成：利益链的断与续

一

除基层医疗卫生机构推行基本药物零差率销售外，有人认为，2012年医改的"最大亮点"是县级医院也要取消药房卖药的加成。

在新一轮医改中，曾经出现过许多模式：神木模式、高州模式、上海药品采购的"闵行模式"、南京医院药房托管模式、卫生局自办药品商业的芜湖模式、北京大医院"收费平移"模式、成都医院"管办分开"模式……似乎，得到认可并在全国推广的，除了政府药品招标的"安徽模式"外，只有冠以"医药分开"的医院药品销售"零差率"模式了。

所谓"零差率"是指医院药房卖药不加价。

不加价，不获利，似乎连药事费、人员工资、药品损耗、药房库房的费用，都由医院承担了。这从理论上说，可降低15%的基本药物价格，减轻患者的负担，因为这部分由政府财政给予了补助。事实上，药价的可塑性、构成的复杂性并非想象的那样简单。基药本来价格就不高，而且好多低价有效药也已停用。这在其他章节中已经有所论述。

最初，"零差率"在乡镇、社区医院等实行。

与大城市医院挂号费可以大幅度提价不同，乡镇社区医院没有那么多高职称的医生，医师的诊疗费也不高，看病的人也不太多，自然药房的收入也有限，多数医院卖药难以养医。因此，在缺少社会资本投入的情况下，基层医疗机构实行"收支两条线"，人员工资和医院日常经费，由政府财政资助是有道理的。

说是"收支两条线"，乡镇医院、社区医院及公办卫生站、卫生室收少支多，实际上是由政府财政全额拨款"保基本"，"定员定编"。

优点显而易见，基层医疗机构能正常运转，人员能稳定。弊端也不少，很少有人注意到公办机构在资源配置效率上的问题。据了解，捧上铁饭碗后，基层医务人员的积极性普遍有所下降。多做与少做一个样，低水平的服务令患者失望，许多原先在乡镇医院就诊的患者，被推至县医院就诊，县医院因此压力大增。

另外，国家和省级财政对乡镇卫生机构的投入，一般要求地方财政按20%至40%的资金配套，不少地方配套资金不到位，因此基层卫生机构与人员的保障资金也很低，影响了他们工作的积极性。基层医疗机构臃肿、冗员、债务沉重、资产质量差等遗留问题，也没有解决。因此，"零差率"在很多地方并没有完全实行，基层医疗机构（社区医院、乡镇医院）的药房，还有相当一部分不能报销的药物，这些药品照样有不菲的加价。

有些省已经将部分基层医疗机构的药房交由医药公司"托管"。

但多数地区乡镇和社区医疗机构仍自办药房。随着政府投入的增加，实施基层医疗服务"国进民退"的扩张性政策，乡镇医院进一步向村卫生室和社区卫生站（诊所）延伸，不少地方乡镇医院院长成了所在地区所有公办卫生室（站）的法人代表，乡镇医院的药房也成了该地区的总药房，社会药店进一步受到挤压。

有调查资料表明，过去在乡镇医院、社区医疗中心等很少见到医生拿回扣等不正之风，药品的加价都作为单位的收入，而现在实行"收支两条线"和药品销售"零差率"后，。入新版基药扩容后，一些价格虚高、回扣空间大的药品很快进入基层医疗机构，"二次议价"、医生处方提成等，如野火般在基层医疗机构中蔓延。一川流水半村花，旧屋南邻是钓家——这确是个值得深思和研究的现象。

二

秦汉时期，中国已置郡县。历代行政管理体制多变，从州、县变成省、地、县三级，大抵县级是唯一不变的行政单位。中国有一万多家县级医院，遍布2800多个县市，还不包括一些地级市医院，实际也是县区医院，覆盖人口近7亿。

这些医院规模和行政设置，与城市大医院最为接近，而且多为综合性医院，在医疗资源上也处于垄断地位，其中500多家县医院本身就是三级医院，跻身于中国大医院的行列。

各地政府补助县级医院的具体计算方法略有不同，大致是按照年药品销售或采购总量的15%或更多一些。2012年全国药品销售额超过一万亿，如果按一半为进医保的药物计算，即为5000亿，那么取消15%的加价后，因"零差率"各级政府财政对医院的补贴应有六七百亿元。当然，也有些地方财政补助并没有完全到位。公立医院差钱的数量说不清，但至少不是增加六七百亿就能够"保供方"的。

现实的情怀和叙事，担负着这个时代很多人的期待。

实现"零差率"后，据说医院与药品销售的利益链被切断了，于是就完全实现了"医药分开"，医院的药房成了"雷锋工作室"、"雷锋药剂科"。媒体报道时，大都用了"医药分开"、"让利于民"、"取消以药补医"等字眼。起承转合，似乎没有一点疑惑的空间。

作为配合医改的正面宣传还可以理解。"暖云欲作桃花雨，一片阴从柳外来"——有一些阴影，其实是排解不开的存在。对患者、对医生的内心来说，可能都是辛酸和自责。门诊药房还是设在县级医院里，院长还是要每月、每季忙碌地"勾标"，药房主任还是要管药品采购，科室主任还是要上报所需药物品规，还有，医生处方的管理，有人统计药方中药品的销售，进院费、临床费一样不能少……"医药代表"可疑的身影，依然在医院中往返穿梭。

医和药明、暗等若干条利益链紧紧拴在一起还有时日。药品零售15%加价，只不过是切断了一条明的利益链——况且还有明扣转暗扣的路数。无论是葛兰素史克（中国）腐败案，还是其他药商贿赂案暴露出来的情况看，政府公关、医院医生，明的暗的所花的费用占药价构成的45%至50%左右，"零差率"削减的，只是很小的一部分。

我在一个县城与医生朋友交谈，他说设在医院门口的药店往往都与医院有关。比如实行"零差率"后，有些高价药就转移到了门口药店。医生让患者到指定的药店去买，而开设这些药店，往往都与医院或行政部门的领导有关。

很长一段时间，令人百思不得其解的是，许多专家、官员都似乎失去甚至放弃了思考的能力："零差率"究竟是不是医药分开？能不能解决"以药补医"或"以药养药"名义下滋生的腐败？

面对当下医和药缭乱混浊的现实，答案显然是否定的。正如鲁迅所说"比如你说屋子太暗，须在这里开一扇窗，大家一定不允许。如果你主张拆掉屋顶，他们就来调和了，愿意来开窗了"。我想，取消医院药品销售加成，至多只是开了扇窗——阳光是照不到角落的。

三

基层医疗机构与大医院取消药品加成不同。大医院取消药品销售加成的同时，往往在挂号费（医事服务费）上大幅度提价，实现"收费平移"，以保证医院收入不减少。先从后一种说起。

首先涉水试点取消药品加成的有一批三级医院。

比如北京市友谊医院、朝阳医院、儿童医院、同仁医院、积水潭医院等5家全国知名的大医院，从2012年7月1日起取消药品销售15%的加成，同时大幅度提高医疗服务价格。挂号费只是换了个名称，统称医事服务费，也在挂号时收取。普通号、副主任医师号、主任医师号、知名专家号分别提高到42元、60元、80元、100元。急诊挂号费收取 62 元 / 人次，住院费收取 80 元 / 床日。①

其实，这种冠以改革名义的提价缺乏理论依据。说到底，所谓医事服务费其实就是门诊的挂号费或处方费，而门诊属于初级医疗卫生服务。初级医疗卫生服务在社区诊所即可完成，世界上实行医保的国家，比如英、美等，全科医生的处方费都是统一的，没有必要再按医师的技术职称分三六九等。如果觉得 5 元、10 元低了，提到 20、30 元也就到顶，与"国际接轨"了。如果大医院处方提价，社区诊所怎么办？要不要接着提？

经这次大面积提价，北京的大医院门诊处方收费已经不低，甚至还略高于一些发达国家。一位医院院长说："只要医院的门诊量与过去持平，收取的医事服务费与过去的药品收入会基本持平。"②

普通号便是针对出校门不久的医生而设的。原先，在一些医院里有便民诊室，有的干脆在大厅里摆张桌子，挂个 5 元的普通号，长期服药的高血压、糖尿糖、高血脂等患者，觉得无需换药，只需拿原有的药方，普通医生就可以给你再抄一遍。而现在，抄一遍方也要 42 元钱了。副主任医师相当于大学里的副教授。一些发达国家公立医院对医师实行聘用制，签订合同后，医院无偿给医生提供诊室，不从医生身上提取费用。如副主任医师每天接诊 30 个患者，收费即为 1800 元。以每月 20 个工作日计，月医疗服务创造的价值达 3.6 万元，算得出来，即使缴完保险等费用后，收入也应该不菲。

几乎同时，深圳的"改革"步伐似乎迈得更大些。

从 2012 年 7 月 1 日起，全市所有公立医院 2962 种医保目录药品取消 15% 至 25% 的药品销售加成，实现进货价卖药。"此举旨在斩断公立医院业务收入与药品挂钩的利益链条，让公立医院回归公益性"，"患者到医院买药比此前实实在在享受八五折甚至七五折优惠"。

---

① 《北京下月起试点医事费，取消以药养医》，载《新华每日电讯》，2012 年 6 月 28 日。
② 李亚红、黄海：《医药分开能否破除"医生卖药"怪圈？》，载《参考消息》，2012 年 5 月 24 日。

2013年，上海郊区4家新建的大型三级医院也取消药品销售加成，同时医疗服务提价。几乎无一例外，取消医院药品销售加价，同时提高挂号费（医疗服务费），都被标记为"探索医院运营新机制"，"以医药分开为切入点的综合改革"。

有篇报道对北京几家大医院取消药品销售加成相当赞美，标题为《北京公立医院啃改革"硬骨头"》。如果将"收费平移"称为改革"硬骨头"的话，那这块"骨头"可是太好啃了，至少与"肉排"一样美味。

取消医院药品销售加成，目前正从基层医疗机构、县级医院向城市大医院扩展。同时，上述几个城市还分级提高了门诊挂号费、医事费和住院诊查费等，完善财政公立医院补偿机制。此次医院医疗服务提价后，除患者挂号费增加外，各地医保（主要是城镇职工医保）资金实行了兜底。如北京市的医保门诊"挂号"可报销40元。但由于门诊基本上用医保卡，也就是说用的是参保者个人账户上的钱。认为"可报销"便不增加患者负担只是一种说法，个人账户上的是职工自己的看病买药的钱，用完了就得自己掏，要进入统筹部分报销，还有不低的自费门槛。外地患者，或者没有医保的患者，到北京等城市大医院就诊，对费用增加的感觉可能更明显一些。

应该说，要体现医务人员的劳动价值，提高医疗服务费用，只要基本上在合理范围内，患者也是可以承受的。于是我们看到，医院开始放弃从药品销售中获取批零差价的复杂的做法，转向简单直接地提高挂号费获取收益。

这种医院药品销售"零差率"，是不是真正意义上的"医药分开"呢？答案恐怕不是那么简单。

有些电视台还专门制作了现场采访，找一两个看病的患者，把话筒伸到他面前问：大爷是否知道现在医院药房已经实行了"零差率"？你的药费是不是便宜了？

总有人在镜头前回答，过去每月要花费七八十元钱，现在便宜了五六元，计算甚至精细到几角几分。

有篇报道写道,北京一个老年患者每周都到友谊医院取"三类药"。2012年7月1日取消医院药品加成,实现零差率后,她"迫不及待"地"对比取消药品加成后的价格:艾司唑仑1.04元,开塞露0.65元,白芍总苷胶囊62.57元。真的都比过去便宜了。""她手中的卡片记录着三种药品过去的价格分别是1.19元、0.74元和71.75元。"①

一个叫左宝珠的老人"听说医院改革的消息","慕名到朝阳医院来买便宜药"。"我上次在别家医院开药,阿司匹林肠溶片是16.1元,在这里是14元;辛伐他汀片原来是48.7元,现在是42.25元……老人逐一比较后发现,这次开药总价是1300多元,他比过去多开了两种药,但总价竟比过去少了30多元,看来药价比过去便宜了不少。②

赞美不一定都提气。我从不怀疑几篇数字精确到小数点后两位的报道的真实性,但对比社会药店,就会发现医院多数药品的价格还是比较高,药店有税收、销售成本、人员费用、房屋租金等,这就值得想一想了。作为一个研究者,面对一个即使在城市大医院中,药品销售的乱象也没有得到根本性改观的事实,追问还是必要的。

报道说,"医生开大处方或不合理用药,将被处罚直至暂停处方权"。那么,比如后一篇报道中一次门诊药费开销1300元的老大爷,开了几种药?药量是一个星期还是一个月?这就值得问一问。按照卫生部制定的处方管理办法,在同一处方上,如果使用两种药效相似的药,用量不得超过一个星期,急诊处方不得超过3日用量,对于某些慢性病、老年病或特殊情况,药量以一个月为限,如果超过这个用量也属不合理用药。

这位老人是自费、居民基本医保、职工医保还是公费医疗?只有自费或居民基本医保的人,才对药价那么敏感,要把它记在一个小本

---

① 《北京取消药品加成药店面临洗牌》,载《经济参考报》,2012年7月6日。
② 李秋萌:《朝阳医院昨起试点医药分开》,载《京华时报》,2012年9月2日。

上加以比较。如果是公费医疗的话，药价高低根本没有意义，拿药的人也不在乎。

一次门诊仅药费就花了1300元钱，可不是个小数！从价格上看，医生开的药方中，辛伐他汀片和阿斯匹林肠溶片均为进口药，为什么不开同品种的国产药？这两种药国内大药厂生产的质量完全没有问题，而且，外国厂家也用中国生产的原料药。仅此一项，节省下的费用早就超过了取消药品15%加成的费用，而且这个价格与社会药店相比也没有什么优势。在日本，如果医生不做特别的说明，药师就可以在患者购药时换上低价的同品种仿制药。

友谊医院与北京其他六家三甲医院一样，将挂号费变成了医事费，分别由几元钱上升到42元、60元和100元，即使按最低一档医事费计算，每月就增加了一百多元。有一组数字能说明问题：北京友谊医院从2012年7月1日开始，实施"收费平移"，半年来，全院1670种药品全部实行进价销售，药品让利6900多万元。但提高挂号费（医事服务费）后，不仅在经济上没有亏，反而比原来多进账600多万元。

那么，这"羊毛"是出在"猪"身上吗？没有医保的人或者外地就医者，肯定自己负担药费。医保病人"报的40元挂号费，不受起付钱限制，刷卡就报了"。说得相当轻巧。医保卡上的钱原本就是个人账户里的钱，是自己买药的钱，平时到社会药店买药就可支付，根本不存在报不报的问题。

北京一位公立医院院长在汇报时说："如果静态算，取消药品加成，挪到医事服务费，医保要报销，大家觉得难以承受。""开始时有理由担心医保负担会增加。但试行中我们发现医保负担没有明显增加。"现在我们搞明白了，医保并没有用统筹部分报销，而是让个人账户的医保卡，即患者个人来负担挂号增加的费用，倘若找专家门诊，增加的60元则完全自负了。问题是，"收费平移"不等同于"医药分开"，也没有真正杜绝大处方、药物滥用，杜绝处方费等暗中回扣的利益链。对于医药卫生体制改革来说，实在算不上啃"硬骨头"，也许用"吃软饭"

比喻更加合适。因而基本可以认为，它不会使患者看病更方便或者更便宜，而只是医院内部增收渠道的一种结构性调整。

这里有一张北京某三甲医院的处方，其药品的价格显然比社会药店贵。2014年5月，我与北京亚运村名为"华辰一生"的社会药店作了比较，都是同一家企业生产的同品种、同规格的药品：

药品名及规格	北京某三甲医院	亚运村小区华辰一生药店	社会药店与三甲医院药价之比
科索亚（氯沙坦钾片）100毫克、7片	60.73元	48元	0.79
络活喜（苯磺酸氨氯地平片）5毫克、7片	37.5元	33元	0.88
拜唐苹（阿卡波糖片）50毫克、50片	71.20元	65元	0.91
万爽力（盐酸曲美他嗪片）20毫克、30片	54.51元	48元	0.88

从柜台药品所标的零售价上，社会药店可能与医院的药价差不多，药店通过会员价等方式降低药价，而办一张会员卡，只要报上姓名、电话号码即可，不收任何费用。由于市场竞争激烈，广东等地社会药店还经常举办各种促销活动，销售额达到一定数量的，享受进一步打折、买二送一等优惠，送洗衣液、洗发液、沐浴露、毛巾被，甚至还有莲子、薏仁米、红小豆等食品。

小区药店的销售额远低于大医院的药房，甚至不及医院药房的零头，有的可能连百分之一都没有，而社会药店的房屋租金、人员开支等费用远高于医院，可多数药店的药价仍低于医院，低于实行"零差率"医院的药房，这不应该问为什么吗？

四

其实，群众反应强烈的，是公立医院管理混乱，过度检查、大处方和药物滥用普遍，存在严重的收费黑洞，这有些类似于服务业的"宰客"，四川遂宁发生的医院对本医院医生的家属发出"天价医药清单"的时候，别说公益性，就连基本的道德底线也抛之九霄云外了。

事情经过并不复杂。代莉是四川遂宁一位普通市民，供职于遂宁市中心医院麻醉科。2010年底，代莉的父亲持续出现胃部反酸、腹部烧痛等情况，被送到遂宁市中心医院。代莉陪父亲入院后，很快做了胃镜和活检，两个检查结果均显示为食道溃疡，但性质不明确，不能确定为恶性肿瘤。但其主治医生说，这样大面积溃疡为良性肿瘤的可能性非常小，可能活检没有取中病变组织，如果继续检查，可能耽误最佳的手术治疗时机。入院8天后，在未确定为癌症的情况下，对代莉父亲进行了"食道癌"手术，食道、胃、脾等分别被不同程度切除，而切除品器官的病理检查报告仍然显示"只是溃疡，不是癌症"。手术5天后，代莉父亲由于呼吸困难，再次进行了气管切开术，前后出现肾衰竭，并发院内感染。[①]住院40多天后，患者不幸去世。

本来，这是典型的误诊，是一个医疗事故。也许，误诊和医疗事故在任何医院都很难完全排除，这跟医疗技术和水平有关。正像俄罗斯诗人格·热波里扬所说的"生者为死者合上眼睛，为的是死者把他们的眼帘打开"。老人去世后产生的医药费用清单，确实让我们见识了这家三级医院管理的混乱和逐利本能。幸亏代莉是这家医院的医生，她有机会拿到长达数十页、记载33万余元费用的清单，并把药品、医疗和护理费用归类，用专业的眼光进行仔细的清理和统计：

> 住院期间使用了10种抗生素，包括112元一支的头孢哌酮、

[①] 刘海、童方、萧永航：《当医院医生"背"上天价医药清单》，载《新华每日电讯》，2011年4月28日。

156元一支的万古霉素、196元一支的泰能、30多元一支的舒普深，有时甚至同时使用三种抗生素。2010年12月31日至2011年1月2日三天时间里，每天都产生12支万古霉素的费用，而医嘱上万古霉素每天的使用量是4至6支。代莉统计的医嘱和护理记录万古霉素使用量为52支，而费用统计是60支，差价1248元。

除了药物数量上的差异外，在护理上也存在重复和分解收费现象。如同一日的清单上存在"重症监护21小时，金额84元，特级监护42元"。而根据规定，护理费用上一级包含下一级费用，既然重症监护是最高级的，为什么还得特级监护？更让患者家属无法接受的是，患者1月29日凌晨4点去世，1月30日费用清单上显示按小时收的护理监护费用，居然收了21个小时。甚至在患者去世后第十天，清单上还产生一笔294元的"互联网划价西药费"。代莉说："我们都为爸爸料理完后事了，医院还在为他开药？"

即使面对这种混乱甚至黑暗，院方有关人员还在辩解："这种情况不是没有可能，有的医生在抢救和急救过程中来不及开处方，要等到医疗行为结束后再去记账。在这种情况下，一般会有延迟。"

一份由7个专家出具的医疗行为初步诊断结果显示，专家组认为，在治疗过程中使用10种抗生素，抗生素使用的针对性不强，欠规范，更换较高档抗生素没有明确依据。剂量偏大、使用不当。[1]

对一般患者来说，这一切真相可能永远石沉大海了。

对这次出现的医患纠纷，院方积极沟通，希望通过调解的方式化解。但这次"天价医药费"事件，与2005年末哈尔滨医科大学二院一位老人住院67天后死亡，花费550万天价医疗费用一样，再次暴露了医院收费的无底"黑洞"，那掠夺式的疯狂治疗见诸媒体后，令国人震惊与气愤。这次案件在新医改展开将近两年之后发生。正是这

---

[1] 刘海、童方、萧永航：《当医院医生"背"上天价医药清单》，载《新华每日电讯》，2011年4月28日。

些"天价医疗费用",一再击穿了公立医院等同于公益性医疗机构的"神话史观"。

面对每天都在发生的不合理,甚至天价的医药费用,人们还在讨论能否将几角几分的"基药"价格再压低些,医院药房实行零差率后如何补偿,就像对着一个个"大西瓜",大家一起聚首研究如何"捡芝麻"一样,不是有些可笑吗?

五

回到药品销售上来。"零差率"在国际上是否通行?

"零差率"是一个利润归零的极限概念。我国怎么会采用行政规定强制推行?根据经济学的原理,药品在生产流通消费的过程中,会出现收益递减的现象,但如果继续沿着这个思路往下想,就可能出现"过犹不及"。用行政方法财政拨款补贴医院和药房,推行"零差率",客观上"隐去"药品零售的交易成本,实际上大大增加了行政成本,扰乱了市场的价格信号,最终会毁坏医药市场的正常竞争与销售秩序。

像日本,患者拿着处方在社会药局购药,健保机构则付给药局药事服务费,拿着同样处方在医院购药则没有。当然还有其他比较复杂的计算方法,使医院门诊设药房或药局的成本高,无利可图,多数门诊药房都与医院剥离了。医生从处方中获得回扣要受到严厉处罚。日本等一些发达国家主要实行的是直接税,药品生产也不例外,在生产过程中很少征收税费。患者在药局买药,药价后面还要加上百分之几的税收,都标得清清楚楚。药品如果过期失效或者没有卖出去,就不产生价格,没有价值。很难理解,政府为什么还要通过对没有价值的物品征税,而且这些税费最后还转嫁到患者身上。

设不设药房,关键在于将药房定位成医疗服务的控费中心还是营利窗口。香港等城市医院,公立医院门诊一次收费45港币(含常规检查化验费用),每种药加10港币,最多一次门诊医生开具处方药不超过5种。所以每次门诊总计费用不会超过百元。内地哪一家大医院能做到门诊治疗检查化验加药费，一次控制在百元以内的？

这就很好理解了，为什么说香港公立医院药房是控费的关键，而不是营利中心。所以香港公立医院能尽量少给药就少给药，一周能治好的病，绝不会给一个月的药量。

应当肯定的是，倘若在更宏观的视角上，把调整收费作为医院门诊药房"医药分业"的一个过渡性阶段来考量，使医疗服务收费更趋合理，从而体现医务人员的劳动价值，确实有其作用。

如果以为从基层医疗机构到大医院药品销售"零差率"，收费平移后，以药养医已经废除，"医药分开"已经实现，公立医院改革大功告成，改革就此止步，那很可能酿成大错。

24　谈医生的自由执业

一

2009年新医改方案提出积极探索注册医师多点执业。其实，医生多点执业应该是现有公立医院制度下引导医生最终走向自由执业的第一步——像鸟一样，先拍拍翅膀试飞，在笼子周围转转，最后喜欢飞翔的就让它飞吧！

新医改方案出台后，各地也陆续出台了一些鼓励医生多点执业的措施，媒体也积极配合，最后好像曲高和寡。

几年来，社科院专家朱恒鹏不断倡议医生"自由执业"，但应声者寥寥。最近，深圳市卫计委医政处负责人亦声称，"自由执业来深圳是最好的选择"，[①]这已实属难得。

业内有识之士认为，开放"医生自由执业"只是时间问题，让医生流动起来是大势所趋。蹚过公立医院从业这条日渐混浊的河流，冲破名缰利锁的羁绊，摆脱困境，才能到达自由职业的彼岸。

自由是宝贵的。

写下"自由"两个字的时候，总感到有些别扭和生疏，甚至，还掠过一丝不安。

我们许多年来习惯于在体制内生活，习惯于人是螺丝钉的说法，

[①] 钟鸣：《放开"自由执业"宜早不宜迟》，载《医药经济报》，2013年7月5日。

似乎已经丧失了对自由的渴望和感觉。人的劳动和创造不是资源,劳动力是没有市场的,计划无处不在。招工需要指标、农转非也需要指标,大学毕业后由国家分配。个人换工作是因为组织调动,而非辞职或另谋职位。人的一生都处于体制内。大约从小学开始,包括家庭出身、政治表现、组织结论等个人档案,如影随形,伴随终生,但上面写着些什么,自己始终无法见到。

于是,生活不再是一个变动的形态。多数人终生只在一个城市、一个单位,甚至一个岗位上工作,这也是火红时代的精神逼厌。在高度命令型计划经济的情况下,社会的发展也近乎停滞。

时代在变。劳动力市场、人才市场的出现,自由择业和自由执业的概念都是出现在改革开放之后。20世纪80年代我国恢复的律师制度最早与体制分离,律师成了自由职业者。市场给就业展示了广阔的前景,人们也变得越来越不愿意在工作单位的管制下生活。

"行医、行医,医恰恰在于行"。多点执业的本意是为了调动医生的积极性,增加医生的收入,同时让患者就近得到高质量的治疗。医生从固定一处坐等病人,向多点行医转变,向主动走向患者群体转变,放开搞活医生这个医疗服务最大的人才资源,这成了引起社会广泛关注的新亮点。

顾昕说,"很多医生对于'自由职业'这个身份感到困惑,以为指就是没有工作单位的个体户。多点执业,成为自由职业者,意味着医生被迫四处兼职。在这种意识的引导下,很多医生对于'自由职业'这个身份感到恐惧。""这些困惑、恐惧或者失落感,一方面来源于误解,另一方面也来源于计划经济时代在人们心目中塑造的某些根深蒂固的等级观念。"[①]这有一定的道理。

我最早接触到自由职业这个词,大约是在小学快毕业时。此后几

[①] 顾昕:《事业单位体制似鸟笼医生遭禁锢》,见长策智库《全民医保与公立医院改革文集》,2013年1月。

十年里，每次填写个人表格，在家庭出身这一栏里，填的都是自由职业——这也是土改时的家庭成分。

母亲常说家里"上无片瓦，下无寸土"，日子过得相当艰窘，"一箪食，一瓢饮，在陋巷"。这个成分与祖父的职业有关。祖父生于1900年，是黄岩中学最早的国文教员之一，他精于中医，业余时间为人看病，好像还兼任过一两年校医。20世纪30年代，还曾任县国医公会会长，针灸学校的教员。在讲究阶级斗争的年月，自由职业家庭成分大抵劣于城市工人和贫民，甚至还不如小商小贩和职员，令我很不爽。我很久以来都有疑问，父母都是中学老师，为什么不是职工或职员？后来才渐渐明白，虽然不开诊所，只因为祖父是当地名医，大家都在一个大家庭中生活，家庭成分便划成医生律师一类个体职业者。出身上的歧视，与顾昕教授所说的对"没有工作单位的个体户"的偏见，以及"计划经济时代根深蒂固的观念"有关了。

晚年祖父已不再教书。梧桐覆井，橘树藏门。老屋有两间书房，一间窗下有个特制的大书桌，上面摆着砚台、毛笔和碑帖。祖父是当地有名的书法家，晚年抄写医案、医书成了他的乐趣，手抄的多达数十本。他抄写的《伤寒论》、《金匮要略》等医书，清一色的小楷，功力极深，出版社的朋友见过后，建议出楷书字帖。家里的客厅则兼诊室，常有人来看病，但多是熟人或朋友介绍来的，有不少是农民，有时祖父还给乡下来的患者提供食宿。那时好像从未听过医闹之类的事件。县城里的药店老板都认得他写的字，也不存在无证行医的问题。家中院子里种了好多种草药，像天冬、麦冬、三七、淮山、菊花等，祖父还自制一些膏药和中成药，如"雷击散"等。他88岁时抄写的楷书《般若波罗蜜多心经》，令人叹为观止。祖父91岁高龄时去世，无病无痛，有如高僧入定。

我惊异于那一代人的爱好和职业上的自由，还有心态上的平和。原来，医生不仅能多点执业，还可以业余和兼职。我也惊异于那一代知识分子在学术和心灵上达到的高度。

从固定在一处医院,长达几年甚至几十年的"定点执业",到多点执业,再到医生可自由执业,似乎是逐步放开搞活医生这一最宝贵、最重要的医疗资源,使他们自由发展,充分发挥才能,形成医疗人才市场的合理稳妥的路径。而这将是医疗资源中最深刻的结构性变动和解放。

几年过去了,医师多点执业的现状如何呢?

二

新华社不久前发了一篇报道,对此作出了回答,称医师多点执业"进展并不乐观"。"官方兼职遇冷,而私下走穴依然繁荣"。

报道说,"北京截至2013年6月,注册受聘多点执业的医生共1083人,仅占所有医师的1%多一点。""试点以来,深圳只有36名医师申请多点执业,江苏全省仅200多人申请,且多为退休专家。""浙江自2012年2月试行以来,前半年只有几十个医师注册。今年注册虽突破2400人,绝大部分是医院组织的帮扶行为。"就是说,不是医师个人的自由选择,而是院方组织的对口交流,卫生行政部门称这是"被动的多点执业",并承认对"调动医生的积极性作用不大"。原因是"医院忧'肥水流外人田',医生怕枪打出头鸟"。

报道还说,从全国来看,经批准实行多点执业的很少,暗中走穴的医生很多。医学论坛丁香园网站上一项3000多名医生参与的调查显示,55%的医生认为所在的医院医师走穴现象普遍,近三成医师表明自己曾经走穴。

我在审读《民营医院蓝皮书2013》的稿件时,也看到关于医生多点执业相关政策的解读,条文繁复、细致具体。但表述也仅止于此,

---

① 周婷玉、张乐、李亚红:《医生不愿多点执业,"飞刀"走穴暗流涌动》,载《新华每日电讯》,2013年9月21日。

缺少数据支撑和典型、丰满的例子。但未想到，实施起来效果不显。

比如温州市，向以改革先行、先试而闻名。作为唯一"国家级"社会办医联系点，温州市鼓励公立医院和民营医院之间医生双向流动，民营医院医生可参照公立医院标准参加事业单位社会保险，当地公立医院在编医生转到民营医院后，如果想回到公立医院，办理简单手续仍可回去。为了从根本上打破公立医院与民营医院之间的人才流动渠道，温州正在尝试逐步将"编制管理"转为执业管理，将医生由原来的"单位人"变为"社会人"，医生只要有执医资格就可以在公立医院、民营医院之间自由流动，引导公立医院医师开展规范的"多点执业"，一个人可以在公立医院、民营医院两处执业。民营医院也抱怨"人才流失"。温州曙光医院院长金叶道说，民营医院好不容易培养出来的实用人才，通过社会招聘流向公立医院，为他人作嫁衣裳。[①]

尽管温州政策的设计者抱有美好初衷，医生在多点执业上应该没有障碍，可进可退。但是，与温州的民营经济不同，民营医院热火朝天的景象并没有出现。业内人士坦言，这与教育系统的人才制约相似，事业单位的管理体制没动，医院单兵突进，改革则因体制的束缚难以深入，一些政策具体执行起来有难度。

反差如此强烈，问题究竟出在哪里？

先从文件上多点执业的表述说起。

新华社的报道说，"医师多点执业是指有一定资质的医生，在完成本职工作任务等条件下，在多家医院看病、做手术，其实就是医生兼职行医。"这大约也是卫生行政部门的观点。

其实，这种对多点执业的定义似乎就有可商榷之处。多点执业下，医师在何处执业并无主次之分。如果医院实行了真正的聘用制，每周在甲医院工作3天，在乙诊所执业2天，都是医生的本职工作，怎么

[①] 薛伟：《温州社会办医调查》，见《中国民营医院发展报告2013》，230页，北京，社会科学文献出版社，2013。

可以说在诊所或外出会诊是"医生兼职行医"？如果细细思索这些表述，实际上还是把医生看成是"医院的人"。比如拴在树下的羊，吃草的范围是有规定的，现在把绳放长一点，你可以吃其他几株草了，但还是被绳子拴住，不能乱跑。

正是由于"种种原因"，多数公立医院体制内的医生未敢迈出勇敢的一步，选择了沉默，在爱这个职业的同时，也尝到了浓烈的苦味。医生一直在晋升、职称上焦虑，不断在收不收红包、药品回扣上纠结，还要面对随时可能出现的医患纠纷。

三

在医疗服务行业，医生无疑是最重要的资源，是最宝贵的生产要素。

历史往往具有讽刺性。中国的现代医学已经多年缺乏创新，一直停留在引进技术的水平。当下的技术、设备、新药、耗材，哪一个不是来自发达的西方国家？缺少创新的根本原因，是否有体制机制的束缚？事实上，令人气馁的是，在医学、药学的创新中，我们没有迈出下一步。"马和骑手有许多解剖学上的共同特点。然而，是人骑着马，而不是相反。骑手就是一个很好的例证，因为人并非生来就要骑马。"[①]但如果不冒从马背上摔下来的风险，建立宽容失败的机制，就永远也学不会骑马。

我接触过很多医生朋友，大凡好医生都向往自由职业，能像西方发达国家的医生那样，无论在医院还是在私人诊所工作，环境舒适优美，诊所离自己的住处不远，日子过得富足而顺心。医患之间可以学问、医术、道义甚至邻里友情相期。

新医改一再提出要"强基层"。

[①] 雅可布·布洛诺夫斯基：《人之上升》，219页，成都，四川人民出版社，1988。

可基层缺少好医生。

如何让医生到基层去？

看看国外。美、英等世界多数国家医疗服务的重点在基层，主体是独立执业的医生开设的私人诊所，医生可以多点执业。诊所医生与医院的协作关系主要体现为签约。医生与医院关系也是如此。签约医生参加医院的医疗活动，或介绍陪同自己的病人到医院检查、住院。

我国的情况恰恰相反。小病大病都要去医院，都要找高水平医生看，几乎所有的大医院都拥挤不堪，乱哄哄的，如同赶大集，这不仅要耗费患者大量时间，也造成基层医疗资源和社会资源的巨大浪费。

怎样"强"基层？增加设施投入，给乡村医生发放补贴，培训全科医生——缺少患者就医，能培训出来好医生吗？中国医疗卫生体制下的人才死水一潭，朝野分明，官民两隔，上下并不流动，即使偶尔有医生下到基层，也不愿意留下。

虽然医改到了最微妙的时刻，公立医院也未必处于剧变的前夜，有些意义还需要更多的时间考验才能显现。农村社区医院被视为异域，但对当地情况还是熟悉的，因为不少医生原本就来自农村。有志者也许会从中看出曙光，作一探索之旅，这便是医生多点执业的动因。

应借鉴国企改革、政府事业单位改革，允许大医院医生在一定年限内停薪留职，到基层创办私人诊所，还可以考虑利用部分建设乡镇卫生院和城市社区卫生中心的财政投入，让医生"带资"下基层开设诊所——补贴基层医生，总比用巨资补贴购买高价电动汽车好，这样设施和医生就同时都有了，比光筑鸟巢却引不来凤凰好。

自然，城乡有些差别，政府要通过购买服务的办法，给乡村医生补贴。几十年后，当发展浪潮一波又一波地卷过，多数乡村也会和城市一样发达，更适宜居住，城乡二元体制终究要破除，那时富人会移居乡下，农村会需要更好的医疗养老服务，这不会是神话。

中国的现实是严峻的。

优质的医疗资源集中在大城市，特别是好医生集中在大医院里。

像北京，仅三甲大医院就有100多家，其中有不少顶级的专科医院和教学科研型医院。随着经济发展，患者对医疗服务的要求提高了，再加上疾病复杂化，患者纷纷向城市的大医院集结。于是，城市大医院无论门诊还是住院医生，都不堪重负。

医师的自由执业，可大大优化这一资源的配置。中国社科院医改研究专家朱恒鹏教授说："我真希望医生理解自由执业的重要性，没有自由执业，没有自立，没有自强，没有尊严。"虽然说得有点重，但大体是正确的。

好医生想走出去，却出不去。

患者想进大医院，却进不来。

现在，各地名医专家多点执业，一般都由个人向院方申请，经所在医院同意，到卫生行政部门办理注册批准等手续，因此所在医院的态度成为关键。这些行政批准"程序"，实际上使多点执业成为好看而不叫座的"演出"。

不像走穴飞来飞去，只是快闪一族。如果专家名医长期多点执业，可能会选择在当地，这会对医院构成"竞争"。有医院院长坦言，如果医生多点执业，到处乱走，我们医院怎么管理医生？再加上大医院的领导与地方卫生行政部门也非一般关系。报告送上去了，不管是否批得下来，都会使领导对此人产生负面看法，在当地行医还有好环境的？

很少有人自愿与带来名誉、地位、利益的体制，与舒适的生活轻易告别，尽管有愤懑也有怀疑。烟波有孤客，傍湖蒲草肥。不管暴风雨是否袭来，总会有勇敢者迈出第一步。

四

自由，是医药卫生文明中不可忽视的因素。

对执业的自由选择，能带来灵感、创造性，孕育新的知识，提高道德水准。当然，与个人职务升迁、职称评定无关，它建立在个人对理想的追求和投入，以及从业群体的协作性和整合性之上。在国外，多数会诊都是由相关的民间专业组织完成的。

在计划经济时代，原先私人医生要么联合起来，成立集体所有制医院，要么组成联合诊所，大家都按时上下班。雪霏霏，风凛凛。那个时候，没有公职的个体医生被歧视，大抵与江湖郎中游医相似。但是在历史上，中国也曾经和世界各国一样，允许医生自由执业。

哈耶克在他的《法律、立法与自由》三部曲的第一部中把自由定义为"每一种个人都能用他的知识为自己的目的服务的状态"。他还说自由意味着"一个人始终有可能按照他自己的决定和计划行事"。医疗服务的知识性和特殊性，基本上无需土地、厂房、大型设备等，使医生的自由执业成了常态。

中国现行法律的制定与修订，大多由政府部门主持，由政策法规部门的官员调研、起草，然后开始走程序流程，最后提交人大通过。1999年实行的《中华人民共和国执业医师法》规定，中国医师实行执业注册制度，医师只能在一家医疗机构进行注册执业。2009年4月中央相关文件提出鼓励医生"多点执业"。[①]从法律角度说，这个文件提出的医师"多点执业"，与《医师法》还是有抵触的，"法"大于政府的文件。现在有人提出，中国的改革要"依法"进行。就医生的多点执业改革来说，如果"依法"，便寸步难行，只得作罢。

在医疗文化的巨大陷阱里漫游，思想观念上浸淫既久，人们常把浮层初识，相比世间百态，见怪不怪了。但是在现实生活中，职业医师"私自"在多家医疗机构"行医"的现象普遍存在，上至医院院长、科主任，下至稍有名气的大医院医师，都相当忙碌，飞来飞去、车接车送地去"会诊"。对此，大医院的名医们尽量不露声色，暗自加劲，

[①] 见中共中央国务院发布《关于深化医药卫生体制改革的意见》中发【2009】6号，和《医药卫生体制改革近期重点实施方案（2009—2011年）》，国办发【2009】12号。

这被人们称为"走穴"。这就有些像上个世纪七八十年代的计划经济和市场"双轨制"时的"星期六工程师",在国有企业、科研院所和乡镇企业间"飞来飞去",也是人才市场的"中国特色"。

五

不同于律师和驾照,只要考试通过就可以取得,中国医生要取得执业资质,得先有执业地点;如无执业地点,便无法取得医师资格。这就注定医科大学的毕业生要先到医院就业。

当下,医生大都是单位内的人,这个单位就是公立医院,是参照公务员的公益性事业单位。如同官场,某些官员在公务与市场中,紧张繁忙,或左右逢源,或获益分肥,或无所事事,"铁饭碗"内没有稠的,也能喝上稀的。但一脚踏进,如同被抛进惯行的车道,日复一日,往往不再新奇,也没有了坚守。

在医院里,一是走技术职称的路;另一条就是行政管理,科主任、副院长、院长和书记。当上了院长、副院长以后,直入仕途并不难,如卫生局长、厅长司长,甚至部一级的领导岗位,弃医从政,都有转型成功的先例。千百年来,医官常有,而华佗、扁鹊、李时珍不常有。

据相关医师组织调查,认为医生因工作强度大、收入低,不愿自己孩子学医的占80%。有评论者说,现在每年医科大学毕业生约60万,最后在医院从业的人数不到15万。事实是否果真如此另当别论。但不管医学博士、硕士,都千方百计进大城市的三甲医院,基层医疗机构却鲜有人问津,这颇有些像大学毕业生报考公务员,或进垄断行业的国企就业的情景。

尽管近年来城市大医院规模不断扩张,到这些医院工作还是有不少难度。据了解,进省会一级城市三甲医院就业,一般要花费10万以上,内科与外科不同,能在外科等安排工作的费用更高一些。如果说前几年还有医生转向医药行业,搞销售办企业的话,这几年来已经相当少见了。对公立医院的行政控制，对医生的行政化管理，其实并没有减少。大池之内游弋，虽无波澜，亦无风险。

医生职称、医疗服务技术的"定价"等等，都是在医院里完成的。比如北京最高百元、最低42元的挂号费，是根据医师的职称确定的。倘若医生自由执业，技术职称就没法评定。

而在国外，全科医生都没有技术职称，是否有名望由患者来认定，无需借助学历职称等提高知名度，医科大学虽有教授、副教授，若未取得全科医生资质，也不能单独执业。我在英国一所大学与教授座谈，他还特意提到自己有全科医生的证书，可以给人看病。

毕竟，医疗服务供给和社会需求的平衡，还是要靠医务人员：医师和护理人员。只有运转有序、充满活力的人才市场和机制，才能满足关于现代医疗的成千上万个决定，计划和公立公益机构的供给，永远达不到这样一个程度。

所以，深化医改，推动医疗服务的去行政化改革，将会极大地解放公立医院、医生、医药和设备等资源。

有消息说，国家卫生计生行政部门已经决定让深圳成为国内自由执业的试点城市。深圳目前正在草拟方案，计划突破过去执业只能选择三个地点的限制，而且不再需要与单位签订协议，医生只需在网上备注即可多点执业。"深圳这种对自由执业阶段性开放的过程，奇快无比，而且一步到位。原来要求第一执业单位协议同意才能多点执业，现在这种对自由执业有致命打击的规定也取消了。只要在网上备注即可多点执业，更是医生过去想都不敢想的待遇。"[1]

彼此当年少，莫负好时光。毕竟，青年人越来越不愿意由别人来告诉他们怎样生活和工作，特别是一个受过高等教育的专业群体。关山重重，积雪初消，前路崎岖，自由执业的先行者要有相当的勇气和能力才行。

---

[1] 钟鸣：《放开"自由执业"宜早不宜迟》，载《医药经济报》，2013年7月5日。

25　有无必要设立"医强险"？

深圳市正在酝酿设立"医强险"。据报道，这个强制性保险类似于机动车交通事故责任强制保险的"交强险"一样，是带有公益性的险种。

据说，这个医疗执业强制保险制度已经酝酿了六年之久，保险公司以保本微利为原则测算保费。此后每年根据上年度的实际风险状况调整保险费率。据中国医师协会风险管理专业委员会副总干事邱蓬鹭透露："由于国内目前没有建立医师执业的风险数据库，因此我们的设想是，所有医生先按统一的费率购买保险。每份医生执业责任保险的费用每年不超过2000元，保额过百万。"[1]

"保额超过百万"便有些像保险宣传广告。什么样的医疗事故能获得如此巨额的保险赔偿？是致死还是致瘫？

虽然，获得赔偿的医疗事故概率总体上并不高，但从今后发展的方向看，为执业医生设立第三方保险还是必要的，这确实是国际上独立执业医师的通行做法，方便从经济上解决一些医患纠纷。因为医生主要在私人诊所、基层医疗单位执业，若出现重大的责任事故，没有第三方保险，可能会导致倾家荡产。但一般说来，国外若出现一两次高额医疗赔偿的事故，责任方医生就付不起执业投保的费用，只好改

---

[1]《深圳年内或推"医强险"》，载《深圳特区报》，2013年7月12日。

行了。这也是医生敬业和责任心强的原因之一。

中国如何设立医生的执业险种？国际上有现成的经验可供参考，而不应当参考"交强险"。医生执业人均强制每年交保费2000元，特别是在医生收入普遍不高的情况下，这时，要求深圳全市3万名医生、全国几百万医生——包括住院医生和实习医生——参加个人执业强制险，便有些匪夷所思。

第一，是否所有医生都要有个人的执业责任险，这就大有疑问。一般地说，国际通常的做法，是指独立执业的全科医生需要上执业的责任险——因为私人诊所执业地点与个人是合为一体的，就像私家车人车合一一样，上保险的是个人。而住院医生和实习医生则不必上个人执业险，而以医院为主，统一上责任险就可以了。而中国，公立医院是事业单位，医生不是自由职业者，是准公务员，公立医院还没实行真正意义上的聘用制，医务人员是"单位里的人"。所以统一上保险、医疗事故也由"雇主"主要承担，恐怕是比较合理的，就像给公车上交强险，不必给驾驶员上保险一样。

第二，交强险的投保实际上为车，而且车和人是分离的。就是说，出了交通事故后，对负有事故责任方而言，保险公司根据事故来赔偿。一般封顶线为10万元。造成重大伤亡，赔偿超过这个数额以后，不管是经济赔偿还是刑事责任，都由责任方自负。

而"医强险"是指医生对医疗事故后患者的伤残或遗后进行赔偿，事故的鉴定便有很大的不确定性。外科、内科、内分泌、中医科、放射科、急诊室、重病监护……各个科室医生执业的风险大不相同，如果按统一标准来交保险费，便不甚合理，这就像一个人如果仅有驾照而不开车时便没有风险一样。

虽然"全覆盖"降低了保险的赔付风险，但买保险毕竟不是买豆腐。深圳3万名医生年执业险保费总计6000万元，倘若基本用于责任事故赔偿的话，那么，医生的职业不是治病，而可能是谋杀了。另外，以风险之名，强制行业所有从业者买保险并不妥当——对于"交强险"

是否合法，至今质疑声不断。比如对未上交强险车辆——包括过期而未接续的处罚，以北京为例，罚款为年买交强险金额的2倍至5万元，这些罚金全都进了交警队，都用在哪里了？有没有权力寻租之嫌？

中国哪个职业没有风险？开吊车的，扫马路的，甚至火锅店都可能发生煤气爆炸造成顾客伤亡，类推下去，是不是每个行业都要买职业险？

中国保险服务业总体上乏善可陈，"交强险"也引入了市场竞争，车主可以自己选择不同的保险公司。更重要的是，现在对医疗责任的鉴定，缺乏像交警那样的有公信力的权威事故鉴定和处理机制。

有大无小，有小无大，都有失偏颇。在医患关系始终得不到缓解的今天，这几年来公安部门在二级以上医院设警务室，建立第三方调解机构等，已经做了不少工作，江湖与庙堂等手段似乎都已用尽。增加一条路径也是可以的。说到底，医生的执业保险应和医疗卫生服务体制的改革同步推进，应和医生的多点执业、自由执业同步推进，以及与建立第三方医疗事故鉴定制度同步推进。

国外的医师协会是"同业组织"、民间组织，中国则不然，是准官方机构。

值得注意的是，若医师协会与国有保险机构联手，通过行政的办法要求所有医生上执业险，本来惠及医患双方的命题，很可能又会在"执业险"旗号下，形成新的利益格局，穿白大褂群体的头上，"安全帽"没有摘去，又戴上了"紧箍咒"。

26 医患纠纷与医患对抗

一

近年来，暴力伤医事件时有发生。2013年10月，国家卫生计生委和公安部联合发文，要求二级以上医院"每20张床位配一个保安，或按日人均门诊量千分之三的标准配备"。规定还提出，保安人员的数量应当遵照"就高不就低的原则"。通过人防、物防、技防三级防护体系构建"平安医院"，防止恶性医闹。①

此消息见报的次日，新华社《新华每日电讯》发表了一篇署名文章，指出"保安护院解不了医患困局"，"不信任医院和医生，是很多患者普遍存在的一种情绪，其实医患矛盾突出不仅仅是医生和患者之间的事，因为医院和医生以医疗制度代表的形象出现在患者的面前，因此患者对他们的普遍不信任，实际上也折射出患者对现有医疗体制的不信任。"评论坦言，"戒备森严、保安林立的医院，充其量不过渲染了医患关系的紧张对立，但这种威慑作用的效果颇值得怀疑。"②因为医生面对的患者几乎是一个包括不同等级的社会，有困扰的是，常常难以建立一种更可预测的关系。

真是不幸言中。

公文发表十多天后，浙江台州温岭第一人民医院发生了一起因医

---

① 国家卫生计生委和公安部《关于加强医院安全防范的系统建设的指导意见》。
② 赵志疆：《保安护院解不了医患困局》，载《新华每日电讯》，2013年10月24日。

患矛盾发生的故意伤害事件。该院门诊管理处副主任耳鼻喉科主任医师王某某经抢救无效死亡，另有两人受伤。

这一恶性袭医消息经媒体披露，引起社会广泛关注。一个无可争辩的事实是，在社会上群体性事件越来越多的背景下，医疗领域也不例外。医患纠纷升级，古典的为医之道被防范患者带来伤害的风险，以及对暴力的恐惧，逼至终结。这些，既是个人和家庭的悲剧，也是全民的悲剧。

温岭是中国大陆最早迎来新世纪曙光的地方。突出在东海之上的石塘小镇曾经吸引无数人对辽阔大海的向往。台州的开放与发展，老板和富人比例之高也曾令当地许多人心高气傲。但应当看到，在这片财富的土地上，仍有脏水在流淌，有仇恨在生长。

全社会都应对造成医务人员伤亡的暴力事件加以谴责。事件的经过是清楚的，刑事犯罪的性质也一目了然。但我更愿意把它看成是一个偶发事件，不具有普遍的意义。虽然这起案件发生在医改取得重大成就，和医患纠纷普遍居高不下的大背景中。

我想起《剑桥插图医学史》中的一段话："后现代医学被病人日益增长的不满情绪所困扰。……当病人对新药感激不尽的同时，对开出这些药的医生也越来越不满意。对医生医疗不当的控诉接连不断，这种医疗不当一般被看成是医生的冷漠和骄傲自大所致"，"不能满足病人心理需求的医疗行为，导致了一个天大的讽刺。正是在这个时期，科学把成功授予烦扰人类的大量疾病，医生头上的胜利桂冠被摘走。对立情绪也进入医患之中。"[①]看来医患信息不对称，医生致命的自负引发的彼此不信任问题国外也有，远谈不上和谐。正如我们所知道的，曾经听诊器（医生）和方向盘（司机）一样，是许多人羡慕的职业。在20世纪70、80年代，虽然中国的医疗技术和检查设备大大落后于发达国家，但医生和患者及其家属相处也还不错，关系总体

---

① 罗伊·波特：《剑桥插图医学史》，153页，济南，山东画报出版社，2007。

是健康的、明朗的。与今天相比,少了许多猜疑、肮脏、戾气甚至血腥味。

这些都并非久远的逝事。

有一组数字,滚烫得令人不安:2012年全国共发生恶性伤医案件11起,共死亡7人,受伤28人(其中患者及陪护人员11名、医护人员16名、保安1名),涉及北京、黑龙江等8省市。据卫生部统计,每年有一万多名医生被殴打。以下只是其中少数恶性伤医事件——

2011年9月,北京同仁医院,耳鼻喉科徐文大夫被患者追砍21刀;

2012年3月23日,哈尔滨医科大学附属医院,硕士实习生王浩被患者刺死,另有3名医生重伤;

2012年4月13日,北京大学人民医院,耳鼻喉教授邢志敏在看病的诊室被刺成重伤;

2012年4月28日,湖南衡阳第三人民医院(结核病院),33岁女医生陈好娜,在值班时因患者不满治疗效果,被连捅20多刀后残酷杀害;

2012年5月15日,泸州医学院附属医院心胸外科一医师被患者打破头,砍10余刀,1名保安被打断腿,2名护士被打破脾;

2012年11月,安徽医科大学附属二医院泌尿外科护士长戴某被患者砍死,另有4名医务人员被砍伤;

2013年1月29日,内蒙古包头女医生朱玉飞出诊,被一个患者的丈夫砍死;

2013年4月29日,河北馆陶县医院女医生王萍被患者家属所逼跳楼身亡;

2013年7月10日,北京安贞医院4名护士被患者家属打伤,其中3名住院;

2013年9月23日,湖南中医药研究院六诊3名护士被刀砍伤,其中1名重伤;

2013年10月20日,上海中医药大学附属曙光医院,因患者家属怀疑医院治疗不力，发生粗暴打砸事件，对在场医务人员拉扯打骂，将重症监护室搞得一片狼藉。

接下去，就是2013年10月25日浙江温岭市第一人民医院和2014年2月15日齐齐哈尔北钢医院发生的2起袭医致死案，都发生在医院的耳鼻喉科，凶手分别为33岁和19岁，均因慢性鼻炎手术医治后的手术问题引发。

……

那些医疗史上令人伤心和寒心的血腥报复和杀戮，那些曾值得同情的贫病交迫的患者，怎么竟摇身变成丧尽天良的杀手？任何一个民族的医疗史上，只要曾经发生过这类"恩将仇报"的罪恶，就永远值得我们反省，是什么分离了本来应紧密相依的两个群体。——是"羊"误觉得受到了"宰割"，或者有些"羊"的基因中就带有狼性？

可能暴力倾向就潜藏在我们每一个人身上，它一旦爆发就令人震惊。问题是我们怎样警觉、发现和管控这种倾向？

学者姚中秋认为，医患不信任由来已久，它的直接表现就是医患关系紧张。既然双方关系紧张，那么肯定双方都有责任。这种不信任、紧张，其实是社会人际关系普遍趋向冷漠、紧张，甚至对立的一种具体表现。但是，就事物的性质而言，医患关系紧张最主要的原因，还是医院治理结构的扭曲及整个医疗体系治理的混乱，其直接后果则是医生收入之扭曲与混乱，而这种收入扭曲反过来影响医生的心态，激化了医患关系。归根到底，是医生淡忘了自己的角色，匮乏医生伦理。[①]姚中秋并非研究医改和卫生经济学的专家，他擅长制度经济学与儒学，翻译了不少经典作品。由于有较宏观的视野，对于医患关系的分析切近了问题的本质。我想，许多有过就医和住院经历的患者，对此也有同感。

央视评论说，"医患矛盾积弊很深"，但没有说，究竟是医疗体

[①] 姚中秋：《美德·君子·风俗》，206页，杭州，浙江大学出版社，2012。

制还是患者道德水准"积弊很深"？

医疗技术发展了，检查设备先进了，社会对医生的信任却减少了，医患关系却崩坏。我还是按捺不住久藏的疑问，是否今天中国的医患关系，已经到了"最危险的时候"？

在一些地方医院里，有单刀直击的歹徒，有破坏医疗秩序的"医闹"事件，"职业医闹"这一名词还被写进政府反恐防暴的文件。好像中国诸多服务业中，只有不良的就医者才有这样的贬义称谓，此名词与"上访专业户"、拆迁"钉子户"相似。据说，此类人物古已有之，比如《水浒传》中的"泼皮"、"市井无赖"，顽劣乖张，惯于趁火打劫。

有报道说，一些医患暴力事件往往引发群殴现象，患者、家属、陪护人员和医护人员互有伤亡。这种混乱场景一旦发生在需要安静有序的环境的医院里，显得突兀。

别让猜疑、仇恨和诋毁的浪潮吞没人类的信任和良知。我深知有时媒体的舆论大棒挥舞自如，毫不留情。我对"职业医闹"这一提法深表怀疑。有没有长期专靠闹医院、医生为生的职业群体？有多大规模？如果有，为什么医院有那么多医患纠纷得不到解决，原本弱势的一方非要雇人无理取闹，索取赔偿？仅仅是地方政府息事宁人，一味退让吗？

平心而论，郁闷、浮躁和怒气冲冲，是当下社会常见的表情。医患纠纷和恶性伤医事件相比其他服务行业发生的不愉快事件，比如商业、餐饮、旅游等，频率并不是特别高，与拆迁征地、城管执法等引起的恶性事件相比，简直可以忽略不计。

媒体对医院突发事件的报道，轻率冒失，极容易把问题无限地放大了。

二

台州是我的家乡。台州"一根筋"的人不少。我对这种人认识得很早，离得很近，却始终隔着什么，走得太近，彼此会不自在。毕竟，人不在江湖。

鲁迅称"台州人硬气"一直令台州人自豪。很可能"硬气"中便有"一根筋"的偏执。如历史上的方孝孺，还有匪气浓重的专用名词"台州绿壳"（土匪）。历史上中国沿海地区唯一一次爆发的农民起义就发生在台州。元末明初的方国珍以台州、温岭的近海为根据地活动。明代方孝孺因不愿为朱棣起草即位诏书，朱棣说叔侄之间的事关你旁人什么事！方孝孺偏不听，招致灭十族，此案株连家属亲友及学生多达873人。在某种意义上说，方孝孺只顾一己之念，而不管是否伤害旁人，属于逞强。我曾与宁海一朋友谈及此事，他断然否定方孝孺的行为，说这类人为了表达不向命运低头往往找错了方式，伤及无辜，充满暴行、惨烈和血腥，突显不平衡世界的混乱和悲哀。说远了。谈及台州一些人性格上存在的偏执倾向，这已与医患纠纷无关。

虽然并非人人都对获得治疗心存感激，总体来说，台州像袭医这样极端案例也不多见，刑事案件是极易判定的。

我知道，医患纠纷不仅十分复杂，也相当专业。任何恶性事件的背后，倘若不是个别分子如"职业医闹"操控，都可能有更复杂的肇因。极可能是混水一团。在医患关系较为紧张的背景下，患者和家属往往比较敏感，医务人员只要一句说话不当，或一个处理不及时，都可能被误解，引发激烈的纠纷矛盾。暴戾之气在救死扶伤之地出现，就不足为奇了。

温岭人民医院发生的弑医恶性案件，在未了解之前，我也不好多说。

几天后，我接受了一个媒体记者的电话采访，因那记者电话中说是黄岩人，是我的同乡，于是想同一地域、同样的风俗民情可能沟通理解会容易一些。

我说，这个患者——后来被定义为歹徒的人——家境困难，肯定花了不少钱，鼻窦炎手术花费一定在3000元以上。

记者说，他花了5000多元。他所在的村原来还不通公路，年前隧道打通后才通的，家里的确很穷。

我说，贫困落后往往与无知愚昧联系在一起，会扭曲一个人的心灵，特别在看起来光鲜的沿海地区。我们对那里的穷人了解多少？如果病人看病花了50元，哪怕500元，即使治不好，他也可能不来找之前为他诊治的医生了。医生对病情及治疗预期得有个基本判断。虽然该案中专家都认为手术没有问题，可以简明定性地回答，但患者本人觉得没治好，这里就有差异。医学也有难以自圆其说的尴尬。应当承认，西医手术对鼻炎的治疗，并不完全有效，还得要病人配合，以及中医治疗方法才能痊愈。我想，对鼻炎的治疗，有个先后次序问题。先中医后西医，还是中西医同时进行？不能一上来就做大手术。浙江沿海，冬季风大寒冷，屋内温度很低，还跟穿衣保暖有关，生活困窘患鼻炎的人较多。

我说，鼻炎、鼻窦炎是小病，无关性命，但患者呼吸不畅，会很难受，影响生活质量，对"一根筋"的人来说，可能会引起思想和精神上的变化。

记者说，那名患者每个晚上只能睡两个小时，很苦恼。他曾于事发前两个月到上海看过精神疾病，诊断为妄想症。现在，医院和死难者家属担心患有精神疾病会使凶手得不到应有的惩罚。

我说，不会吧，即使患有精神分裂，也没有完全丧失自我控制的能力，他这次弑医目的很明确，认准医生，又不是在街上乱杀人。何况，造成的影响十分恶劣。

医患纠纷的升级往往有更深的社会原因。"患者对医院和医生不信任，认为现在的医院是靠看病来赚钱，而不是救死扶伤的地方。"上海大学社会学教授顾骏说，大部分患者本来带有怀疑和防备之心，是"走投无路"实在没有办法才来医院的。[1]

---

[1] 俞菀、王琳琳、朱翃：《如何阻止戾气在救死扶伤之地蔓延》，载《新华每日电讯》，2013年10月21日。

有专家认为，最常见的医患纠纷，最初的原因往往是患者觉得"性价比"有问题，即钱花得太多，而病没治好。这使人想起2012年3月23日发生在哈尔滨医科大学附属医院的恶性伤医案件，硕士实习生王浩被患者刺死，另有三名医生被刺成重伤，而凶手是17岁的少年李某。李某3岁时父母离异，父亲在服刑，母亲也不在身边，他常年与罹患癌症的祖父一起生活。这样一个极贫困的人家，医生却给他使用6000多元一支的"类克"①，该药为黑龙江省2009年二级以上公立医院药品集中招标采购中标品种，中标价为6170元每支，零售价为6245元。广东惠州人民医院风湿科黄主任在接受媒体记者采访时说，类风湿治疗常用药为注射用甲氨蝶呤、双氯芬酸钠。同年，黑龙江省公立医院药品集中招标采购的中标结果显示，双氯芬酸钠中标价为51.13元，注射用甲氨蝶呤中标价为18.35元，价格均为类克的几百分之一。医生为何不根据李某的实际情况推荐这个常规治疗方案，而要用价格昂贵且副作用极大的类克呢？

确实，这就值得好好想想。是否还有其他原因，加剧了患者的现实屈辱感和绝望感，以致做出疯狂的举动？

因为有17年的新闻报道经历，我曾经给医院院长讲过如何应对突发事件、接受媒体记者采访。医生收受红包，这里有人情和医患间关系等特殊原因，只要不是医生主动索要，也有存在的理由。但有一条底线，就是医疗的质量，手术能不能成功？危重病人能不能活下来？倘若人财两空，便不好办，一旦收受了红包可能会有麻烦。

减少医患矛盾，首先要赢得患者的信任。

正如哈佛大学内科学教授皮博迪在1927年演讲中所说，"对这些病人的成功诊断和治疗……几乎完全取决于医患双方建立亲密的关系。这种关系构成了个体医疗服务的基础。离开这一点，医生要了解

---

① 类克通用名为：注射用英夫利西单抗。抗风湿药，主要用于强直性脊柱炎、类风湿关节炎等疾病。

如此多的功能失调背后所隐藏的问题和麻烦几乎是不可能的。"①哈佛大学甚至在1941年开设了"把病人当人"的课程。

由此，医院和医生有必要让患者及时了解病情、治疗方案及可能出现的后果。也就是说，能使患者及家属"监督整个诊疗过程"，以避免信息不对称引发的不信任。

美国社会学家理查德·谢弗认为，医生在面对患者和护士时，处于一个强势的主导地位。就是说，医生与患者相比，是一个强势群体。医患"两者关系一般来说非常不平等，医生站在主导的地位，对结果有控制权。医师与病人互动时保有主动权，就像医生对护士有主导互动的地位一样。""尽管医学院的课程一直在强调人性层面的病人照顾，但在过多病人和医院控制成本的考虑下，这些因素都影响了医生与病人的正面关系。此外，广为人知的医疗失当控诉及高额医疗费用，更进一步限制了医患关系的发展。"②"医疗失当"和"高额医疗费用"，也是一些患者怨愤满腹的原因。

不说医生与患者的正面关系了。现在医患两者见面连寒暄几句都不易。本人曾经住院，每天护士查房不到一分钟。很难见到管房的医生、主任，找他们反映病情时，他们大多很不耐烦。手术前也不曾照面主刀医生，更不用说问一问自身的情况。对在其他三甲医院做的检查报告，他们连头都不转，不看一眼就说："不用。"医生自负，对病人来说就很致命。特别是当检查造影等出现巨大误差的时候，本人就险些因此被误诊。想起15年前我曾在同一家医院做手术的情景，我对医风日下感受极深。

但医生个人面对"医闹"群体时，强弱形势便可能发生了变化。医生与病人交流减少，与医疗检查化验领域科学技术的广泛应用有关。正如《剑桥插图医学史》所说，在发达国家，这个时间节点是1950年。

---

① 罗伊·波特：《剑桥插图医学史》，145页，济南，山东画报出版社，2007。
② 理查德·谢弗：《社会学与生活》，314页，北京，世界图书出版公司，2009。

视病人为人的运动陷入停滞状态,取而代之的是新一代医生对医疗效果的自负时代。曾经让病人兴奋不已的医患关系的某些方面,如医生显示出对病史记录的兴趣,用手对病人进行身体检查等,已不再受到重视,而改用影像学和实验测试手段来诊断疾病。这并不是医生在某种程度上变得不近人情,而是因为以前的仁慈表现对今天的治疗毫无必要。[①]

当然,中国还要考虑另外的因素,就是大医院的医生压力太大,每天要担负几十个病人,甚至近百个病人的诊疗,缺少与患者沟通的时间。但这些都不是医患关系步入"冰冻期"的必然理由。

三

当下正值社会转型期,诸多建议和出台的措施——设警务室增加大量保安人员,诊室安装警铃,入院人群全部实行安检,培训医务人员拳术格斗等——大多集中在如何提升医院安保和加强医生的防护技能。这对维护医疗秩序不能说毫无必要,但总觉得有些反应过度之嫌。医院毕竟是个开放的服务单位,不能与社会隔离,更不能"谢绝入内"。

比如,中山市人民医院斥资925万元,新添了330套门禁系统及597个摄像头,保安数量也从原来的90多名增加到152名,并从其中挑选出15名精英组成护院队,由公安部门负责培训和管理。此外,该院还设有警务室,每天有两名民警值班。

2014年3月19日,湖北老河口市公安局在该市惠民医院举行代号为"2014河谷1号"的反恐实战演练。演练中模拟的情景是:一名死者的40余名亲属围堵惠民医院的大门,殴打医护人员。110接到报警后立即调警处置,并对事发路段实施交通管制。在处置过程中,死

[①] 罗伊·波特:《剑桥插图医学史》,153页,济南,山东画报出版社,2007。

者亲属中的6名人员突然冲入人群,持刀砍伤执法民警,造成多人受伤。民警迅速启动反恐处置预案,疏散围观群众,抢救受伤人员,抓捕违法人员。最后,3名暴徒当场被抓获,另外3名暴徒被击毙。[1]虽然不能完全排除恐怖分子跑到湖北山区一家医院去劫持患者和医务人员,但以救死扶伤的医院作为袭击对象的恐怖活动真是世界少见。想来,在医院里搞反恐防暴演习,主要还是针对所谓"医闹",因而所起的震慑作用也有限。这些举措对建设真正的"平安医院"来说,也非治本之策。[2]

2014年6月,北京市医管局召开了市属医院反恐防暴工作座谈部署会,21家医院反恐安防升级,保安统一配防刺背心、头盔、警棍、钢叉等反恐装备。报道说,会议要求"加强反恐防暴应急处理工作流程培训,不断完善反恐防暴应急预案,并定期组织实战演习。还要加强自身防范,摸排各类重点人员情况,做好稳控工作,加强外来可疑人员的识别"。

……

从社会学的角度来分析,这些行政措施虽然对加强医院的治安起一定作用,但就医患来说,使强势群体进一步得到加强,而弱势群体更弱,导致两个群体失衡加剧。有评论说,"对于那些感觉利益受损的患者及家属来说,增加保安能阻止他们发泄不满吗?退一步说,倘若这种群防措施真的收效显著,普通患者的权益是否还能得到足够尊重?面对医患纠纷,如果解决问题的方案只是形成一方对另一方的绝对优势,除了加剧彼此矛盾和冲突之外,起不了积极效果。"[3]

有些场景是可以想象的,如果患者多询问几句医生便不耐烦,一有口角便按警铃,几分钟后保安就会出现在诊室。有专家担忧,医学

---

[1] 见2014年3月20日人民网。
[2] 龚棉:《21家市属医院反恐安防升级》,载《京华时报》,2014年6月2日。
[3] 赵志疆:《保安护院解不了医患困局》,载《新华每日电讯》,2013年10月24日。

教育中提倡的"人性层面对病人的照顾"、"医生和病人的互动",可能会进一步缺失,于缓解医患纠纷无助。

厕身其间,迷雾重重,可能看不到事情的另一面。比如,这种制度安排会大大提高组织费用,并最终转嫁到患者身上。目前全国医院的床位数572.47万张,[①]如按20张床位1名标准足额配保安,全国需25万名保安。人均年工资总额5万元计,需增加125亿元费用。差不多全国人均分摊10元钱。这还不算有的岗位需要24小时值班,成倍增加人员,费用还要大大增加。

四

一时身处惊涛骇浪之中,可能会看不清方向。

平心而论,医患是依存度极高的两个群体。医患纠纷,是由矛盾双方组成的。一般来说,在医患这对矛盾中,患者相对处于弱势地位,由于司空见惯,其诉求也容易被忽视。医疗事故的鉴定处理基本上都由医疗卫生部门主导,因此患者家属经常会对鉴定处理结果表示怀疑。因此,有识之士提出,有必要改革和完善医患纠纷的调解机制,借助于相对中立的第三方作出公平公正的调解与裁决,而不能由医疗机构"自己给自己把脉"。[②]革命、造反、潜伏、仇杀等血腥的娱乐节目已经充斥当今各个角落。无论怎样怀疑和难过,都应该选择正确的处理方式和沟通途径,多数患者和医生面对出现的纠纷,通过对话和调解,理性对待,最终得到妥善解决。

由于这种潜在纠纷的频次和强度,导致冲突戏剧化转折,其危险程度极难掌控。倘若一旦"人财两空",患者家属往往无法接受这样

[①] 伍晓玲、薛明、薛欣航:《全国医疗资源和医疗服务统计资料》,见《中国民营医院发展报告》,2013版,北京,社会科学文献出版社,2013。

[②] 赵志疆:《保安护院解不了医患困局》,载《新华每日电讯》,2013年10月24日。

的结果，"救命者"被误认为"害命者"，在失望和绝望的暴风雪中丧失理智，"失控"往往不是预谋而是突发的。由于误解与积怨，铤而走险的"激情医闹"毕竟是大多数。社会、媒体对此类事件不应大肆渲染，应该理性降温。

不是缺少智慧和经验，分析和研究问题需要人性关怀和客观的基础。患者多、工作量大是很多医生无暇给病人多一点温暖和关怀的理由。而且，事实上医生的平均工作也没有那么繁重。据统计，2012年，中国公立医院的医生日均担负诊疗7.2人次，而上一年则为6.9人次。[①]城市大医院的门诊量大，也有更多一天看不了几个病人的较小的公立医院。

北京世纪坛医院的大夫卢敏也不这么认为。这位专家长期在美国从事临床医学工作，就职于美国纽约州立大学，被称为北京市海外特聘临床医学专家"第一人"。北京世纪坛医院"癌症晚期患者多，穷人多，这并不妨碍卢医生严谨的工作态度、吃苦耐劳的精神。她始终能站在患者的角度，在诊疗过程中为患者考虑更多"。卢敏带回了国外先进的医学知识、先进的诊疗技术和理念，以及尖端的临床经验，在改变程式化的治疗中，更强调"个性化的治疗方案，因人而异，量体裁衣，让每个患者接受的治疗都是最适合的治疗方案"。在国内，医生公开电话会造成很多不必要的麻烦，而卢敏说："病人找不到我会更麻烦"，"我要给病人一个能够找到我的电话，在美国，医生的电话都是公开的。医院里BB机的使用很方便也很普遍，病人随时呼叫随时回电。"[②]虽然这种行为在当下的中国比较少见，但医生这些理念和做法新颖吗？其实很传统，但我们已经与这些坚守久违了。

南通医学院附属医院的潘大夫是我多年的朋友，曾在中医研究院广安门医院、朝阳医院工作，后因母亲患病而回到家乡南通。他是有

[①] 见伍晓玲等：《全国医疗资源和医疗服务统计资料》。

[②] 强晓玲：《一位"引进"大夫引入的不仅是医术》，载《新华每日电讯》，2012年1月13日。

名的肿瘤科专家，他研究生阶段读的专业是方剂，同时又向著名的中科院院士孙燕学过化疗。他来电话与我长谈，说医患问题首先是医疗质量的问题。医生和病人要将心比心。真是一语中的。

潘大夫说，"医生首先要能解决问题，要有自己的研究和专长，有处理疾病的有效方案，到我这里来的大都是中晚期癌症患者。几十年来不管在哪里，都没有发生过医患纠纷。"他说，"我早上六七点去医院，晚上还到自己分管的病床再巡视一遍，看看有没有要处理的紧急事情。"

这一点我相信，1997年，我的母亲住院十多天发烧不退，出现了连续昏迷的状况，同时还引发了心脏病。潘大夫赶到黄岩，他和医生会诊，提出将某种药的剂量加大一倍。医生说上海华山医院如何诊断，他们是按华山医院和香港医院提出的最大剂量注射的。潘大夫说，"出了问题我负责。"尽管当地医生有点不满，但在我的坚持下，按潘大夫的方案进行了治疗，一天后高烧退了。母亲的神志开始清醒。潘大夫说，有的医院说某患者只能活三个月，经治疗后活了三五年。还有的说患者癌细胞已经转移，胃里和肠道里都是肿块，不能动手术，介绍到他那里，几个疗程化疗打下来，肿块有的消失有的大大缩小，最后成功进行了手术。

好医生需要众多就诊者的认可。

这是我在网上摘录的一封感谢信："谢谢潘主任，我们是患者的家人，我们衷心感谢潘主任及全体医护人员，我母亲由于身体体质较差，其他病症较多，潘主任和李医生为我母亲进行了细致周到的检查和预防化疗，方案严谨，避免引发或加重其他病症。我们忘不了您们在如此高强度的压力下仍然对患者认真负责的态度和一丝不苟的敬业精神，我们按照从前在其他医院看病的经验给您们送红包略表寸心，您们为了让家属放心，出院时才通知我们已将我们的谢意转入我母亲的医疗费用中。我们当时百感交集，深深被您们高尚的医德感动。您们能如此理解患者的感受，急病人之所急，想病人之所想，让我们在最困难的时候感受到亲人般的温暖和人性的光辉。大美无声，深谢无言。衷心祝愿您及家人健康幸福快乐，好人一生平安。"

对付"医闹"，简单而驾轻就熟的做法是增加保安。增设了住院部，门诊怎么办？急诊室怎么办？装报警按铃，保安能招之即来吗？在进医院处增设了安检设备，报复者若蹲守在门口，医生出医院后的安全怎么保障？

这些终非长远之策。显然靠全面加强医院安保措施，不但无法从根本上解决问题，还可能加深医患之间的不信任。至少，我觉得，备有辣椒水且随时准备防身的医生，病人一旦知晓其抽屉里放着什么，是不太愿意找他看病的，不管是在同仁医院还是在其他什么医院。

严峻的医患冲突现实需要冷静地直面。

现在，缺乏合理有效的纠纷化解机制，患者缺乏权益保护和申诉的有效渠道，医患纠纷的监督体系和仲裁机构也很少发挥作用。在这种情况下，有些人可能误以为只有闹，才会被医院和医生重视。[①]

北京大学的刘国恩教授说："我觉得靠检查、靠武装力量来保卫我们医院的话，这是一个悲哀，它应该尽可能限制在最小的一个范围。我觉得中国还不至于一定要面临这样一个严峻的医生和患者的这种对立矛盾。"据报道，最近杭州西溪医院的门诊内新增了不少头戴钢盔、手拿棍子的保安。刘国恩说："如果没有医生和患者的信任的建立，你就是把兵都驻守到医院里边，这个紧张的关系仍然在，只是一个威慑力，不敢爆发而已。所以我们的立足点还是要放在如何建立医患关系上面，放到建立医患的信任上来。"这有一定的道理。

所以，在医改的研究框架里，应该把缺失的人文伦理、社会学层面也容纳进去。中国现在已经发展到了中等收入水平，2020年要全面实现小康社会。如果不解决普遍存在的医患矛盾的话，无论广大医生

[①] 俞菀、王琳琳、朱翃：《如何阻止戾气在救死扶伤之地蔓延》，载《新华每日电讯》，2013年10月21日。

还是就医的群众都很焦虑，幸福感肯定不会增加。因此，在深化医药卫生体制改革中，不仅需要智慧，同时要有更深入的思考和制度上的安排才对。

五

一些极端问题，往往发生在大医院。

每天以"患者"名义聚集的数以万计的各类人，出身、经历、年龄、性别、性格和病痛各异，简直是当下全社会浮躁繁杂、艰窘和痛苦人生的缩影。患者挂号之后，便与医院、医生建立了契约关系。城市大医院承受的医疗服务的压力更大。医疗纠纷实际上是对契约及此后的服务产生不同的意见。这就需要深化公立医院及相关配套改革，如建立第三方调解机制，以及相关的保险机构的介入。从中长期改革来说，建立现代医院制度，需要真正实现医师的聘用制和医生自由执业，明确医院和医生在相关医疗中的责任。

在国际上，一般医院直接管理的是住院医生实习生、护士，以及急诊室。门诊医生多实行聘用制，按签约坐班，医院只给医生提供诊室。这些医生与社区诊所的全科医生一样，需自己缴纳医疗事故保险，保险费金额不低，只有住院医生的保险主要由医院负责。所以一旦出现医疗纠纷，不但医疗仲裁，而且保险机构也会参与其中。由于医生是自由执业者，医疗纠纷是医患双方的事，通过调解或法律程序来解决，与医院关系不大。出现破坏医院财物行为，直接叫警察干预就是了。所以，改革一元化的医院管理体制，逐步实现去行政化，放弃一部分对医生执业的"所有权"，使医生成为医疗服务的主体和责任方，对化解医患纠纷造成的医院压力过大，也是有利的。

医患之间建立信任，需要精力和时间，而且这最有可能在基层医疗机构，在社区诊所、家庭医生和患者间得以实现。

如在英国，坐在二轮马车上的医生，曾是英国人熟悉而又放心的场面，这种情景一直持续到20世纪汽车成为医生代步工具之前。目前英国仍有近20%的家庭医生到病人家中提供医疗服务。美国虽然也有医生上门服务，在病人家中诊治的情况只占百分之几，其余60%集中在医生诊所，只有14%集中在医院门诊部。

60多年前，我们还能见到夹着雨伞的医生走在泥泞的乡村土路上，或者西医坐着黄包车深夜出诊的情景。而现在，这些风景不再。

一般地说，独立执业的医生都比较敬业，他们从生涩到成熟的转换是自然的，职业生涯必须小心翼翼，像瓷器一样，经不起浮滑草率，经不起一次破碎与爆裂。名医的声望不靠医院名声或职称包装，而是靠疗效、服务、专注与和善态度的积累，靠口口相传而获得的，唯此才能成一家风骨，众望所归。

在西方发达国家，即使医科大学毕业生甚至教授，要获得独立执业的全科医生资质，也要经过培训和考试，很不容易。这也是中国医科大学毕业生很难在欧美执业的原因。一旦出现大的医疗事故，保险公司负责赔偿，但此后保险缴费会大幅度提高，甚至使医生难以承担，从而无法继续从业。所以西方医疗领域出现的问题，往往不是检查过度或用药过度，而是治疗不足。

现在，一些地方尝试在全部医师中推行"医强险"，像"交强险"一样。这就有些问题。医生的执业险应与医疗卫生体制，特别是公立医院的改革同步进行。现在，公立医院是事业单位，医生也在体制内，并不是自由执业者。内科、外科、放射科、理疗科的执业风险是不同的，有的科室执业风险并不大。更主要的是这种强制性执业险都要从医生工资或工资总额中扣除，在医生收入不高的情况下，不仅不合理，还会造成收入水平下降。不仅对解决医患纠纷作用有限，而且极可能造成新的权力寻租。

有人称中国正处于社会转型期，其实这种转型早就开始了。几十年来，我们尝试过多少拯救社会、实现理想的方法？旧的制度被摧毁，新的制度尚未很好地建立。当前，各种社会矛盾、利益诉求错综复杂，道德失范、社会不公、诉讼成本过高等问题普遍存在，贫穷与绝望蔓延，个人极端暴力犯罪案件多发，触目惊心，相煎何为，快意当前。

应当看到，医患关系承袭了巨大的传统社会遗产，突发医患纠纷事件的"强烈刺激"，同样包含着可诱发建立现代医院管理体制的积极因素，推动医院管理从行政化的传统管理向现代医院转变，重建医患间的价值信仰系统。

复旦大学社会学系教授任远说，从长远看，要在合理规范的前提下，促进医疗市场的竞争。竞争会提高医疗服务的质量，降低医疗成本和价格。高质量的服务品质会带动医疗市场整体质量的提高。健全医疗市场竞争体系和行业标准，很多乱象会迎刃而解。[1]

总之，如果医疗服务市场不建立在医学科学与法治的基础上，就不可能保证医患双方的权益，保证社会的公平与正义，市场会变得混乱无序。倘若缺乏改革的决心和包容，激烈的医患冲突成为各方绝不妥协和对僵化体制的固守，使医患两大群体的裂痕加深，将难以走向新的融合，进而阻碍中国医院向法人治理、医师自由执业的现代医疗制度转变。

---

[1] 俞菀、王琳琳、朱翃：《如何阻止戾气在救死扶伤之地蔓延》，载《新华每日电讯》，2013年10月21日。

27 毒胶囊——微缩的药业现状

2012年,在全国产生恶劣影响的药案,恐怕是"毒胶囊"了,它几乎成了食品药品领域继2008年三聚氰胺后又一重大公共危机事件。

虽然央视记者已经潜伏调查多时,在不断"讲述三年医改新故事"的安好的四月天,这种"负面报道"是不太相宜的。

据央视相关节目主持人在微博上发文,毒胶囊事件似乎原本有可能在"3·15晚会"上作为重头披露的。微博上"老酸奶、果冻、破皮鞋、工业明胶……"这些敏感的字眼经网友转发后,引起了人们的关注和期待。不知为什么,"3·15"晚会那天"可惜没播"。披露内情的记者也相继在"3·15"当天删除微博,沉默了。

但真相没有石沉大海。

或许因为空心胶囊实在太小,不太引人注目,问题又集中在药物上,而且还是工业明胶和胶囊生产企业,与医改并没有直接关联。于是,不经意中,"负面报道"曝了出来,打破了歌舞升平的假象。2012年4月15日,央视《每周报告》以《胶囊里的秘密》为题,首先披露河北一些企业用生石灰给皮革废料进行脱色和清洗,随后熬制成工业明胶,卖给浙江新昌的一些药用明胶厂。这些工厂生产的空心胶囊中铬等重金属严重超标,药厂就用这些低价劣质胶囊包装生产成药,使其大量进入市场,被消费者服用。这又一次引起轩然大波。

4月16日,央视《新闻1+1》又播出节目《问题胶囊:你狠毒!》

按《中国药典》规定，出厂检铬，铬含量不得超过2毫克/千克。央视记者调查中发现，国内多达9家药企的13个批次的药品采用毒胶囊，其中铬超标最多达90多倍，涉及的问题胶囊可能多达数千亿颗。

我深知，记者调查这类问题常常费力不讨好，要在主流媒体上发布更不容易。它远没有正面报道、成就报道好做。记者历时半年调查问题胶囊，十多次往返河北与浙江新昌等地，还要冒一定的风险。

新昌是浙东的一个山区县份，历史上曾被称为连接山阴（绍兴）和天台山的"唐诗之路"，景色优美的剡溪（曹娥江）从境内流过。

浙江各地产业集群的发展有复杂的历史和人文渊源。新昌医药产业集群的形成，则与原有的国有制药厂有关，并以此为基点，带动民营制药业的分裂和扩张，形成了与之相配套的产业集群。新昌儒岙镇聚集着几十家药用胶囊厂，年产胶囊1000亿粒左右，约占全国药用胶囊产量的1/3。记者发现，"这里的胶囊出厂价差别很大，同样型号的胶囊以万粒为单位，价格高的一万粒卖六七十元，甚至上百元，低的却只要四五十元。"——工业明胶与食用明胶，每吨价格相差近万元。

生产胶囊没有什么技术含量，价格的差异主要是原料明胶的不同。低价胶囊的原料多来自河北衡水等地，用烂皮胶，即皮革厂鞣制后又脏又臭的下脚料制成。由于皮革等在工业鞣制过程中使用了含铬的鞣制剂，往往会导致铬残留。使用这种"蓝矾皮"加工的工业明胶，重金属铬的含量一般会超标。

这种利用皮革厂下脚料生产工业明胶的企业，不仅出现在河北，在江西弋阳等地同样存在。

这种现象已经持续多年。虽然仅从胶囊上不太容易分清是食用明胶，还是工业明胶，但业内人士从胶囊的价格上应该容易分辨；万粒售价百元以上的应是合格的药用胶囊，售价四五十元的肯定是劣质产品。问题是选择哪种？

原料生产企业河北阜城县学洋明胶厂，每年生产明胶上千吨，被指用生石灰处理皮革废料进行脱色漂白清洗，随后熬制成工业明胶，卖给药用胶囊生产企业。事件曝光后不到5小时，在当地警方进入该厂查处前，该厂莫名失火，一幢办公楼几乎被烧毁，所有本册证据被焚烧一空。2012年4月16日中午，企业经理宋某被公安机关拘留。

空心胶囊是一种药用辅料，主要用来供给各药厂生产各种胶囊类产品，每枚胶囊成本只有一二分钱。与2006年震动全国的齐二药事件中的亮菌甲素一样，使患者致残致死的原因也出在药品辅料上，所谓假药其实是劣药。

在毒胶囊的名单中，上市公司通化金马生产的清热通淋胶囊赫然在列。清热通淋胶囊的铬含量高达87.57毫克/千克，在被叫停的13个批次药品中排名第二。此外，知名企业如修正药业、长春海外制药集团等一些产品也名列其中。在安徽基药政府招标中大有"斩获"的四川蜀中制药，也身陷问题胶囊的泥淖。

央视曝光后的第二天，国家药监局发出紧急通知，要求停止13个厂家药用空心胶囊产品销售和使用，并在多个省市部署调查。

4天后，国家食品药品监督管理局雷厉风行，公布了药用空心胶囊铬超标事件第一批抽检结果：在抽检的33个品种42个批次的药品中，有23个不合格，不合格率超过一半。第一批抽检主要针对被媒体曝光的9家药企，证明媒体曝光的问题，并非空穴来风，实际上问题还要严重得多。

在一个缺乏监管和行业责任意识的市场里，在药品低价导向下，恶性竞争不可避免。

"毒胶囊"主要采用鞣制后工业皮革下脚料生产的劣质明胶制作，已经大量流入市场，生产劣质明胶和问题胶囊的小作坊、小企业，主要集中在浙江新昌一带，有数十家之多。

在问题胶囊曝光后，当地警方闻风而动，配合工商等部门，对新昌全县43家胶囊企业进行停业整顿，查封非法生产胶囊的企业。其中抓获了销售有毒有害空心胶囊的4家药企共22名涉案人员，对其中11名犯罪嫌疑人采取了刑事强制措施。

一时风声鹤唳，城乡药店医院涉及胶囊的药品纷纷下架。

2012年5月24日，国家药监局经过一个多月的排查后发布，全国254家企业存在生产铬超标药品的问题，占全部胶囊剂药品生产企业12.7%，并公布了各省、市、区铬超标产品的批次名单。除海南、宁夏和西藏企业药品全部合格外，各地均查出问题胶囊，制药大省四川、广东、吉林、辽宁不合格产品批次不少。四川29家企业94批次产品不合格，吉林查出40家企业96批次产品不合格。

国家药监局称，2012年5月1日后，新上市的胶囊剂药品经检查后全部合格。到这年8月，铬超标胶囊制剂市场清理已基本完成。

我经常到药店买空心胶囊，自己装点药，以备不时之需。差不多一年多时间，药店空心胶囊断货。

记得有次在西安讲课，碰到一个药企老总，张口向他要了一千多粒空心胶囊，才解决了问题。算起来，一千粒也就是几十元钱，想不到小小胶囊会出这么大问题。

随着医药、食品、保健品、化妆品产业的发展，国内明胶市场总消费量增长很快。据报道，我国明胶行业的市场容量从2005年的2.85万吨，增长到2009年的5.2万吨，年均复合增长率为16.12%。有人预计2012年国际明胶市场的总消费量将达35.9万吨，中国约占1/6。

如果说以超低价中标的蜀中制药生产的几种基药可能存在成本的问题，那么对于上市企业来说，肯定不会被钱所困扰。事实上，通化金马2011年清热通淋胶囊取得的营业收入为1091万元，仅占当年营业总收入的6%，毛利率达78.1%，这对于药企来说，已经不低了。别外，使用有害有毒胶囊的，还有修正药业生产的"羚羊感冒胶囊"等。修正药业和通化金马，都是国内知名药企。

"问题胶囊"无疑已经触及药品生产销售的底线，突破做药的底线。

在扭曲的时代，我们常常可以听到扭曲的声音，对歪理和悖论要有足够的思想准备。

　　国家药监局明确指出,"企业未按药品生产质量管理规范组织生产,使用了不符合国家药典标准的胶囊,产品质量不合格。"铬是一种毒性很大的重金属,容易进入人体内蓄积,具有致癌性甚至可能诱致基因突变。可卫生部全国合理用药监测网专家孙忠实,却以卫生部合理用药监测专家的身份称:"一天吃六个含铬胶囊没事","对空心胶囊铬超标一事不要大惊小怪,不要恐慌"。"如果长期大剂量食用含有铬的食品或药品,那是会中毒的,是慢性中毒,表现在神经系统、消化系统上。但是如果吃一种药或者两种药,一天吃六个胶囊,一天三次,一次两个,也没有多少铬。""我觉得,面对这样的事情我们要冷静,不要恐慌。"[1]孙忠实还说,"少量摄入铬元素对人体有好处","一般成年人每人每天摄入50微克,最高不超过500微克,都是安全的","人在一定时间内吃的胶囊药物量有限,单纯服药不易达到引起铬中毒的剂量"。[2]

　　此言一出,立即招致一片骂声。这就像说在饭店里用餐,菜里经常发现死苍蝇,不符合卫生标准,但对人体健康无害,不会导致拉肚子,顾客不用大惊小怪,苍蝇的主要成份也是蛋白质一样。一个人貌似尊重科学,把学问"做"到如此冷静,或者说冷酷,真是不容易。

　　拥有学术思想和修养的人,有些问题可以放到专业会议、专业期刊上讨论,而不必当大众媒体正在对丑恶的不法行为进行批评报道时,发出过于"和谐"、似是而非的声音。有专家进一步研究说,人体内有少量铬离子,在抗体的糖代谢和脂代谢中发挥特殊作用,主要从食物中吸取三价铬。它是葡萄糖耐尿因子的关键成分,可促进胰岛素发挥作用,影响碳水化合物、蛋白质和脂代谢。照此说来,"毒胶囊"

---

[1] 2012年4月19日,卫生部全国合理用药监测网专家孙忠实做客"人民网"强国论坛时说:"一天吃六个胶囊,一天三次,一次两个,没有吃掉多少铬,所以,要冷静,不要恐慌,不要把药用空心胶囊超标说成是很大的危害。"

[2] 夏扬:《专家释疑:单纯服药铬中毒几率小》,载《羊城晚报》,2012年4月17日。

非但无害，反而是对人体有益了，真是胡说八道。

皮革的鞣制过程要用铬酸盐。所以在废皮革制成的明胶里，必然有去不掉的铬离子。按照国家的标准，一公斤不超过两毫克。而现在这有害有毒的劣质药用胶囊，铬超标几十倍甚至上百倍！当下，哪个人保证会是"单纯服药"，而不接触其他含重金属的食品和药物。不像感冒患者，有些慢性病患者需要服用多种药物，倘若每天服用6粒胶囊"没事"，那么服用10粒、12粒毒胶囊呢？国家是不是查处"问题胶囊"过度了？媒体有些大惊小怪了？

还是回到小小的胶囊上来。

问题出在哪里呢？

首先是明胶生产行业的乱象，或者说制药业的乱象。媒体对此关注已久。研究表明，最先报道此类问题的是央视2004年5月播出的一期揭秘垃圾明胶的节目。但这些报道都未进一步明确揭露劣质明胶的全部产业链，特别是与亿万人密切相关的药用胶囊，因而也未引起有关部门的注意。

确实，在末端或者上游制造业，是很难分清产品流向的，自上而下的行政控制和监管的效果在产业的边际递减，出现了真空地带。

与制药业密切相关的是精细化工，精细化工企业生产大量原料药和药品辅料，但由于不属于制药业，而极容易逃避监管，如河北生产的工业明胶，却在销往浙江新昌的合同上被改成食用明胶。在浙江一些地方，同一老板甚至同时拥有化工厂和制药厂，就像蜀中制药同时拥有胶囊生产企业与药厂一样。这不可避免地造成监管困难。

深层的原因是什么？制药业一些人道德缺失？生产管理上的混乱？药品价格上的恶性竞争？招标时唯低价是取？因司空见惯而麻木不仁？可能这些因素都有。有些人可能像张教授所说的那样，认为"每天吃6粒不会造成铬中毒"，对此类质量问题心存侥幸。

研究者认为，问题胶囊事发之后，一个可怕的逻辑出现了，那就是制药价格竞争的加剧使药企节省成本，以致使用工业明胶制成有毒的空心胶囊,"很多人认同这个观点,但这并不是深层次的原因","多数药企拿来脱罪的生物医药行业价格竞争激烈并不是主要原因"。21世纪网还根据行业平均数字算了笔账,即使全国的空心胶囊都为问题胶囊,最多为全国制药行业节省12亿元。现在近1/3为合格胶囊,所以问题胶囊最多为药企节省成本8亿元,分摊到各个药企,其实有限。"在制药企业这个环节上,一枚小小的胶囊就能映射出黑心企业家的良知有多廉价。""具有讽刺意味的是,修正药业2012年3月在中央及省级卫视投放广告的金额达到3.16亿元,一边是使用低成本的问题胶囊,一边是大张旗鼓投放广告宣传推广,药企的天平上孰轻孰重,衡量轻重的天平早已倾斜。"①

自然,企业家的道德和责任感是最主要的,其缺失也是不可原谅的。但我们不能说,廉价问题胶囊的泛滥与药品市场价格的恶性竞争毫无关联。修正药业大量投放宣传广告的,一定是走市场的非处方药,而且价格相对较高,营利空间也会大一些。须知,药企生产的各种药品,成本都是单独核算的,企业当然会把效益放在第一位,假如某种药品价格已经到了亏损的边缘,只有两种选择:要么停产,要么偷工减料,降低质量维持。即使最有觉悟的企业家,也很少会选择以盈补亏。

恩格斯描述过古代共产主义社会里曾经发生的一些"可鄙的东西",在未来的社会主义社会里难免不会出现。"人类过去曾经快乐而善良,为什么后来变得不快乐,而且邪恶呢?"②

值得思考的问题是,什么把一些药品生产逼到了微利甚至亏损的边缘,不做假冒伪劣就难以生存?

1吨明胶可生产800万颗胶囊,每万粒胶囊出厂价按药用明胶与工业明胶相比,大约高出五六十元,就是说,每粒胶囊贵半分多钱。一般对于购买者来说,胶囊不同,一盒20粒的药贵一两角钱,一瓶

---

① 《毒胶囊事件:被8亿元打败的药企良知》,见"21世纪网",2012年4月25日。
② 埃德蒙·威尔逊:《到芬兰车站》,第264页,桂林,广西师范大学出版社,2014。

60粒的药高出三四角钱，大多无所谓。患者或许更看重品牌和生产企业。

但对于参加政府药品招标的企业来说，在低价药品的每粒胶囊上挤出一分钱，则是必要的。因为报价相差0.1元甚至几分钱，都会决定该药品在这个省区市场上是完胜还是全败。

药品的价格"设定"远比生产成本更加复杂。数据显示，通化金马的清热胶囊零售价在29元至34元不等，而药品的出厂价一般为药品零售价的10%至20%，如果取中间值，可得出此出厂价约为4.73元。① 如此低价的胶囊药品和扭曲的市场，对成本的敏感度是可想而知的。

同样，劣质低价胶囊也对合格胶囊产生了挤出效应，青海药用明胶无法与工业明胶竞争，企业长期处于亏损边缘。药企缺少自检设备是个普遍现象，检测设备50万至100万一台，还要配备相关操作人员，这也被一些企业看成负担。有些企业被查处问题胶囊的药品分属不同批次，有些批次用的是合格胶囊。他们坦言，因临时应急，从新昌购进了问题胶囊。当时劣质胶囊已占全国市场的2/3，覆盖了药品生产，"不是不小心"，而是毒胶囊在中国还没有进入垃圾时间。

"毒胶囊"是当今中国市场经济的微缩景观，"社会主义市场经济"必然包含许多传统的市场因素。从问题胶囊的调查、曝光、封存、召回、查处，到基本肃清，只有短短几个月。但胶囊毕竟太小，无法从根本上改变医药界及相关医疗服务的业态。现实永远要严峻复杂得多。

如果一个基于平等、公正、自由和法治理念的现代市场尚未形成，如果一个基于理想、道德、诚信和创造精神的企业家群体尚未形成，中国的工业文明和商业文明便不会如期而至。

---

① 《毒胶囊事件：被8亿元打败的药企良知》，见"21世纪网"，2012年4月25日。

28　疑似回扣时，为何整体失语？

近一段时间，有一些关于医药的新闻频频在网上曝光，引起人们热议。如某地医药公司一位业务人员离开旧行当时，把自己向医院"行贿"的名单与款项悉数抖出，贴在网上；某出租车司机在车上捡到一个U盘，上面有某医药代表给医院和医生回扣的全部记录，等等。

这些信息在网上传开之后，卫生行政部门开始介入，着手调查。几天后，政府召开新闻发布会，公布调查结果，认为这些新闻大多与事实不符，查无实据。而且，在调查中，医院医生与医药公司异口同声否认药品回扣行为。

这就使一些似乎言之凿凿的"回扣"无法坐实。

早已不是生存限度上的挣扎了。难怪"最美医生"需要四处努力寻找，而且这样的医生多在繁华落尽，一抹素然的乡间。村医也往往患有多种疾病，医术也不高，还任劳任怨、四处奔波出诊——这种形象几十年没有改变。

毕竟人间烟火，青山几重，欲望无尽。

无论是政府药品招投标、医院药品的采购、医生的"处方费"，各个环节上不正之风、腐败现象都是大量存在的事实。业内人士心知肚明，心照不宣。否则就很难解释为什么出厂价一二十元的药在百姓手中"增值"数倍，甚至数十倍。

北大一位医药专家做过调查，抽取了数千张医院医生的处方，其中使用最多的60多种药,将医院售出的药价与江苏无锡全国药品订货会上的价格作对比,医院药价按100元计,出厂报价只有26元。因而基本可以断定,这些药品医生都是有回扣的。

那天看央视曝光曾经是改革典型的广东省高州市人民医院,在院长钟焕清调离后回归"主流",不正之风回潮。电视镜头中出现一名医生到停车场取出手机打电话,不一会就来了一位"医药代表",然后两人钻进车内,"医药代表"拿给医生一叠钱。如是几天,天天如此。——可见,药品销售提成中有一部分确实不是在医院内,而是在"交通工具"上完成的。这难免也使人联想到"遗失"在出租车内的U盘。

随着医生药品销售提成之风日炽,其行贿与受贿方式也有了变化。日前,我听一位医药公司的老总谈医药销售中存在的问题。他说,现在U盘已不可能再被丢在出租车上了。北京市和其他一些省城三级医院个别医生一年的药品提成金额达数百万之巨。闻之大吃一惊。如果不是出自他口,我可能不敢相信。他说,城市大医院里拥有几套房产的大牌医生不在少数。医生把郊区别墅房间和保险箱的钥匙交给医药代表,医药代表按时把钱放进保险箱,医生只要每周来一次,打开房门,巡视一番,收钱就可以了,无需与医药代表照面。

我问:"真的?"

答:"确实如此。"

令人不解的是,对这些普遍存在的现象,业内尽知的问题,还有遮掩的必要么?

卫生部曾经发布过一个文件,搞不正之风的药企,要上黑名单(大意)。我不清楚这个决定做出后,究竟有没有药企上过黑名单?

由此想到"雷声大雨点小"的原因。要查实这些问题,实际上是把双刃剑,非常锋利,也是轻易动用不得的原因。如果借此处理药企与"医药代表",势必伤及医院和医生。反过来亦然。这就是"利益链条"或"利益攸关方",割不断理还乱。而且,久而久之,司空见惯,大家也不感到讶异了。于是,大家只好闭上眼睛,装作没有看见,集体失语。卫生行政部门也佯作不知。即使媒体曝出问题，也尽可能大事化小，小事化了，顾左右而言他。

有趣的是，曾有医药代表送给医生一台相机，院方解释说这台相机用于医学，不属于受贿。

一些热点问题在网上媒体上炒一阵后，大多会风歇浪止，无果而终，大家只好感叹医风日下。直到不知什么时候曝出下一个问题，才会重新引起人们的关注。

这类"偶然"暴露出来的疑似"证据"，恰恰表明医和药之间的不正之风的存在。正因为普遍，其实有严查的必要。这样做主要对百姓有个交代，不至于因掩耳盗铃式的作态，影响政府的公信力。

至于相关人员具体如何处理，倒不必太过严厉，可以举一反三，教育警示。否则，行医卖药者的风险也太大了。且多数只不过潜入法律法规的盲区，浑水摸鱼而已。

我想，如果一条鱼死了，大约是鱼本身的健康问题。如果很多鱼都出现某种反常的症状，甚至出现不死不活的面貌时，确实应该考虑一下鱼塘的环境是否缺氧，池水是否污染太重。这也是我在《大国医改》中用过的比喻。

由是观之，解决医药卫生领域的许多问题，主要还是要通过加大改革的力度，从体制机制入手，从大环境入手。但不是说抓大便可以放小，对一些普遍存在的问题可以听之任之。如果对存在的问题连正视都做不到，又怎么能期望解决呢？

医药卫生关乎人民健康安全，直到出现"齐二药"之类的大问题，引起领导和社会重视才着手解决，这毕竟不是我们希望的。

29　如何面对医检分离的诉求

媒体曝出不少医院把过度的医疗检查当做增收的手段，许多患者的实际感受也是如此。在城市大医院中，检查、化验、拍片、核磁共振、B超、CT等等收费，已占到差不多一半的总收入，甚至更多。

众所周知，城市中的公立医院是医疗市场中的"巨无霸"，一些三甲医院可以做到年经营额20亿至30亿元的规模，医疗成了一个获利颇丰的吸金行业。事实上，很多医院脱离国情，眼睛向外，和发达国家医院盲目攀比，追求诊断设备"高、精、尖"，建大楼买设备，这些都被认为是高水平医疗的象征。

上行下效，在这种欲望的引导下，许多基层医院、社区和乡镇医院，也想方设法购置设备，以"硬件"拉动医疗水平，加快医院"升级"。除了药费以外，"看病贵"很大的原因在于过度检查，检查费高成了百姓的沉重负担，在三个"过度"（过度检查、过度用药、过度治疗）中排在第一位。

如今我国医院大型设备基本上都是进口的，80%的高端医疗器械被跨国企业垄断；外国医疗器械在大医院占有率超过70%；销售收入排名前10名的企业中，外资、合资企业就有7家。有人认为，"公立医院在为洋人打工"。虽然这话有些偏激，但至少，中国的患者为医院采购洋设备和盖大楼作出了贡献。

现今诊断流行"排除法"，这样看病既省力又保险，因此几乎所有检查都得做。感冒、肠胃不适等疾病，看也不看，问也不问，不管有用没用，先开出一叠检查化验单。患者楼上楼下的跑一天，然后坐在那里等结果。医生拿到各种化验检查报告后，扫上几眼不过数分钟。检查费用高成了看病贵的一个重要原因。

网上有条微博写道：一患者鼻涕带血，98%的可能是鼻黏膜糜烂，只需要开3块钱的鱼肝油滴鼻液就能解决问题，但为了排除鼻窦肿瘤、真菌、鼻咽癌的2%的可能性……我可能会给患者开CT检查。当患者拿到一纸正常的报告，他会咒骂我乱开检查，还是庆幸自己并无大碍？——这条微博广为转发后，引起无数人参与讨论。

应当看到，这首先是社会学问题，其次才是医学问题。

虽然并不是任何人都可以在医疗市场行医或欺骗百姓，也不仅是基层医疗机构缺少诊断设备。在西方国家，提高自己的医疗水平，以求超越同行，永远是希波克拉底派医生在困境中的求生之道。联系医生的科学知识和病人的主观症状是体格检查，包括医生亲自观察、接触病人。

于是，专家提出"医检分开"，医疗检测机构应独立于医院，鼓励医检分离，切断两者之间的经济联系，就像医药分开一样。独立于医院的医疗检测机构，可为医院及医生提供正确合格的诊疗根据。哈尔滨工业大学教授郭骏撰文称，第三方检查是"国际上通行的一种医疗模式"。

这种说法自然没有错。但中国的医院和医疗机构并不是"国际上通行"的模式。小而全、大而全，而且门诊和住院基本不分，医疗服务也不分级，特别是城市综合医院，同样有规模不小的门诊。重复检查、过度检查多发生在这里。我到过一些乡镇医院，尽管那里也配置了价格不菲的仪器和诊断设备，但使用率却不高，有的还缺少合格的技术操作人员。

现在，医疗检测所需先进的诊断设备，都集中在大医院和公立医院里，在门诊中极容易出现排除法过度检查，还往往垄断医疗资源，不同的医院对彼此的检查结果绝不认可。这种牛气，除了对"本院"设备手段自信以外，不应忽视的，还有经济利益的驱使。

　　第三方检查、医检分开，首先要实现医疗卫生服务分级。综合医院、专科医院、教学医院以住院治疗、手术治疗为主，把大量的初级医疗卫生服务转移到基层社区的诊所和卫生中心。在这些地方，用不着配置大型的检查诊断设备。在日本东京的一些社区诊所，标准的配置也仅限于心电图检测仪器等。更进一步的检查就可以由第三方检测机构来做，这也是激活诊断设备这一重要医疗资源的必由之路。

30　社会药店之路

一

三十年前，民众还很少见到社会药店。

中国多数县城，能说得上名的药店也就一两家老字号，中药兼卖西药，乡镇则基本上没有。农村卖的药也就几种，由供销社代销，晚上五六点就关门了。

在我的家乡浙江也是这样。"文革"后期，农村集市复活，偶见街边一些草药摊，但卖的多是药材，植物的树皮根茎、各色叶子摆了一地，在这种摊边驻足，也长见识，能认得出几样来。况且少年时还读过《药性赋》、《汤头歌诀》和《伤寒论》。

现在城镇化发展迅猛，药店也已经遍布各地。出家门不多远，小区里便准能见到药店。遍地开花的药店大抵没有什么鼓励措施，当初有很多准入限制，比如几平方公里之内只准许几家等，现在早已突破。

其实，药品生产销售很难搞"一盘棋"的计划经济，搞行政化的统一定价、定点。在市场中，决策是由个体作出的，因此难免有盲目性，好在它能够自我纠错，只要信息畅通，大家有选择的机会，盲目性也不会搞得太大。①

西药、中药、中成药、原料药、耗材，几千种药，几万个规格品种，

---

① 茅于轼:《市场过程的含义》中文版序言，北京，中国社会科学出版社，2012。

片剂、胶囊、颗粒、针剂、粉针，还有药品的原料、辅料和药材……市场庞杂，信息海量，难以"一网打尽"。而且这些天天都在变化，依靠政府相关部门的若干人定价根本无法处理。

虽说临渊羡鱼，不如归家织网，江湖之远，庙堂之高还是有别的。用行政权威管理协调的方式，没有市场成本，但有一个"织网"成本，而且效果还不好，贪吏尚求钱，谁为青史传？发改委分管药品价格的司局出现大面积腐败便是证明。

供需失衡，药品短缺，政府商业退出药品市场无疑是明智之举。突破政治经济学思维的束缚，换一个角度看市场，真实的世界就在那里了。改变这种思维模式的束缚，其实就是开放。于是我们有了20世纪八九十年代医药市场的混乱和放开，有了约束和治理，有了市场定价，有了医药工业的大发展。

现在，群众小病上药店很方便，还有不少社保定点药店，可用医保卡支付。一些长期服药的病人，只要不换方，也能在就近的药店购药。咳嗽喝点枇杷露，手划伤了买个创可贴，老年人用的白内停，上网久了买点消除疲劳的眼药水，用身份证登记一下，买盒含有伪麻黄碱的"康泰克"、"白加黑"一类感冒药，十多分钟就回家了。

总体上说，社会药店里的药不太贵，也没有患者反映药店买药贵的问题。有些连锁药店给消费者办卡，凭卡购买药品可打折优惠，如北京的金象大药房，原是官办的医药公司，一踏入市场竞争，便会大彻大悟，放下服务的身段。

南方市场经济发达，社会药店竞争也激烈。广州一些药店经常举办销售日促销活动，部分药品基本上是进货价，即"零差率"，但这与政府的补助已经无关了。应当说，社会药店在缓解群众"看病难、看病贵"方面发挥了很大作用。

有数字为证：到2011年底，我国社会零售药店已达42.38万个，其中连锁药店2607家，下辖门店14.67万个，约占所有社会零售药店的1/3。截至2012年底，全国具有互联网药品交易服务资格的企业有

117家。

据商务部统计，药品零售市场（主要是社会药店）销售总额为2225亿元，约占全国药品销售总额11,123亿元的20%。2012年药品流通行业主营业务毛利率为6.9%，平均利润率为1.9%，而平均费用率为5.2%。

的确，群众几乎不觉得药店"买药难、买药贵"。有些个体小药店可能存在药品质量问题，但对连锁药店和规模较大的平价药店来说，药品的质量、服务都是有保证的。

社会药店在激烈的市场竞争中积累许多经验。比如连锁经营；重视消费者的认知度，品牌药的销售比例高；重视消费心理学和大众的消费习惯，根据药店的结构面积，更多的货架商品通道组成销售动线，以吸引消费者，创造商机。甚至连药店的死角、收银台产品陈列，都能成为亮点创造效益。有的药店还开展了健康服务进社区等活动，开展健康咨询、测血压、量血糖等服务，以期提高服务区内群众的认知度和美誉度。有些沿海一线城市的药店陈列布局和专业服务，已经接近发达国家的药局。

有研究者认为，在医院推进零差率、药品零售业成本上升的夹击下，社会药店的平均利润率继续走低，部分药店有被边缘化的可能。天道到来那可说，我国的药品零售业或步入"寒冬期"。[1]

这对药品市场而言绝非喜讯。因为药品零售市场上空的凛冽寒风，也会冻结并关上通向未来的大门。

在此种情况下，增多的负面报道对社会药店来说，真是雪上加霜。

二

倒不是群众不满，对社会药店诟病不断的是媒体。

---

[1]《药品销售数据告诉我们什么》，载《医药经济报》，2013年5月24日。

不时见诸报端的是：很多药店不但设有药品区，还有日用品区，陈列化妆品、洗发水、保健品和营养品，少数甚至还陈列着"大米面粉油盐"。有的顾客"一手拿药品、一手拿食品"结账的"乱象"，大大影响了药店的专业形象，被讥为"杂货铺店"。还有人揭露群众通过不规范的药店，用医保卡买保健品、洗发水等，危及医保基金安全等等。

自然有些"杞人忧天"，职工医保卡上的钱是个人账户上的，也就是个人的钱，与统筹部分是隔开的。虽然购买保健品等不妥，但说医保卡上的消费危及"医保基金"安全实在夸张。一些人身体健康，几十年很少生病，医保卡上积下的资金有上万元，那怎么办呢？有的地方实行隔年冻结，不许提出资金。不过江苏等地有更合理、人性化的改革，允许用医保卡结余的资金看病。

不可否认，中国的社会药店近三十年来发展虽然很快，但多数为粗放型。总体上说，依然在"夹缝"中生存。执业药师短缺。各种费用不断推高。药品销售占国内市场始终不到20%，而当下更是走到了十字路口。

有人把药店卖保健品、日用品等状况，称为"新医改中药店的异常躁动"。这既有自身的问题，也是客观的环境造成的。

三

社会药店另一个纠结之处便是处方药的经营。

2014年早春，媒体曝出全国有若干家幼儿园给幼儿喂"病毒灵"，以"预防"幼儿得病，引起了轩然大波。

教育部门先出来"解释"，称这几家都是民办幼儿园。

媒体则调查"处方药"的使用与管理，称"本应在医生处方指导下使用的处方药，却可以在无医生处方的情况下，从药店、药品经销企业轻而易举买到"。[①]新闻报道策划者组织成群记者在街头巷尾分头探访"长沙、岳阳、郑州等地部分药店,发现多数药店不需要患者出具医生处方即可购买到头孢克洛、阿莫西林、头孢克肟等抗生素类处方药,像买菜一样'方便'","处方药'凭处方购买'的规定形同虚设。"

　　记者还伪装成买药者,进行"钓鱼"采访。"是给大人吃还是小孩吃?小孩吃的话建议选择头孢克肟干混悬剂等。"岳阳市一家药店的营业员向记者推销起处方药。当记者表示没有医生处方时,营业员说:"没关系,大家都这么买。我们推荐的这种药效果很好。"报道认为,多数省份药店设有"坐堂医",作用之一就是方便群众买药,他们只需告知"坐堂医"自己需要什么样的处方药,对方并不多问,开出一张"处方"就可买药。[②]

　　报道写得如临其境,绘声绘色,内容应该也不假。但不能因此把幼儿园"给幼儿喂处方"的责任全部归咎于社会药店。采访其实只是一种接近现实的基础。药店、医生、药师、处方和处方药,有时需要遵循一个合理的逻辑,互证互疑,认真理性地加以分析,而不是脸谱化地归类和指责。

　　这篇报道提到社会药店三个问题,"处方药的管理"、"滥用抗生素"以及医师处方的问题,都值得好好研究。

　　当下,在医院里,医生的处方也无需经药师审核调剂,大处方、药物滥用相当普遍。在发达国家,医生的处方需经药师的调剂才可购药。中国至今还没有一部《药师法》,法制并不完善。医和药的职业自律同样缺乏。

　　因此,可以分几个方面讨论:

　　第一,处方对药品市场的开放存在制度性的障碍,这实际上已经

[①] 新华网北京2014年3月25日电。

[②] 同上。

成了歧视性的市场准入。问题是，在社会药店缺少医院处方的情况下，还要不要办？基本可以肯定的是，呼唤已久的"医药分开"迟迟没有实行，而且医院对销售终端的垄断还有强化的趋势。多数医院对处方严格管控，防止流向社会药房。与内地药店缺少医师处方相反，台湾等地对药局每个药师日调剂处方的数量作了限制，担心处方数量过多审核不认真。

过去医师处方字迹潦草，患者拿到处方后往往认不出药名，文化程度高的能猜出几分。现在医院实行电子处方，挂号预缴费用后拿到的是一张就诊卡。医生在键盘上敲敲打打，电子病历上写了些什么？开什么药？患者看不到，更无从知晓每种药的价格，这些都在医院内部网络上封闭运行，一切都要等到药房取出药后才知道。有些贵的药、疗效不确定的药，在没有药师的审核调剂的情况下，你想不买也不行。过去有人认为，医疗服务中的信息不对称，往往与文化知识有关，随着医疗保健和用药知识的普及，会在很大程度上改变这种状况。从现在来看，只是一厢情愿。为什么媒体不去调查药店不查看医生处方的问题？一般患者自购的处方药都是过去已用过的普药，到社会药店还有买与不买的自由。

第二，坐堂医师——应为自由执业或多点执业医师——在药店里门诊，应为可以接受的方式，至于其是否认真负责，则是另一回事。有些常见病、慢性病需要长期服药，医生一次开的药量不超过一周、两周，最长不超过一个月。过去一些大医院设有"抄方医生"，3元、5元挂一个号，即可抄方拿药，大大方便了医保病人。现在北京三级医院的最低挂号费（诊疗费）提高到42元，已经影响到患者的药费，虽说可用医保卡支付40元，但医保卡上每月只划入几百元钱，用完就得自己付费。在英国，一些护士就有处方权，他（她）们实际上担任了常见病处方和抄方的职能。

第三，抗生素滥用相当普遍。其影响最大的当推大输液。有些地方农民在乡镇医院"挂针"可视为"住院治疗"，由新农合报销费用，直接导致大输液用量的大幅度增长和抗生素的大面积滥用。

与市场经济相适应的公平概念，应该是机会平等。在医改中，对社会药店缺少与医院药房相同的政策扶持和制度安排。

比如说"零差率"，公立医院门诊药房取消药品加价，实行"零差率"，靠的是政府补助。

为什么同样的药价（一般说来药店价格会更低一些），在医院药房有政府补贴，而要求配置基本药物的医保定点药店则没有？"机会的不平等"，实际上对社会药品零售市场和零售业实行了不公平的歧视政策，这也很可能是制度安排的一个极限状态。

另外，政府投入大量资金，重建和完善基层医疗卫生体系，大医院的医药没有分开，在基层的医疗机构重建中，又搞了一套药房体系，仍然是医药不分。难道连锁药店连社区卫生站和医院的药房功能都不能承担么？

经济学常识告诉我们，任何商品的市场交易都会产生费用，无论医院的药房还是社会药店，人员、药房、库房、资金占用，都会产生费用，本来社会药店的交易费用就高于医院药房。世界上多数医药分开的国家均采取措施，通过医保返点、药师处方调剂费等补助社会处方药店（局），鼓励医院门诊处方外流，鼓励患者到处方药店（药局）购药。只有中国反其道而行之，对医院内设的零售药店，通过财政对药品的加价进行补助，强化公立医院和基层医疗机构通过处方对药品的销售终端进行控制，真是匪夷所思。

从经济学上说，如果废止了药品的市场交易，取缔了社会药店，就不会有批零差价税收等交易费用产生。当市场的交易费用趋向"零"时，行政组织的成本会趋向"无穷大"，这已一再被现实所证明。政府的财政，也是纳税人的钱，同样会不堪重负。而且，没有竞争，光靠医院内部的药房卖药，药品的销售是不是就达到理想境界了呢？

总拿自己的特殊之处来说事，改革便很难达成共识，岁月在无止境的争论中蹉跎。

比如说，现在社会药店能承接北京医院、协和医院这样的门诊药房吗？答案自然是否定的。但是，社区诊所（卫生站）和社区医疗服务中心的门诊不设药房，大概不会有太大问题。认为社会零售药店不能替代医院门诊药房的另一个说辞是执业药师的不足。自1995年首次全国执业药师资格考试至今，20年来通过资格考试的全国执业注册药师有20多万人。按药品相关法律规定，社会零售药店、医院药房、药品生产企业和流通企业，均需要执业药师，每一家零售药店配备一个执业药师根本做不到。

可有关部门规定"今后新开办的零售药店必须配套执业药师；'十二五'末所有零售药店法人或主要管理者必须具备执业药师资格，逾期达不到的，取消售药资格"。[①]政府的规定符合国际的通常要求，却把自己逼到了一条没有退路的断崖上。20年来除去原有的8万名执业药师，只培养了10多万人，如今在四五年的时间里，能够"速生"几十万执业药师来吗？如果没有配备执业药师的基层药店必须关门，没有药师的基层医疗机构药房关不关？

还是回到问题的原点。

英国1815年就颁布了与药师和药房管理相关的法案；美国各州于1869年颁布了药量、药师和药房管理法案。日本在明治维新时代（1898年）颁布了《药剂师法》，他们是照搬西方的法律制度。我国至今还没有一部《执业药师法》，而且，连立法程序都没有启动。

执业药师是干什么的？单纯卖药吗？

除了在药品生产企业从业外，药师首先提供药学服务，即审查医师的处方，回答患者关于用药的咨询。在一些发达国家，医师开出价格昂贵的药品，如果不特别注明理由，药店或药局在配药时，药师可用疗效相同的仿制药替代，以降低药费。笔者在日本和欧洲一些国家看到，社会药店（局）环境优越，处方药与非处方药严格分区，药师

[①] 见《国家药品安全十二五规划》。

的工作包括从电脑上查阅患者以往用药的情况，讲解如何使用和服用药品，有什么反应等等。患者坐在椅子上静候取药和咨询药师。而中国一些医院，医生嘱咐患者，"你交费拿药回来后，我再告诉你怎样用药"。医生担心的是患者拿到处方后，不去医院药房划价付费取药，而去了社会药店，造成"处方外流"和痛失处方费。

当下，中国社会零售药店生存条件不佳，药师的地位不高，还有一个原因是处方很少能从医院流出，药店处方药的营业额小。医院把住门诊药房的原因，除了利益以外，自然也有用药质量安全方面的考量。这就形成了恶性循环。患者很少拿着医师的处方到社会药店（局）调剂药品，药师也失去了用武之地。

这种医院和社会药店（局）相互阻隔的状况终究需要打破，螺旋形下降是没有希望的，需要加以阻止。各国采用了不同的方法。比如日本，在医院药房拿药，健保机构没有返点，医院无利可图。而在社会药局取药和经药师调剂，健保机构给予计点计价。药局可每月到健保机构结算一次。在这些政策的制约与鼓励下，医生回归了本业，门诊药房也从医院中剥离。在日本东京日立医院大门前，我看到两家药局同时承接医生的处方，形成了服务上的竞争。据说，对于药师仿制药替代的努力，健保机构亦会给予一定的奖励。

并非中国不宜改变药品的销售格局和销售终端，但选择怎样改进的路径、终结医药不分的现状，需要有人完成从部门行业的代言，到一个政治家的转变。

让患者多一个选择还是少一个选择？究竟是在医院买药好，还是回到自己家门附近的药店，经药师调剂审核后再购药好？

如果说，在偏远的农村地区，居民分散，社会零售药店少，一些医疗机构自办药房还有必要的话，而在药品零售业发达的城市、城镇之中，强化封闭的医院门诊药房系统，实在没有太多的理由。

四

药店经营究竟实行专业化还是多元化？

这要根据具体情况才能定位。

总体而言，社会药店的经营环境并不好。全国几十万家药店，年销售额仅占有药品总量的不到20%，也就是两千亿元。如此算来，每家药店年均药品销售量只有50多万元，这显然很难维持人力租金税收等基本费用。

有关部门曾经出台药店的规范，比如经营药品的面积不得少于3/4之类，在生存的压力面前，中国药店更多地转向OTC（非处方药）和其他保健品的品牌营销，这也在情理之中。从目前药品的终端市场看，化妆品和保健品的营销与处方药店可以分区，但完全分开的条件并不成熟。

现在，一线城市的药店已趋于饱和，大规模扩张时代已经结束，而医药商业、流通业的兼并与重组方兴未艾。风烟如此，今方到，商海几时论定曲？

31　中国有没有药物经济学？

医改是一种习惯上的简称，全称是医药卫生体制改革。

其实，很早以前，医和药就各有侧重，后来渐渐有了分野，成为两个不同的行业。大家都知道，在中国，提起"医药"实际上是指药物——东方传统上医学与中药学分得不是那么清楚。医药不仅包括医疗卫生服务，而且涵盖了药物和医疗器械的生产、流通、销售的产业，即现代药业。

复旦大学出版社前几年出过胡善联等主编的《药物经济学研究指南》，这本国内为数不多的介绍药物经济的书籍，是在因行贿等劣迹"臭名昭著"的葛兰素史克（中国）公司支持下，列入科研项目后出版的。这家跨国药企还提供了世界各国的药物经济学评价最新指南。所有事物具有两面性，现在弄得"灰头土脸"的葛兰素史克公司（中国），虽然商业经营上有斑斑劣迹，在学术推广和研究上却做了好事。更重要的是，其生产药物的品质是有保证的。

从药物经济学的角度看，在中国市场销售药品的成本疗效价格的构成上，不确定因素还有待分析。

"医"更多的时候与卫生、医疗服务联系在一起，而不太与药组成一个名词——尽管现在医院都有药房，医院也兼卖药，"以药养医"也成为一个普遍的现象。

在北大光华学院组织的一个关于药物经济学的论坛上，我在发言中说，"目前中国基本上还没有药物经济学，只有药物政治学、药物关系学，如果有药物经济学的话，可能有的只是药物灰色经济学。"于是，大家都笑了。

本来，药物经济学应该是药物经济性评价的基础，确定药物研发、生产、流通、使用等各个环节科学合理的基础，它强调药品的价值和成本，是产品定价的基础。很可惜，现在几乎全被忽略掉了，而且在医改中几乎也无人提及。这确实不是个好兆头。

什么是"药物政治学"呢？在西方实际上是医药公司的政府公关，是企业营销的一种。而中国常见的做法，就是把降低基药单价——而不是病人的药费——与医改的政绩挂钩。药价降下来，官员职务升上去。各地通过政府药品集中招标采购，互相攀比，不断压低中标药品的价格。尽管总体上说，我国基本药物及常用仿制药的价格已经很低——通常，由于每种仿制药有多家工厂生产，工艺大同小异，成本几乎是透明的，水价、电价、劳动力、原料药、辅料的购进，以及增值等，都是能算得出来的。不压反升的是"流通—公关费用"。

这种情况下，假如要降低生产成本，要么偷工减料、以次充好、违法排污，压缩治理成本。要么就是地方政府采取特殊措施，减免或返还税收，实行财政补贴，以确保在政府药品集中招标争夺战中本地企业有"超低价"的优势。

在当下，由于招标中"唯低价是取"的政策——比如被一些人推崇的"安徽模式"，造成药价虚高与虚低并存。特别是仿制药中的"超低价"现象更为常见。确实，任何药品都有一个性价比的问题，即使同一种药物，规格相近，品牌不同，价格也有很大的不同。如果打广告多，知名度高，企业生产自定的标准高，也会推高成本；反之，没做广告的，成本相对较低，零售价也会便宜些。——但这里有个底线，便是生产成本和质量保证。药价虚低，实际上通过恶性竞争的方式，击穿了这个底线。

稍有常识的人都会意识到，超低价的廉价药、救命药，药品质量往往有很大的不确定性,甚至令人生疑。如一瓶大输液价格不到1元钱,不值一瓶矿泉水。但在"药物政治学"面前,统统不值一提。有人认为,药品单价降下来是硬道理,是医改的成绩,不论这种药品质量如何,在医院里是否已经断供。

什么是"药物关系学"呢?

中国药品销售的终端,即80%零售市场在医院里。政府药品集中招标、医院药房采购、医生的处方,都要公关,都要靠关系。这几个药品销售环节的灰色地带,甚至还可以进一步细分:医院院长要"勾标费",常用老药进医院还要交"临床费"或进院费等等。药房还有专人"统方",每月按各科室医生开具的药品计算提成,医药代表以此为根据给医生的处方付费,而统方员按每瓶或每盒0.5元或1元收取好处费,这好处费也因医院与药品价格不同有差异。总为人间事渐平,那知日日暗潮生,这确实是没人希望看到的灰暗图景。

总之,这套医药不分、以药养医的政策行之有年,鼓吹这套政策的人明知其真实效果和流弊,但如臭豆腐,闻起来不太好,但吃起来香,而且还有一套政治经济理论作为支撑。

2013年,发改委的药品出厂成本调查与葛兰素史克(中国)危机事件、福建漳州药品采购腐败案曝光,前所未有地将医药行业置于公众视线之中。办案人员再次证实在公立医院药品采购中滋生大面积的腐败。药厂生产的某一药品到患者手中,至少要经过4道坎,"通过招投标进入省一级药品集中采购目录,再进入地市一级卫生管理部门的药品目录,然后,医院采购该药品,科室医生在诊疗时使用该药品。""药厂之间竞争很激烈,即使中标,医生在诊疗时仍可开不同的药品,这就需要再公关"。据医药代表供述:"在药品价格的构成中,成本价往往不到20%。"被查处的医务人员承认,"开大处方,拿回扣已成为医疗系统的'隐形福利','不拿白不拿''拿了也没事'等观念,在医生中有一些影响。"[①]

[①]《药品黑幕:采购要过N道坎,药价50%是公关费》,新华网,2013年7月23日。

确实，在药品"带金销售"、公立医院"以药养医"之风不绝的当下，药物经济学的发展面临着极大的困难。

看似阳光采购，其实阳光下的满地阴影斑驳迷离。某省的药品招标办内部就出过一本小册子，记载了发生在招标进程中的种种"怪现状"。比如某家药厂在投标时报药价，却被招标办内部人员动了手脚，无端地篡改成"超低价"，药厂虽然被告知中标了，但高兴不起来，根本无法按中标价组织生产，销售等于零。而中标的另一家企业，同样品规的药品价格高得多，可以独占市场。尽管愤怒、发火，要求调查，却又不敢得罪招标办，也不敢向媒体披露，因为市场垄断，下一次还投不投标？一旦揭发，不但A省，可能连B省、C省都不要这个厂家生产的药。这用不着特别的说明，中标与否，从来不是计算机依据程序自动得出的。

这些大家早已明白，彼此心照不宣。

国际上通行的"医药代表"，在中国已经成了药品"销售代表"。虽然进不了课堂，写不成教科书，当下中国"药物关系学"大行，却是个不争的事实。很难说一些"医药代表"与医院权势人物结成"一损俱损、一荣俱荣"的利益共同体，会是"纯洁的友谊"。"带金销售"已经变得具有如此大的杀伤力，如果不作彻底的割断，它可能毁灭的是两个行业——医药与医疗服务行业——的价值观和道德底线。

至于"药物灰色经济学"呢，其实不用多说。5000多家制药企业、1万多家医药批发企业中，缺乏自律，偷工减料，搞不正当竞争、恶性竞争，比比皆是。比如，同一规格的青霉素，某省在药品集中招标采购价是0.28元，另一省则以0.27元中标，华东某省则更下一层楼，以0.26元中标——这个价格，与20世纪80年代初基本相同。当时的青霉素的原料玉米每斤1角钱，而现在上涨到每斤1元多钱。不仅仅青霉素是这样，头孢曲松与很多中成药都是如此。

业内人士都非常明白，无论是政府有关部门药价的制定，还是药品集中招标采购，都无科学的专业知识可言。新华社播发过一篇报道

《廉价"救命药"短缺背后的症结》[1]，分析了从 20 世纪 60 年代起一直在用的"鱼精蛋白"，这种心脏病手术最普通的常见药近期突然"缺货"的原因，指出"药荒"赛"血荒"，"售价太低、利润太薄是企业不愿生产的原因"。有关鱼精蛋白短缺的消息，一年后还频频见诸报端，说明情况还没改善。

现在，治疗甲状腺疾病（甲亢）的他巴唑，国产招标价一瓶不到 5 元钱，又一次因价格过低而完全从市场消失。而德国默克制药同类产品（甲巯咪唑 50 片／瓶）为 45 元，大致为国产药的 10 倍。

医药行业是个相对封闭的专业化行业，作为媒体与消费者的感性认知，与业内人士，特别是企业的真实运营和存在着很大的差异。用不同营销和经营模式的成本概念来推断企业是否暴利，既缺乏严谨的科学依据，也偏离了营销和经营的逻辑概念。

其实，医药是几十年来各行业中唯一产品没有涨价、价格"跌跌不休"的行业，民众却不买账，媒体也紧追不舍。尽管一些人迷恋种种价格管制，从伦理学和社会责任的角度指责某些医药企业"唯利是图"，就像单纯指责房地产开发商暴利，缺乏道德良心，而对地方政府的土地财政却闭口不谈一样，调控房价只能是镜花水月。

药品的研发和生产、流通，都必须遵循经济规律。除非政府对某些药品有特殊的政策，实行财政补贴。否则，任何违背经济规律的行为都是难以长久的，不利于推进药品生产和流通体制改革，这也是经济学的常识，事实上，也不利于建立和实施国家基本药物制度。

我们已经进入崇尚科学发展的时代，医药行业也不能例外。

药物经济学是医药产业发展必须遵循的"基础科学"之一。我们在这一领域已经落后了几十年，而且，至今尚未看到复兴的曙光。

药品市场诡谲多变，正发生着许多不可思议、无法想象的事情，已远远超出了常人的智力。雾里看花，水中捞月。药价虚高的原因是

---

[1] 载《新华每日电讯》，2011 年 9 月 11 日。

什么？政府定价的规则又是什么？是原材料涨价，还是生产研发成本上涨？企业的合理利润是多少？合理的批零差价是多少？流通成本或销售费用高的原因是什么？国家药品的价格如何制定？以药养医，即药品相当一部分营利流向医院为什么不合理？用医疗单位药品销售的零差率，来替代医药分开为什么不具合理性？

这些需要用政府"行政边界理论"及药物经济学一一对照、评价，大体都可以明白了。药企基本上没有能力去改变生存环境和医院零售终端的渠道，而只能被动地适应，才能求得生存。医药营销路径和现行机制不改变，中国式营销运作成本的弊端与宿命，医药企业就很难摆脱。

医药产业的改革与发展，需要科学理论的指导，更需要面对产业发展受阻、市场价值严重偏离的现实。只有真正根治和净化营销所依赖的渠道和环境，引入市场化机制，而不再是企业和患者都围着医院转，企业的各项费用和支出才能透明。细致的观察和深入的思考是必要前提，但改革，依旧是重建新制度下药物经济学的基础。

32 免费医疗与医保的二元结构

一

2013年10月，国庆节过后不久，一则俄罗斯实行免费医疗的消息引起国人的热议和想象。在此之前，还有一则印度把免费药物从200多种增加到300多种的新闻，也曾引起人们的注意。

同时引起人们关注的，还有一则发生在河北保定农村的"新闻"：一个农民付不起昂贵的医疗费用，自己在家里动手用锯子锯掉了患病的右腿，进行"截肢治疗"。这条消息内容之酷烈，记述之详尽，使人感到隆冬即将到来。

未来希望与梦想满怀，现实各种诉求和矛盾交织。许多痛苦不堪的悲剧，即使它偶然出现在农村、发生在无人知晓的角落——都会烧灼我们的心。如果还有什么人能够悠游岁月，而无革除积弊的紧迫感的话，只有两种可能，一是眼前的生活太过于美好，二是天性真的很愚钝。

有人认为，舆论需要引导，引导便是帮助群众擦亮眼睛，分辨是非，警惕别有用心的人。在谈及俄罗斯全民免费医疗时，卫计委新闻发言人称，中国有自己的国情，不对别国的医疗卫生体制进行评论。

有专家和媒体立即站出来作正面释疑：一是全世界真正实行全民免费医疗的国家其实没有几个；二是实行全民免费的效果并不好，造成药品等的浪费。如同"大跃进"时群众吃食堂不要钱，还敞开肚皮大吃大喝。有专家认为，免费看病要排队，免费的药品没几种，有些药品还要自己付费。俄罗斯的医疗服务还不如中国等等。总之免费看病不怎么样。

还有专家说，世界上没有免费的"午餐"，即使是免费看病的国家，最终还是老百姓自己付费，只是付费的方式不同罢了，比如设立专项税收，羊毛还是出在羊身上。这在理论上是对的，可以说是经济学常识。但中国有全民医保的专项税收吗？若有的话，能做到专款专用吗？比如有人曾建议设立烟草税，用来解决群众看病的问题，在财政支出并不十分透明的情况下，这能做到吗？简单增加税收的办法，所起的作用都十分有限。

在当下，一些过分"理性"的正面说辞，还是遭到网民"吐槽"。究其原因，有人谈的是对灾民"赈灾放粮"，有人指出别国医疗保障服务同样有欠缺；有人探讨便宜小吃的付费方式，有人讲的是豪华大餐不能由政府买单。现实复杂，世相百陈，不同人群的心境、不同观点间的樊篱，使彼此互相瞧不顺眼。我觉得你崇洋媚外，你觉得他狐假虎威，所以相去甚远。

好在现在说真话的人多了。对免费医疗持肯定意见的人，反应也相当强烈。包括拥有众多粉丝的"医生波子哥"，即广东省卫生厅副厅长廖新波。他认为，既然陕西的神木县能做到，经济实力雄厚的广东省承担免费医疗，应该没有太大的困难，这就将了当地政府一军。

确实，还是应该再说说神木。

在《大国医改》的最后一节，我写了这个县份的医改，写到徘徊在绵绵秋雨中的麟州古城遗址，遥想曾坚守在这片土地上的范仲淹，追慕不已。创新毕竟无需步调一致，思维统一。

中国西北已经好久没有改革开放的经验了。2009年2月，比中央出台"新医改"[①]方案早两个月，陕西北部的神木县人民政府颁布了"免

[①] 2009年4月6日，《中共中央、国务院关于深化医药卫生体制改革的意见》发布，被称为"新医改"。

费医疗实施办法"①，并在同年3月1日正式实行。不久，医改的"神木模式"引起广泛关注和讨论，各种质疑不断。

神木的坚守有其原因，作为一个资源丰富地区的县份，地方财政收入高，人口相对较少，再加上当初就设计了一套较为完整的制度，虽然此后经历煤炭市场价格下跌，非法集资风波和房地产泡沫破灭等，但神木医改模式却始终不败。

在各种声浪喧嚣、利益诉求升腾的情况下，现实世界与各国医疗卫生体制参差交融，反而彰显思想的张力和思考问题的深邃。

某些肯定免费医疗的言论，用词也同样情绪化，言辞激烈，难以入耳。

一位香港网民列举了香港公立医院各种医疗服务的收费标准，如香港公立医院门诊一次收费45港币，包括检查费用和3天的药费。他说内地人评论免费医疗弊端多、效果差、会造成大量浪费，实属担心，是"太监认为性生活有害健康"。

这与官方和学院派不同的言论，看后令人不禁想笑。叩壶高歌，不顾俗耳，过于情绪化表达相当刺激。

二

不巧的是，新华社发布一条消息，披露河北一个农民因看不起病，进不了医院，自己动手锯掉了右腿，情景相当悲惨。这则消息与世界上不存在免费医疗的表态、80%老百姓对医药费用降低感到满意的消息，几乎先后见报。这使人们在讴歌医改取得重大成就时，又不得不质疑依然存在的"黑洞问题"。

---

① 2008年1月，神木县康复工作委员会成立，负责全民免费医疗政策的制定、指导与协调，基金的管理与使用等工作。经过一年多的可行性调研与论证，2009年2月9日，神木县人民政府颁布了《神木县全民免费医疗实施办法（试行）》，并在同年3月1日正式实施，直至今日，基本未有变化。

新华社的消息说：保定清苑县农民郑艳良 2012 年 1 月得了一种病，先是感到臀部和大腿疼痛，很快发展到难以走路。曾到保定市、北京市多家医院诊治，被确诊为双下肢动脉血栓，属于疑难病症。郑艳良的妻子沈忠红说："有的医院说没法治疗，不接受我们住院，有医院说要一次交付 30 万元押金，后续医疗费用得上百万元，我们没这个经济条件。医生告诉我，他顶多活三个月。从医院回来后，我们就进行保守治疗，他的腿逐渐出现了大面积溃烂。郑艳良白天晚上都无法平躺，只能倚坐着，痛得厉害的时候意识模糊，叫得邻居都无法入睡，在街上都能听到他的喊叫，村民听着替他心疼。2012 年 3 月 2 日，开始流脓，4 月 11 日发现有蛆往外爬，他几次说过要把腿锯掉，我始终没同意。中间我们还吵过架。"

沈忠红说起锯腿那天的情形，泪水在眼眶里打转，"一辈子忘不了。2012 年 4 月 14 日，他又说要把腿锯下来，我跟他嚷了起来，气得我说你愿意锯就锯吧，就赌气跑到了西厢房。谁知道二十分钟后，他叫我过去说，你收拾一下吧。我一看，傻眼了，差点晕过去。要知道他真这么锯，我也不会让他自己待着。"郑艳良自己拿了水果刀、一根钢锯，把毛巾缠在痒痒挠上咬在嘴里，自己动手把腿锯掉了。下肢血液不流通，锯腿时流血不多，但锯到骨头时疼痛难忍。医生认为他至多活三个月，他自己锯腿后，一年多了还活着。[①]

消息一经披露，引起社会强烈的同情和关注。虽说自古以来，"燕赵多慷慨悲歌之士"，但承担不起医疗费用的农民在没有麻药的情况下，自己动手截肢，更多的还是辛酸、无奈和愤懑。

人们问，他没有参加新农合？不能享受大病医疗救助？问题是，要住院得先拿 30 万，治疗时可能还得再交 100 万。他一家根本筹不到这笔钱。据说，因他不是住院，而是在自家"锯腿"的，按规定"新农合"不能"报销"。

[①] 白明山、骆学峰：《河北农民自己锯掉患病右腿》，新华网石家庄，2003 年 10 月 12 日。

2014年3月18日，央视播出了"卖花老爷爷"的新闻，但这次是个爱心节目。也是一个河北农民，他的孩子在北京看病，手术后每月仍需1500元费用，65岁的老人已经借遍了所有亲友，欠下不少债，实在缴不起了，便每天在北京街头卖花。照片被好心人挂到网上，引起了很多人的关注，大家都来买老爷爷的花，有的人甚至只捐钱，不要他的花。老人在镜头前推着板车，泪流满面，说自己"遇着贵人了"……人们感动后不禁会想，政府的新农合、大病医保和社会救助为什么会出现盲点呢？

也许我们并不需要"全民免费医疗"。用不着争执世界各国免费医疗是"全民"还是"非全民"，争论谁执黑谁执白，黑先还是白先，这又不是下围棋。即使在中国，部分人"免费医疗"事实上是存在的，比如公费医疗就接近免费医疗。只有公务员和准公务员的事业单位人员才能享受。

令人遗憾的是，极度贫困的人群却不能享受上述制度，他们甚至根本无法拿出一笔凑出的数万元巨款踏进医院，所有治疗手术都得"先付费"，治疗后再"报销一部分"。有的贫困地区，农村农户把全家的财产变卖了，也不值几千元钱。

在被称为"靠市场"的美国，其实并非如一些专家所言。从美国医疗制度看，政府责任的重点是为弱势群体提供保障。政府举办的两项制度即联邦医疗保险和医疗援助，覆盖1亿多人口。特别是对贫困群体的帮助，集中于政府医疗援助这一制度，而且做到了与其他保险制度无缝衔接，值得我们研究和借鉴。他们通过政府医疗援助制度，一是帮助贫困群体参加医疗保险，二是为有保险的个人和家庭支付他们无力支付的自负费用，三是为没有保险的低收入或无收入的个人和家庭支付部分或全部医疗费用，这样就基本保障了贫困群体病有所医。

最近新华社发了条消息，说超过10万名美国退伍军人同样存在看病难的问题，一般治疗要等几个月[①]，服务质量也有不少问题。好

[①] 穆东：《10万多美国退役军人遭遇看病难》，新华网华盛顿2014年6月9日电。

像再次印证"看病难"是个世界性难题，国内媒体广为转发。但消息回避了一点，一共有多少退役军人？反映看病难的占多少？还有，美国退役军人及其家属在公立医院看病，费用全部由政府负担。而我国至今还没有针对退伍军人及家属免费或优惠的医疗。所以同样是看病难，但实在不在一个层次上。

写到这里时，我想大家应该明白了，群众希望的"免费治疗"应该是：在患者实在拿不出最低的医疗费和药费时，能够及时地、没有任何门槛地得到治疗，不管最后是医保付费还是财政买单、社会救助——那是医院与相关机构间的事情，不用患者自己奔波——不至于求借无门，得不到医治，最后家破人亡。

三

在研究医药卫生的问题时，我意识到知识领域其实有许多不可逾越的障碍，更应懂得谦虚为怀的道理。"免费医疗"并非完全由卫生或福利经济学决定，而极可能是社会、道德以及伦理的因素所决定的。在《大国医改》一书中，根据我个人对"免费医疗"的理解，提出了"免费"能不能成为极困难群体享受医疗卫生服务的底线？

这种看法至今没有改变，即医疗保险，无论是新农合、城镇居民基本医疗保险，还是城镇职工医保，最重要的必定是"穷人医保"。

除了防疫、艾滋病、肺结核等，在日常疾病的防治中，不管是通过医保"刷卡"，还是别的什么形式，我们对低收入的群众，甚至借不来钱、付不起进门药费的群众，提供"免费治疗"和"免费药"吗？当患者踏进医院，或被紧急送去救治的时候，自己要不要立即"预付费"？先付费还是后掏钱？现实的问题是：没带钱或者预付不起钱，就不能得到救治？

据有关材料，中国已经实现医保全覆盖。按理说，一个医保全覆盖的国家，不太可能出现看不起病的问题，可实际上这在中国普遍存在。

究其原因，中国的"医保网"是由公职人员的公费医疗、城镇职工医保和新农合、城镇居民基本医保组成的。这几种医保又可分为两大类：一类是公费医疗与城镇职工医保，其筹资和保障水平相近，前者是财政拨款，后者与养老、生育、失业等"五险一金"或"五险两金"缴费一起，从用人单位的职工工资总额中，由政府地税部门代扣。第二类是居民基本医保及新农合，主要部分由中央或地方财政投入，全年人均筹资水平只有几百元，保障水平要低得多。因不设个人账户，门诊费用基本自理，住院治疗也能够报销一部分。

可以说，实际上中国医保实行的是"双轨制"。而这种"双轨制"正好遭遇了亟待改革的中国的公立医院，医疗费用、检查费用、医药费用不断攀升。一高一低，自然行不远，走不快。

在医疗和医保两个体制中，患者无疑是弱者，如果一时筹不到看病的费用，就看不成病，买不上药，住不进医院，如果不预付足够的钱，医院就有理由停止用药或停止抢救？然而，生命是最宝贵的！

对医保机构来说，如何动态监督医疗机构的治疗费用？医保实行"先付费"还是"后付费"？这就显得十分重要。

老百姓所说的"免费医疗"，大抵是指看病时只需要支付不多的费用，甚至仅仅是挂号费。城镇职工医保大概可以实行预付费，如是，患者必定会有"免费医疗"的幸福感。

而新农合和城镇居民基本医保则做不到。——按照目前的新农合人均几百元钱筹资水平，覆盖几亿农民的医保根本就做不到"预付费"。

就世界许多国家和地区而言，建立全民健保体系后，"免费医疗"如同秋天里的黄叶，已经悄然而去。

中国仍处于"初级阶段"，倘若一时无法破除医保的双轨制，那么，应该给低收入群体，交不起最低费用的穷人，留一扇由政府、医保、社会机构，甚至医院来分担、让生命获得拯救的"免费小门"。

33 《民营医院蓝皮书2013》前言

时间已经是2013年初秋，在这个季节里审读年度民营医院蓝皮书稿，就像在即将成熟的田野上穿行，但还不到收割的节令。

当下，新医改已经进入"深水区"。

"深水区"的含意是涉入一些根本性的底部，有不确定性，可能还有风急浪高的危险。正如米歇尔·福柯所说的："大写的历史的确是我们之记忆最博学、最警醒、最活跃，无疑也是最拥挤的区域。大写的历史同样也是一个深底：所有的存在物都是从这个深底开始存在，并且不确定地闪烁。"我想这位历史学家的比喻同样适用于大国医改。比如，社会关注的推进公立医院的改革等，就是一个相当"拥挤的区域"，而且还是不断闪烁的"深底"。

按照国际上通常的划分，医疗卫生资源是由医院、医务人员、药品和器械四部分组成。其中医院又对其余三部分资源有相当大的制约。从宏观层面上看，用行政手段调动和配置医疗资源已近极限，公立医疗机构占"绝对多数"仍无法解决诸多难题已经证明了这一点。

解释医疗卫生服务体系存在的问题，有多种方法，分析"看病难、看病贵"的成因，也纷繁复杂，其中包含大量现象而非本质的属性。同一时代，错综复杂的因素均指向医疗资源配置，这不是偶然——必定是"深底部位"的医疗资源错配、失衡和匮乏所致，而且缺少激励机制，这就是"看病难、看病贵"的根本原因和医改的动因。

思想解放和资源领域的开放对医改尤其重要。破除体系的封闭，调整医疗资源的结构、盘活资源的存量，同时引入社会资本，促进医疗要素的开放和流动，形成充满生机、高效有序的医疗资源市场。

民营医院从诞生那天起，就与市场和社会资本有着天然的联系。对民营医院的认识，是一个关乎历史和现实的重要课题——不仅关于行政管理和民间治理的研究，而且关于法人治理的现代医院制度的建立。

20世纪上半叶，中国最好的医院大多都是民营医院。民营医疗机构，特别是外资医院给旧中国医学界带来了近代科学之光，并给医疗服务管理带来了巨大变化。民营医院在现当代中国卫生事业发展中功不可没。由于众所周知的原因，民营医院后来在中国完全消失，并建立了单一结构的公立医疗服务体系，基本上延续至今。

历史总是螺旋上升的。如果站在一个长时段的角度来审视，情况在变化，回归有时也是进步。进入新世纪后，中国民营医院的新生与成长，不仅仅是资金投入与积累、服务空间变化与限定、人才流动与信誉的树立，还带来了社会多元办医的新格局。

旷野四望，八面风雨。重建被拆毁了的大厦是一项浩大的工程，既不是搭建临时建筑，也不是恢复古建，其艰巨与曲折可想而知。民营医院近年快速成长壮大，主要是借改革开放的春风，社会与业内有志者不懈努力的结果。现在，已经进入了一个重要的"窗口期"：支持鼓励民营医院发展已成为新医改坚定不移的方针。

2012年和2013年，国务院和卫生部下发了多个文件，深化医疗卫生体制改革，加快公立医院改革，完善社会政策，逐步形成多元化办医格局。这些政策措施的密集出台，开启了加快民营医院发展和升级转型的新时期。

卫生部提出[1]，要将政府主导与市场机制相结合，充分发挥医疗

---

[1] 卫生部《关于做好区域规划和医疗机构规划，促进非公立医疗机构发展的通知》（卫规财发【2012】47号）

卫生服务体系的整体功能，实现公平与效率的统一。明确政府责任，维护基本医疗卫生的公益性。同时，注重发挥市场机制的作用，鼓励社会力量的参与，促进有序竞争，提高医疗卫生服务的效率、质量和水平，到2015年，非公医疗机构床位数和服务量要达到总量的20%左右，实现非公立医疗机构与公立医疗机构协调发展。在这个文件中，明确政府的责任，发挥政府行政的作用是放在第一位的。

文件还提出，要给非公立医疗机构留出足够发展的空间，拓宽社会资本举办医疗机构的准入范围等。在国家和地方配套政策相继出台的情况下，2012年民营医院快速发展，内涵建设加强。一些民营医院在法人治理结构和现代医院管理制度建设方面，也有了很大的突破。

令人高兴的是，各地纷纷出台了落实国务院58号文件的配套文件，进一步细化与完善了相关的社会办医政策。作为国家社会办医试点城市的温州，以及推进公立医院改制和产权改革的昆明、洛阳等，积极探索，大胆改革，取得了一些经验和成果。医院公立民营、合作合资、股份制等形式更加多样。如同基因互相匹配，产生出的"物种"群体和个体有不尽相同的色彩、形状和行为那样，"公立"与"民营"竞争互补与促进，也将极大地丰富新的医疗卫生服务体系。可以说，医疗资源多样性、社会化，并不断获得正能量。药品的定价和采购机制完善、医生多点执业和合理流动等，都会随着深层次改革的推进而走出困境。

感谢各位专家学者和朋友，感谢他们对医药卫生体制改革的不倦探索，对民营医院发展的热情关注，如果没有对社会办医的独特认识，没有对民营医院的热情扶持，办医多元化的格局将无法建立，医疗服务市场的竞争与秩序也无从建立。

医疗卫生领域资源的激活与流动，社会投入的增加，都会随着人们的智慧与知识而延展，这既是民营医院所有管理者和从业者，也是我们时代正发生的"伟大的故事"。从这个意义上说，本书也是医疗卫生领域开放与改革思想淋漓兴会的结晶。

是为序。

34　回归医疗服务的市场定价机制

近日，国家发改委、卫计委和人社部联合发出通知，全面放开民营医院的医疗服务价格。①消息一出，引起了媒体的关注和各方的热议。这是一件好事。在发改委取消多项政府行政审批事项中，这被列在首项改革措施加以报道。

检视中国目前医改所处的徘徊状况，需要一种超越静态技术层面的宏观视野，而不是在旧框架内加一点新元素，这也是制度大转型所必需的。可以回顾一下，党的十八届三中全会提出全面深化改革，必须"坚持社会主义市场经济改革的方向，以促进社会正义、增进人民福祉为出发点和落脚点，进一步解放思想、解放和发展社会生产力，解放和增强社会活力，坚决破除各方面体制机制弊端"，"紧紧围绕使市场在资源配置中起决定性作用深化经济体制改革"。②应当看到，三中全会确定的全面深化改革的路径，对于医改同样具有重要的意义。解决或明显缓解"看病难、看病贵"，无疑是医改的"出发点和落脚点"。

当前，中国的经济社会已经发生了巨大变化，医疗服务市场也不例外。民众观念、医疗服务政策、改革理论范式和现实之间，出现了

---

① 见2014年4月9日，国家发改委、卫计委、人社部《关于非公立医疗机构服务实行市场调节问题的通知》。
② 《中共中央关于全面深化改革若干重大问题的决定》辅导读本，3页，北京，人民出版社，2013。

脱节，相关利益方互相牵扯掣肘，常常搞得一头雾水。

需要冷静睿智的分析和科学的界定，这是接近本质的不二选择。市场由两个主要部分组成，一是医疗服务产品；二是资源或要素市场，包括人力资源、医疗资源、药品和器械设备等。

无疑，市场的功能主要在于配置资源和定价机制，虽然医疗服务市场有一定的特殊性，但在基本属性上并无二致。近年，有关部门出台了一系列鼓励社会办医的政策。政策是好政策，但实施起来却发现不少困难，从规划、征地、人才到行政审批都是如此，还有一个重要的原因是缺乏医疗产品的市场定价机制，高端的不高，而基本的又得不到政策扶持。对社会办医来说，尤其如此。

大家都普遍认为，现在政府医疗服务定价机制下，医疗服务的价格偏低。在缺少道德信念支持的变化中，被严重扭曲的，还有医疗费用以难以抑止的速度增长。

刺破纸糊窗，方知春色好。其实，激发我的灵感的，是十多年前对北京市物价部门医疗服务"定价目录"的研究，厚厚一大本如同天书，我翻阅了几个星期，发现其中不少内容相当荒唐。比如说，护士打针，连采用进口注射器和国产注射器的定价都不同。进口针头质量好，应该价格低才对。可偏偏用进口针头的高于国产针头。还有医师会诊，与患者疾病疑难无关，其大会诊、小会诊的费用，根据所请医师的技术职称，本院还是外院，正高还是副高等等决定。一台大手术，几个医师、麻醉护士忙碌大半天，定价只有一两千元。如果把服务产品的价格管死，医院哪有活力？医务人员哪有积极性？大医院的蓬蓬勃勃，小医院的不死不活，如果不靠"以药养医"、"以检养医"的话，社会资本一旦进入医疗服务领域，则必死无疑。社会资本很难在配置医疗资源中发挥作用，更不要说起决定性作用了。医生，也许离我们越来越远。

医疗体制远没有摆脱原来的框架，其中包括价格的制定。计划与市场之间存在巨大的冲突，要么令公众失望，要么使人心里纠结。其实，需要超常态的力量打破惯性，开放观念，才会做到市场开放。社会资本的进入即是一种。

社会资本、外资进入医疗服务领域，有利于从根本上缓解医疗资源紧张的状况，有利于推动公立医院的改革。从这个意义上说，改革要想成功，思想解放是前提；要降低医疗服务业的准入门槛，完全放开让民营资本甚至外资进入。

有客开青眼，无人问落花。招商引资在当下成了时尚。可外资和民营医院什么时候在中国消失？以什么方式消失？我们中间的大多数人已经不甚了了。新中国成立60多年了，现在医疗服务行业的开放程度还不如一百年前，这似乎匪夷所思，但却是事实。那时候有很多外资医院、医学院，如协和医院、同仁医院、湘雅医院、齐鲁医学院等等。一次我到河北的邢台，当地人说邢台的眼科医院不错，后来一翻《邢台通史》，原来是20世纪二三十年代教会创办的，至今还保有那时的一些医疗传统。正是协和等外资办的医院、医学院，开创了中国现代医学与医学教育，也引导传统的中医走向现代医院制度。当下电视台正在播出有关抗美援朝的纪录片，如果说中国为数不少的外资医院，从1950年开始全部迅速消失，与冷战和那早已远去的战火有关，你相信吗？

传统与变迁，旧的一页早已翻过。在医疗科学和技术设备层面上，我们与发达国家已有充分交流和引进。平心而论，中国的医疗服务原来就有自由的传统，医疗行业毕竟属于服务行业，看病治病，无关国家安全，无需像电信、金融那样实行"行业保护"。只有形成充分竞争之后，才能降低服务价格，提高服务质量。

不久前，国家发改委、卫计委和人社部下发了全面放开民营医院的医疗服务价格的文件，没有想到却引起很大的争论。有人首先提出会不会加重看病贵的问题。

其实，这种担心是多余的。

医疗服务市场的需求是多层次的。相应地，医院的定位也是多样的。民营医院不是政府的财政投资,不能要求其定位全部面向"最广大的人群"。如果定位在高端、专科的医疗服务,价格肯定会高一些;定位于普通民众的医疗服务,要跻身于医保定点医院,价格不会高到哪里去,因为在价格和费用上有医保报销的制约。我曾与浙江温州一位民营医院的院长喝茶交谈。他说,他们的医院是面向本地的,"新农合"农民体检每人仅支付 38 元钱,这么低的价格,县医院不愿做,他们医院就接过来,还办了一家体检中心。总之,"自由市场中的价格可能'不合理'、'不合适',或者'不理想',但毫无疑问是最公平的。"[1]

随着医疗市场资源总量增加,竞争激烈,医疗价格总体上还会出现合理下降的趋势。市场会产生出"真正标志稀缺性的正确的价格系统"。[2]比如说,儿童医院儿科压力大,如果在医疗服务价格信号上有所反映,市场就会起调节作用,引导人才、资金等资源的配置。

现在民营医院数量不少,但在医疗资源总量上所占的份额很小,在市场上还起不到杠杆作用。所以,某种意义上说,存量改革也势在必行。公立医院的分类改革,去行政化,建立独立法人治理的现代医院制度,就显得非常重要。改革需要成本,需要投入。公立医院的改革有多种途径,但前提是产权必须明晰。可以独资、合资,也可以托管等,搞活存量,调动各方的积极性。现在公立医院都是政府或行政部门说了算。建立独立法人制度之后,民营资本持有者可以进入理事会、监事会,有决策权,不用完全听命于行政部门。去行政化的现代医院制度改革就会大大加快。

当前,将民资引进公立医院,还有很多关键性的问题有待解决。下一步需要更细致的配套措施。例如医院的产权问题一直未明确,还有,民资进入之后,如何兼顾公益与营利,应该有标准可循。比如急

---

[1] 许小年:《从来就没有救世主》,96—97 页,上海,上海三联书店,2011。
[2] 茅于轼:《从制度演变看改革以来财富的创造》,见张维迎主编《改革》,82 页,上海,上海人民出版社,2013。

诊室，在全世界的医院中都有公益性，抢救生命是第一位的。对患者来说，非关久雨却关贫，不管患者有没有钱，最终能不能用医保付费。政府如何补偿？医院如何分担？

社会资本进入医疗服务行业后，有一个绕不过去的问题，即资本的回报或收益。

问题是我们怎样认识资本？

现代经济学认为，不但劳动创造价值，市场交换创造财富，资本也同样能够创造价值。这就是为什么普通医生收费低，而名医收费高；普通病房收费低，而VIP病房收费高的原因。

有人可能认为，资本创造的财富，由于投资不同，很难有一个参照系，说明合理或者不合理。我想，医疗服务的投入收益率，不妨参照银行贷款利率，这应该是最低的标准，因为很多社会资本投入，不可能全是自有资金，必然有来自银行的信贷。如果对医疗服务的投入均有去无回，石沉大海，没有丝毫收益回报，这将是不可持续的。

放开对民营医院的几千种服务收费的政府定价，是一阵轻风，一缕阳光，是一种进步。对分类后的公立医院也理应如此。放下才能轻装前进，放开才能搞活，才能有蓬勃的生命力。

35　专业的研究和文学的写作
——答《博览群书》记者问

记者：现在有关医改的书大概有三类，一是学术著作，局限于专业领域的讨论，受众面很小，二是所谓的报告文学，多以"内幕大揭秘"为噱头，三是一般宣传册子，意在普及医改的政策方针，认真细看的人不会太多。您如何定位自己的书呢？

朱幼棣：专业的研究和文学的写作。从写作类型上说，一般分为学术性、实用性和文学性三大类。如果说，文学性写作是文学根本的话，那么科学性应该是学术研究的根本。但现在学术著作往往可读性差，而且立论也缺乏科学性和逻辑的力量。我想把学术性和文学性结合起来，尽管医改尚未结束，或者说正在开始。

记者：您在书中谈到了，在提倡"医院公益化"的同时，有的医院却在实行大规模的"商业扩张"，堪比金融业的寡头，意欲打造医院中的"航母"。可否请您在这里谈谈这一行为背后深层次的原因？

朱幼棣：总体而言，在新医改中，大规模的医院商业扩张行为有所遏制。其实医院的商业扩张也不是不可以，那是营利性医院干的、民营医院干的，而且主要应该是高端服务和专科医疗服务，否则以公益性为主的公立医院，把财政投入用在扩张兼并、提高营利能力，而不是用在提高服务水平和服务质量上，显然有悖公平和正义。现在有一种倾向,即公立大医院向基层社区延伸,实际也是兼并扩张,如果一旦形成了事实上的垄断,医疗服务市场的有序竞争和活力,也可能会完全丧失。比如英国的医改,规定社区诊所转诊病人,应有3家医院可供选择,其中两家为公立医院、一家为民营医院,不能由大医院来包办诊所。

记者: 网上有一个问卷调查,问题是"该如何下手打击医疗器械黑幕,降低患者风险?"其结果是:要求政府加大监管力度的占14%,要求出台、完善相关法规的占16%,鼓励个人投资的占20%,呼吁医生良心发现的占4%,而选择"没戏,祈祷自己别得病"这一选项的占43%。这是不是意味着百姓对医生、医疗事业和医改信心严重不足?

朱幼棣: 群众对医改已经期盼很久,也已经被折腾很久了。对医改信心不足是很自然的,因为医药卫生体制改革,与经济体制改革、农村改革,甚至科技体制改革相比,落后得太多。有一种普遍的说法,医疗高收费与高房价、教育并列为民生问题的"三座大山"。知难而进,改革就应该杀出一条"血路",这是邓小平在视察南方经济特区时说的。三十年过去了,医疗卫生问题的改革依然歧路徘徊,看病难、看病贵问题,依然得不到解决,医疗、医药行业腐败之风愈演愈烈,这肯定不是人民群众愿意看到的,这也是促使我写《大国医改》的原因之一。

记者: 您在书中提及大量的医生腐败的案例事件,给人以深刻的印象。医疗行业腐败多年来屡禁不止,涉及面甚广。医院若想增加收入,只能把投入、成本转嫁到医生身上,这必然会导致医生在开药方时不能完全出于医学的考虑。请问您认为有什么解决办法吗?

朱幼棣: 这实际上是如何建立现代医院管理制度的问题。医院要建立法人治理制度。好医生未必是好院长。医院管理也需要职业经理人。国外大医院的院长都是商学院或法律专业毕业的职业经理人，他们的主要工作就是筹资和管理。几乎没有医院院长同时还要上手术台的。医院当然需要经费，应该向政府、社会多渠道筹集，通过医疗服务得到收益。这与国外的许多大学筹资相似——学校不能光靠收学费赚钱，医院也不能靠卖药赚钱。现在许多好的医院都是医科大学的附属医院，国外的科研型医院和教学医院都有科研经费，有药企支持新药和新技术研究费用，而中国的医科大学附属医院呢？主要还是靠政府财政投入、卖药和过度检查费用带来的收入。如果以药养医合理合法的话，由药企和药商来办医院不是更顺理成章吗？

另外，医药、医院的腐败，也不只是为"医院增加收入"的利益所驱使，就像吏治腐败，并不是为政府创收，恐怕多数还是进了个人的腰包。医院是目前灰色收入最多的地方之一。上面我已经说了，解决的办法是建立法人治理的现代医院管理制度，卫生行政部门要依法严格监管，要实现管办分开、医药分开，在这一前提下，财政增加的投入才能有效和透明。

记者：您在书中指出，看病贵主要贵在药费、材料费和检查费上，并有不少医商勾结的例证。网上更有言论认为，看病贵就是贵在器械费上。而检查费用高的原因，除了上述的腐败原因外，还有一大部分源于过度治疗。而最大的受益者是器械商还是医生？请问您认可这一观点吗？原因何在？

朱幼棣：大抵是正确的。从20世纪60年代开始，在药品的研制上没有重大的革命性的突破，所谓新药提高的药效有限，而价格却大大提高。而随着信息技术革命的浪潮，新技术、新材料广泛应用于医疗设备器械上。各种医疗和检查设备不断被开发出来。从目前统计的数字看，医疗费用中，药费和检查治疗费用大体各占一半，其中农村药费高一些，而在城市中检查费用占百分之六七十。过度治疗应包括两个方面，一个是过度用药，另一个是过度检查和治疗。卫生部的用药规范、治疗路径要么没有出台，要么没有落实。

记者：若想根治上述问题，您觉得最核心、最有效的手段是什么？

朱幼棣：靠医保的监督和实行预付费制，以及医院的单病种收费等，如山东济宁医学院附院所进行的改革。医保先向医院预付一部分费用，其余部分医院待患者就诊后再与医保结算，不合理收费部分医保可以拒付。职工看病进医院时就不用自己付费。现在的问题是，医院和医保两方都不负责任。医院一看患者预付的钱不多了，立即停止发药，催病人出院。而医保部门又没有及时对医疗服务，即处方检查等进行动态监管。这有点像汽车保险，出了事故，损失在500元以下的，经交警现场处理后，自己到指定维修点维修就可以了。如果发生了大的车损事故，保险公司派人到维修点，对修理方案、费用进行核实，五六千、上万元的大修理，节省几百元甚至上千元很正常。车主对维修项目费用不了解，但保险公司信息是对称的。据说，现在北京市医保当天就能看到医生的处方检查项目，这就能对医院医生的医疗服务实行有效监督。

记者：政府公布的医疗参保人数、覆盖面和实际可以从医保获益的农村人口出入很大，请问您觉得造成这种出入的原因是什么？

朱幼棣：在户籍所在地参加新农合，职工医保要求主要由用人单位交"五险一金"，这些都很不靠谱。中国流动人口很多。许多地方农村青壮年都外出打工了，成了空心村。但新农合还是在户籍所在地办理。参保率高、覆盖面广的统计数字不排除有弄虚作假的嫌疑。实际上存在大量的重复参保、骗保现象。个人缴费30元，而国家和地方财政补助120元（2010年）。新农合不设个人账户，钱是集中统一使用，住院费用能够报销一部分，而多发病、常见病的门诊费用却不能报销，对贫困地区的农民来说，小病不治会拖成大病。现在各地管理情况差异很大，也很不规范，这就使少数人存在牟利空间。

"五险一金"主要涉及职工医保，农民工流动性大，人户分离，你在东莞打工，不可能在东莞养老、看病，如果回到贵州，你能转走取走的只是个人账户上的钱，而统筹部分就被当地医保和养老保险"剥夺"了，这很不合理。现在年轻人很少有在一个地方一个单位连续工作15年以上的，这样，到头来可能还是老无所依、病无所医。

记者：您在书中认为，医改至今并不算成功。网上更有言论认为，关于医改，看得见摸得着的问题没有得到解决，医改不但不能说成功，就连"开始"都很牵强。您怎么看？

朱幼棣：真正的体制改制，如果以"政事分开、管办分开、医药分开、营利和非营利分开"这"四个分开"作为标准来衡量的话，可以认为真正的体制性改革并没有开始。所以，群众期盼解决看病难、看病贵问题，至今仍遥遥无期。而且，现在极有可能医疗服务机构"绑架"了财政，医改不成功，最后归结为财政投入不足，如果医疗卫生体制和医院管理机构不改革，财政投入再多，也可能是无底洞。医改不可能不增加投入。但钱归根结底不是万能的。任何单一用花钱铺路的改革，都不太可能成功。

记者：请问作为一名普通的就医者，您有哪些就医期盼？

朱幼棣：我接触到的很多医生都很好，有同情心，有医德，工作十分忙碌。与官场相比，做一名好医生是没法在医院中混的，官场可以有庸官，但医院不可以有庸医。进手术室的几个小时，必须高度集中精力，走一点神都不行，不像在办公室，一杯茶、几张报纸、上上网就可以混一天。所以真正的问题在于体制。医生都是好医生，受体制的影响与制约。现在我很少去医院，去年一年就没有进过医院，怕人多，费时间，不是没有毛病，而是"久病成医"，感冒什么的上药店买点药。应该说，现在公务员看病总体上不难，也不贵，尤其是中高级干部，这也许是一些人对百姓看病问题缺少真实感受，对推动医改的主动性不够的原因吧。

记者： 我刊的名字为《博览群书》，不知您可否给我们的读者推荐一些您感兴趣的、正在阅读的或者打算阅读的书？

朱幼棣： 昨天晚上，应地方报纸读书版之约，我把一年来印象比较深刻的书写了篇短文《2010：不纯而又有味的书》，我想提供给你们，供你们选择。

一杯茶，一本书，就是最好的享受。确实，这一年来，我看了好多书，也买了些书。无论是逛书城，还是在机场候机，总要买书。但总的说来，经得起一再翻阅的书不多。我对好书的认定比较挑剔，作为一个学者和作家，有一个标准就是自己能否写得出来，是否获得新的知识和信息。这就是认识、思想和语言表达，而文字倒在其次了。我买书大抵是这样的，发现一本好书后，就盼望作者再出第二本、第三本，直至看了一本倒胃口的劣作，便彻底放弃，此后再也不碰这个作者的书了。

36　如何厘清医改中政府、财政和市场的边界？*

记者： 朱幼棣老师您好！全国人民关注的医药卫生体制改革正在艰难、缓慢推进！您的新作《大国医改》的推出，警醒很多人，同时也启迪着很多人。我们正在策划一组报道，主题是关于"提高医院管理运营效率，减少不合理医疗投入"。我们的出发点是，现在似乎"增加医疗卫生投入"已成共识，然而对于如何投、投多少、投入之后能取得多大效果……等问题还是一知半解，甚至似乎无解，所以少人问津。可是我们国家毕竟还是一个发展中国家，僧多粥少。况且就像您在《大国医改》中说的，"这些都是纳税人的钱！"尽管讨论起来会非常纠结，但是仍有必要为之努力。

如果用"医疗费用弹性系数"作为衡量医疗费用增长情况的指标，可以得出我国1978年至2007年医疗费用弹性系数平均为1.07，即GDP每增长1%，医疗费用增加1.07%。据此，医疗费用增长存在"过度"现象。可是为什么会有人不加分辨地呼吁增加卫生投入？

朱幼棣： 我国财政的医疗卫生投入主要是四个部分，一是行政经费；二是公共卫生；三是医疗卫生机构和人员经费；四是补贴医保，主要补贴新农合和城镇居民基本医保，也补充部分城镇职工医保基金。现在没有哪一个行业或部门认为政府投入是足够的，尽管存在极大的

---

* 此文为答新华社《东方瞭望周刊》记者刘武，收入本书时略有修改。

浪费，政府财政投入的效益、效率也不尽如人意，钱总是越多越好。但医疗卫生行业的一些人，还把政府不断大幅度增加投入，作为开展体制机制改革的前提，这就颇有疑问——增加多少呢，原先说的政府三年为医改增加8300亿元，实际上已经超过了，可医药卫生体制改革上取得哪些重大突破呢？似乎还没有。体制和机制不改革，不管增加多少投入，如都用来养人办机构，很可能钱花了，事没办好，而且成了财政的一个无底洞。

这几年来，我国医疗卫生的总费用增长很快，2005年为8000多亿元，2009年已突破1.5万亿人民币，2010年更是达到创纪录的1.96万亿元。十一五期间医疗卫生费用年均增幅达13%，五年间翻了一番还多，全国人均医疗费用差不多达到1500元。当然，医疗卫生费用猛增，原因是多方面的，但主要是过度医疗、过度检查和大处方；也有医保，特别是新农合等扩面后，原先看不起病的群众，现在能够得到一定的治疗。想一想，新农合人均只有150元，即使今年人均增加到200元，面对医疗费用的"极速"增加，也只是杯水车薪，财政投入怎么增加也赶不上医疗卫生费用无节制猛增。所以医疗卫生总费用猛增，并不一定是好事。

记者：基于您的了解，您认为哪些环节有较多的不合理卫生投入？

朱幼棣：前面已经说到了，主要是养人办机构。购买服务还是政府自己举办机构，两者效率上有很大的差别。目前我国公立医院占85%以上，600余万人，这么庞大的队伍，如果全部由国家包下来，还有医院的运营费用，那财政一定不堪重负。可以匡算一下，如果人均工资总额10万元的话，就要6000亿元，与2011年我国的国防预算相当，这还不算医院运营的费用，购买更新设备的费用。从这个意义上说，如果不用改革的精神创新医疗卫生管理体制和医院运营机制的话，再多的投入也可能收不到应有的效果，而且浪费也会很大。

所以，医院机构必须进行改革，营利和非营利分开，建立医院独立的法人治理的现代医院管理制度。政府管什么，财政管什么，市场管什么，都要厘清，区别对待。本来不该由政府投入的，财政投入了，就是浪费。

举一个例子，这次新医改中，取消医院15%基本药物的批零加价，改由财政补贴，就是一个明显的不合理投入，药品销售是会产生费用的，这是一个正常现象，凭什么要进行补贴？15%应该在批零差价的合理范围内，尤其是那些原本价格就较低的基本药物。仅靠收支两条线还不能说破除了以药养医，因为还有医院药品销售返利，医生的处方费等这条暗中的利益链。现在医院的药品加价实际上平均在40%至50%，卫生行政部门应该对乱加价进行监管，而不应该对所谓零差率进行补偿。

对基层医疗机构实行"零差率"、"收支两条线"后，多数药物并没有因此相应降价，这可以和周边地区社会零售药店的价格作对比。其次，过去基层医院不受药品招标采购的限制，会购买价格较低的药品，加价也不会定得太高。改由财政补贴，实行零差率后，一些基层医院实际上明扣改为暗扣，不正之风蔓延到基层医疗机构。同时又拿到了政府的补贴。前几天，我与一位政协委员谈到这个问题，他告诉我，一些基层医院药品的销售量猛增，连医保部门都感到吃惊，压力挺大的，原来医院是按药品的实际销量15%要求政府补贴，药品销售量越大越好。这使我想起过去一些地方的"出口骗税"。一位经济学家与我说过，出口退税的政策可能还不如出口免税。前者可能让不法者钻空子，从政府那里空手套到了钱，而后者只不过使政府少收税而骗不到钱。

记者：在医院这个环节，在这个主要的子系统，您认为可以减少的不合理投入的空间有多大？

朱幼棣：其实从事高端医疗服务的医院和专科医院、地方综合性医院基本上无需很大的财政投入，或者少量专项投入就可以了。如广东省高州人民医院的改革，用医疗卫生服务，用"薄利多销"占有市场，照样深受群众的欢迎。前几天与一位北京专科医院的院长对话，他说财政投入只占医院总费用的7%。其实这已经不少了。这家医院的大厅相当于五星级宾馆，停车场每小时收费5元钱。高级专科医院，在国际上都不是公立的公益医院，医疗服务的收益本来就很高，国家财政没有必要加大投入，做这种"锦上添花"的事。

现在"盖房子，买设备"也是如此。一些乡镇医院缺少人才，买了设备也没人操作，而且病人也少，一天下来病人还没有医务人员多，买太多设备实际上造成了浪费。还有城市社区的诊所，房子由国家花钱买？提供补助？还是利用原来的诊所，用购买服务的办法修建？这些花钱都不一样。我曾和财政部的同志一起调研，去辽宁铁岭调查城市社区的卫生站。他们就是利用原来的民间诊所，通过考核定点，统一标准和管理，不买房子就把社区诊所办起来，而且深受群众的欢迎。

记者： 有专家对我说，目前没有机制促使医院加强管理，并主动控制不合理的医疗支出，"只能寄希望于碰到一个道德良好、管理英明的院长"。为什么会这样？

朱幼棣： 这样说有一定的道理。就像改革初期国有企业寄希望于一个好的当家人一样。由于管办不分的医疗卫生体制，医院的行政监管可能是最不健全的。卫生厅局长兼任医院院长的不在少数。由于医院又是"公益性"的，完全不在工商、税务部门检查监管的范围内，所以院长个人的作用、个人素质和能力影响非常大。但寄希望于企业家，还不如着力建设一个新体制机制。当年步鑫生、马胜利等改革风云人物今天在哪里呢？他们的成功与失败都是一个教训。

最近，国务院办公厅下发了公立医院改革的相关文件。这个通知的精神、内容就非常好，比以前前进了一大步。不但重提了管办分开、医药分开、营利与非营利分开，还提出了建立现代医院管理制度，建立医院独立的法人，成立董事会或理事会。这确实是医院改革的一个大方向。我们的改革"摸着石头过河",要紧的是应该明确大方向,是过河。所以不能用"潜泳"的姿势,要时时认准方向,向着一个目标前进。否则即使摸到了许多"石头",可能还是过不了河,回到了原地。

记者: 医院的财务管理也是粗放、低水平的吗?您在《大国医改》中提到"征税"这个可能的办法。请问,您认为征税能够打开医院财务暗箱吗?

朱幼棣: 中国没有哪一个行业、哪一个单位,每天有大量的现金收入,却没有规范的财务管理制度,没有工商税务的监管,医院确实是一个例外。我说征税的意思,只是应该把税务等监管引入医疗机构。现在事业单位,不征税的大概是全行政拨款、财政拨款的,这就检查钱怎么花就可以了,而绝对没有源源不断地从服务市场上得到的现金收入。在缺乏监管的情况下,医院说财政拨款只占支出的20%、30%,其余都是医院自己挣来的,所以很多医院,特别是大医院都不差钱。今后,政府财政把一部分从事基本医疗服务的机构包起来,也需要有一个规范的财务和现代医院管理制度。

记者: 前不久上海市医改智囊组的一位专家说,将我国医药费用"后付制"改为"预付制",控制不合理支出的问题就会迎刃而解。请问您是怎样看的?

朱幼棣: 是的,专家的观点大抵能够成立。预付费制可以加强医保对医疗服务的监督,减少过度医疗和不合理的用药,控制不合理支出,极大方便患者。世界各国医保,不管是政府举办还是商业医保,都实行预付费制,只有中国除外。预付费是先按一定比例实行预付费,其余部分在就医后结算。这就要求医院能够实行按病种收费,医保能够实行动态医疗监管分析。有的国家,医保结余部分还可以由医院医生按一定比例分享。现在一般医院要求病人先预付费,否则便停药;

而医保又要病人治疗后拿票据处方去报销,有的地方报销时间还拖得很长,然后这不能报,那不能报,设置了许多门槛。预付费制只是一项改革,还要有配套的体系,中国的医保主动动态监管医疗服务,及费用支出积极性远远不够。

记者: 有专家设想,如果在医疗机构管办分开的前提下,可否将医保的支付职能转交给更加专业的卫生行政部门,医保部门做好筹资保障即可,这样卫生行政部门在管办分开之后也就有了抓手。您怎么看?

朱幼棣: 如果卫生行政部门事无巨细地办理报销个人医保药费,恐怕会有问题,这搞不好会是另一种职能错位。英国等许多国家的卫生部,掌握全行业的政府财政卫生拨款,也包括医院、医保的经费拨款,但起的是审核作用。英国医保机构(国王基金会)把所需的医保费用报到卫生部,由卫生部审批后,再提请财政拨款,管大账不管小账。这也是大卫生部应该做的,起一种行政监管作用。日本的厚生省,并不是单纯的卫生部,实际上以健保的筹资为重心,同时监管健保和医疗服务,日本的公立病院只占医院总数的百分之几,也是独立运营的法人单位。中国的机构设置涉及行政职能的调整,如果真正管办分开后,把医保的行政监管职能划到卫生部,也是可以的。

37　公立医院的改革不止一种模式和选择＊

　　结识北京市发改委研究所社会发展部李军部长和他年轻的研究团队，是在2011年岁末一次医改的讨论会上。得知他们正在积极参与北京市门头沟区公立医院的改革，并取得了明显的成效。他们把门头沟区医院改革称之为"第三种路径"。外面寒风呼啸，而李军这一群年轻人的讨论不乏真知灼见。

　　此后，我们联系多了，一起聊医改、谈民生，这些青年人有干劲、肯钻研，对很多问题的研究都很透彻，并有独到的见解——向身近的时间寻找思路，中国的改革实践与理论，在当代已经成了一门学科。从上而下或自下而上，它不妄言规律与模式，而是开放的、理性的，鼓励千百万人投身于创造，宽容失败，允许以大胆的实践补充、纠正。然后，才是犁庭扫穴，春雨润物般推广与发展。从农村改革、城市经济体制改革、科技体制改革，以至正在进行中的医改，莫不如此。"改革"这个学科最朴素最原初的"门规"和成功实证的标准，便是是否有利于人民大众，有利于经济与社会的发展。

　　公立医院改革是医改的重点与难点。各式各样专家涌现。而这群年轻人却默默致力于北京门头沟那一小块土地上公立医院的改革探

＊ 此文为《第三路径》序言，标题为收入本书时所加。《第三路径——门头沟区医院改革纪实》，北京，中央广播电视大学出版社，2012。

索。门头沟位于北京的西部,说是都市城区,实际却是山峦起伏的革命老区。"先有潭柘寺,后有北京城",潭柘寺就是门头沟的代名词。那里比较引起关注的是资源耗尽、现已淡出人们记忆的"京西矿务局"。全区人口也不多,只有30多万。而现在,永定河成了景观河,成了名人们宜居的山水家园。

但这里的医院以及医疗就不那么引人注目了,没有全国闻名的大医院,离主城区又不远。人们习惯进城看病,当地医院设备落后,人才与投入不足,医疗服务的水平效率不高……总之,所有大都市的郊区和山区公立医疗机构的通病几乎全有。在医疗机构体制没有大的改变的情况下,门头沟区领导从实际出发,通过引进社会资本、引入凤凰医疗集团这样有经验、有实力的优秀管理团队,参与公立医院的改革,努力建立现代医院管理体制,探索管办分开。现在,尝试公立医院"管办分开"大抵有两种方式,一是在卫生行政部门下成立"医管局",另一种是建立类似"国资委"的独立政府医管机构。但能否真正实现管办分开?管理机构运营成本如何?其得失利弊自不待言。李军等人的第三种路径,正是另辟通途的尝试与探索。

当前医疗服务与医药市场的丛生乱象,很让人心疼,让人纠结,而且,延宕越久,付出的"学费"会越高。对于如何深化医药卫生体制改革,人们已经逐渐看到了清晰的方向。这一点,看看最近媒体上关于医改的讨论屡屡指向公立医院就可知关键所在了。公立医院是为老百姓服务的,将公立医院改好就是为了让老百姓享受更好的医疗卫生服务,这一点是大家的共识,也就是医改的公益性目标。而在这本书中提到,公益性仅是一个相对概念。要实现公益性,实际上是要让老百姓觉得享受到不同层次的医疗卫生服务是物有所值的。世事的平衡公正,无关深奥的宏旨,道理如是而已,即让穷人看得起病,有钱的不花冤枉钱,而且医院自身也能得到发展。

毋庸讳言,对于资源的配置、价格的发现、效率的提高,常常市场"无形的手"比行政的手段更有效。政府角色的"回归",推动医院之间的规范、有效竞争，通过公平的竞争提高医疗服务水平和质量，从而使公益性目标得到实现。在我看来，门头沟的公立医院改革就是民营资本进入医疗服务市场，政府保证有效竞争的一次改革与创新。

这一改革给公立医院注入了新鲜的血液，带来了让人耳目一新的面貌。由 ROT 模式到"五变八不变"，由投资购买运营权到抓两头放中间，由第三方监管到"合作终止协议"等等，可以看到门头沟这家二级医院，已经初步建立起现代的法人治理结构，实现"政事分开、管办分开"，一家按照现代医院管理理念运营的医院正在逐渐走上正轨。

思路已是道路问题。在各种社会因素的交互作用下，漫长的混沌与徘徊已经太久，准确的感悟与内心判断尤显重要，矛盾的两难处境总要突破。门头沟的公立医院改革毕竟迈出了可贵的一步，在未来的岁月里，无论成功与否，所体现的勇气，为改革付出的艰辛，由改革做出的探索，都是值得肯定和应予鼓励的。

本书年轻的作者团队期待这次改革的某些经验，能够给当前的公立医院改革带来一些启示，同时期待这种引进民营资本 ROT 模式能够推动实现医疗服务市场"公办公营、公办民营、民办民营"的多元化的格局，打破垄断，保证医疗服务市场有序、有效的竞争。

在本书的最后，提到了医疗健康文化建设。我们国家现代医疗的推行不过百余年，新秩序未建，而传统却丢弃殆尽。毫无疑问，医疗健康、文化建设上的滞后，理想与理念，人道与人心，便没有了维系。医患关系日趋紧张，实在不是医改推进到今天大家愿意看到的，医生对患者，患者对医生都缺少一种人文关怀与宽容，这已经不是"维稳"、维护医院正常秩序的问题了。医学与社会的文明都需要传承与接续，而不是将行业与社会切割开来。要用更高的视角观照，更大的政治智慧统筹，也需要深具科学与文化的底气。

目前，关于医改的书有几类，一类是学术论文式；一类是报告文学；还有一类是宣传册子。看完这本书之后，我倒觉得不好归类了，它像是报告文学,作者在书中做了大篇幅的写实记录;又像是学术论文,作者在书中总结了改革的经验,做出了自己的分析,有自己的思考;还像是宣传小书,值得广大医改工作者和关心医改的人们一读。

在路上行走已久。并非从定义开始,变革一开始就来自基层与实践,而且,几乎注定属于年轻人。三十多年来,当代中国已经经历了若干次改革浪潮的激荡与洗礼,风云人物辈出,时光的长河已不再无渡。能够生活在这个时代是幸运的,而有所创造、有所作为更令人欣喜。也许路径不止一种,人心、人道与科学正义。读罢本书,我感到作者们对于医改滚烫的热情——其所介绍的改革的"新"、这本书的写法的"新"、这本书所提出的理念的"新"、这本书的作者(研究团队)的"新",我想,这种"新"就是医改的希望与出路所在。

38　中国医改的全球视角
——国际医药卫生体制比较研究 *

中国新一轮医药卫生体制改革至今已进入第四个年头，取得了很大的进展，成绩很大。但还是应当看到，体制性的问题尚未突破，现代医药制度也还没有建立起来。在我们前面还有很多路要走。

中国医改正面临着一些困惑。"深水区"说法，过去农村改革、城市经济改革、国有企业改革，都没说"深水区"，因为改革一启动就触及了根本性的问题，经营权、所有权等等。

当前面临的问题：

首先是如何推进公立医院改革？建立现代医疗服务体系和法人治理的现代医院制度？

如何建立国家药物制度？

如何健全全民医保（健保）体系？医保（健保）体系在医改中发挥怎样的作用？

这些都使医改的走向、现代化药物生产和流通制度存在很大的不确定性。

---

* 此文是2013年本书作者在江苏淮阴市所作的一个报告的讲稿。2012年底至2013年初，作者与王波、牛正乾、何海虹等，对日本、韩国、中国台湾与香港、法国、德国、英国、美国等8个国家和地区的医药流通进行了调研，秦脉公司组织翻译了大量第一手文件和资料，进行了深入的研究、分析与比较，按国别和地区分类，报告长达几十万字。作者仅参与了总报告的起草。在淮阴的报告也主要依据这次调研的总报告。

一、中国医改的全球视角

在不久前的图书订货会上,我看到一套书,书名是"为什么好",如《身为中国人为什么好》、《核心价值体系为什么好》等等,往往都着力于"充分"认识中国各方面的长处、好处。这与过去媒体揭露西方国家存在的问题,从新闻的视角上来说有些相似,几十年都没有改变,向内看,而不是向外看。

要客观认识到我们现在医疗卫生、国民健康所处的水平与发达国家的差距。

社会发展与卫生发展的水平,大抵和经济发展是一致的,在同一水平线上。根据国际货币基金组织与世界银行的数据显示,2011年中国国内生产总值7.3万亿美元,但按人口平均,在国际货币基金组织提供的183个国家和地区中,中国排在第90位。国民健康水平也在同一个水平。

下面是一组数据:比如中国人口出生时预期寿命是73.3岁,在193个有统计数据的国家和地区中排在第91位(由高到低)。新生儿死亡率排在第86位,孕妇死亡率在有统计数据的184个国家和地区中排在第72位。

1980年到2010年预期寿命、新生儿死亡率和孕妇死亡率三项数据中,后两项数据的下降率明显优于世界平均下降率,这反映了公共卫生妇幼保健的进展,但预期寿命仅提升了9.37%,低于世界10.65%的平均水平。因为人均预期寿命还涉及食品、环境、保健等多方面。记得十二五规划提出"十二五期间"预期寿命增加多少,媒体报道欢欣鼓舞。其实这有许多不确定的因素,也很难验证是否能实现。三十年提升9.3%,算起来平均寿命也只延长了六七岁。一年平均寿命只延长几个月。而且越到高龄越难,非正常死亡也越少。

很明显,不能简单地说"我们和美国的平均寿命仅差4.9岁"。

所以,我们应当看到和承认这种差距。当然,社会发展与经济投入有关。

从卫生总费用看,我们最近调查的中国大陆及台湾与香港地区、日本、韩国、美国、德国、法国这8个国家和地区中,中国大陆排在第二,美国最高。从占GDP的比重看,中国大陆排在最后,但与香港相近,仅有0.1%的差距——香港的医疗服务肯定比内地高,但卫生总费用占GDP的比重与内地差不多,说明香港的健保体制在费用的控制上是比较成功的。这一点我们下面还要谈到。

根据世界银行的数据,2010年中国个人卫生支出占卫生总支出的比例在给出数据的187个国家和地区中,排名第72位(由高到低)。其中中国的公共卫生支出占卫生总支出比重处于相对低位,个人卫生支出比重相对处于高位(接近50%)。中国需要在进一步降低国民医疗负担的同时,加强政府投入和社会筹资的比重。

中国的国民医疗健康保障还存在较大的缺口,体制与机制上还有诸多亟待完善之处。中国虽然已经建立起全球最大的全民医保体系,但也是全球最需要完善和健全的医保体系。医和药的纠结,剪不断,理还乱,以药补医、招标采购、基药等各种目录中的不正之风仍在继续。

要彻底改变"看病难、看病贵"问题,还有很长的路要走。

中国是一个世界大国。中国在社会发展、医疗卫生、全民健保上当然有自己的特殊性,这在各国都是存在的。但在大的问题上,在根本性的社会服务领域的体制和机制安排上,并不存在根本性的差异。

别国行得通的办法,一般来说,在中国也一定可行。

比如招标采购,为什么拿到中国往往就不灵?问题不是在于"全盘照搬"西方,而恰恰在于"中国特色"。参照同期或早于我们的各国医药卫生体制建立和改革完善的历程,我们才能更透彻地了解中国现在所处的水平,预测未来的各种可能。

其实,香港地区、韩国等在进行医改前,都大量分析了各国医药卫生体制机制上的成功经验,有的还请国际相关机构制定方案。

今年，我在日本调查时，从厚生省到病院、药局，再到药品流通企业，一星期参加几十个部门和单位的座谈，人家介绍做法时都有PPT，直到临上飞机那天上午，还在与日立集团座谈。日本一家流通企业的女工，在介绍本企业工作流程时，同时也与中国的药品流通业作一个比较。在日本医院时，院长、护士长分别介绍情况，也与中国医院作比较，并不时问我们，中国药企是不是这样？中国的医院是不是这样？

这使人想到了国际化、信息化时代。一个普通的女工、普通护士能做到的，我们企业的高管、政府部门的官员，很可能做不到，很可能没有这样的国际视野。我曾经对日本"脱亚入欧"的提法颇不以为然，日本是亚洲的国家，还要跑到欧洲去？到日本后才明白，这是一种现代的理念，对东方文化的改造。比如，中国至今还没有《药师法》，甚至《药师法》还没有进入立法程序。我问日本有没有《药师法》，他们说日本明治维新时就已经立法了，照搬了欧洲的法律。欧洲的贵族怕医生开错了药，需要经过药师的审核才服用。正因为有《药师法》，日本经过10年的准备，于1992年正式实施了推进医药分开的制度。具体的做法，下面还要谈到。

党的十八大提出，到2020年中国将实现双倍增的目标，基本建成小康社会，我国的医药卫生体制改革也应取得明显的成效。现在距2020年只有5年时间，留给我们时间并不太多，特别是对体制机制的改革。准备的时间短了，可能做不好，会留下很多后遗症。比如日本的药价和医药分开的改革，虽然是1992年正式启动的，但其调查和准备时间差不多用了10年，再用10年时间差不多才到位。

新一轮医改从提出至今已经过去好几年。有一些思想和观念并没有随着时间的推进日益成熟和成长，还是一再在原地附近打转。这也是中国的"医改梦"至今没有实现，也没有描绘出一个比较具体的路线图的原因。

二、8个国家和地区：医和药的关系

思想解放和改革开放是医改成败的关键。

从现代医药发展史的角度观察，一些现代的制度与机制在国际上是共通的，是各国医药卫生改革和发展的成果。可以说，也是人类文明共同的结晶。

我们常说后发优势，后发优势在哪里？因为人家有了成功的经验，有了现成的路子，因此我们就有了少走弯路的可能。从某种意义上讲，只有释放改革的红利，才能从根本上解决"看病难、看病贵"的问题。

而现在提供给我们的各国的医药卫生体制借鉴，大多比较零散、不太完整。最近，我与一些业内同仁对此作了研究和分析。医改说到底由三个部分组成：一是医疗卫生服务机构和体系，二是健保体系，三是药品生产和流通体系，这三方面密切相关。我们对8个国家和地区的调查，从药品生产、定价和流通切入。

1. 中国的香港与台湾地区、韩国、日本、美国、英国、法国、德国均已建立与现代医疗制度相适应的现代药物生产与流通制度。药品市场发育完整规范，流通市场结构趋同。相比之下，我国医药流通业还承担了医药、医疗领域利益的转移（回扣、洗钱以及一些行政费用），导致整个医药产业链严重扭曲。

药品分为处方药（毒药）和非处方药两大类。这8个国家和地区，除准入外，对非处方从定价、生产到流通，完全交由市场。政府在这些方面不加干预。非处方药在超市、保健品商店随处可见，多数国家和地区甚至没有销售统计。所以下面我们分析研究的药品也仅限于处方药。

8个国家和地区的一个共同特点，均或早或晚地实施了医药分业管理，并建立以药师为中心的药事服务业。

其标志是，药品的生产、流通和销售形成了一个完整的产业链。

由医师负责疾病的诊断，开处方，而药师拥有处方的调配权。患者无论从医院药房，还是从社会药局（房、店）获得处方，都离不开药师的服务。药师在医师间建立起互相制约检查的工作机制。药师已成为百姓合理用药和社保控费的把关责任人。

医药分业管理是基于医疗和药业分别发展的历史，在欧美国家，医师负责疾病治疗并开具处方，药师负责药品调剂的传统一直得到延续。在美国，许多医院不仅将住院药房外包给药品流通服务运营商，甚至还将临床药学工作外包给流通服务商，由服务商派驻专业的临床药师开展相关的工作。

但医药不分曾经在东方普遍存在，日本、韩国、中国台湾与香港等地均有医生既开方又卖药的传统。这种现象直到20世纪80年代各地实行全民健康保险制度才发生转变。可见，这也是一股改革的方向。

社会药局（店）和医院药房为药师的执业场所，而非单纯的卖药的商业店铺。

过去台湾地区和大陆一样，医生既开处方又卖药，台湾明确提出"全民健保建立在医药分业基础之上"。台湾《药师法》和《药事法》要求，除偏远地区1.8公里范围内没有药师和社会药局时，允许诊所医生直接配药外，所有处方必须经药师调剂并提供处方审核，提供用药指导服务。台湾新修订的《健保法》规定，医师必须将处方交付患者，以供患者自行选择在医疗机构或社会药房调剂药品，促进处方外流。台湾《健保法》也明确规定，未经药师调剂并提供相关服务的处方，不能向健保局申报领取医疗服务的费用。

现在反对医药分业的理由是，中国社会药房现状能够承担三甲医院门诊药房的功能吗？社会药房或药局的提高和升级、药师制度的推进和落实，都需要配套的相关政策。应当从现在开始就着手进行。

如台湾药师调剂药品及提供用药指导，可向健保局申报药事服务费（日本、韩国也是如此）。药师开展居家照顾服务，也可获得相关服务费用。但对药师每天的调剂处方数有明确限制。超过一定数量（如100张处方）以上的健保局不予支付，以保证药品服务的质量。

韩国改革前，医生收入的30%—50%来自药品。1994年通过了《药品分业管理法》，经过7年准备，2000年全面实施医药分业，门诊药房剥离医院，完全切断了医生收入与药品的联系，同时大幅度提高医生诊疗收费和药师处方调剂费，实施几年后，发现收费标准定得过高，之后又进行了小幅调整。

日本的情况也有些相似，对开处方而不售药的医生增加处方费，同时调整药店的补偿方式。一般情况下，药店分发一份药物可得3.8美元，相当于药事服务费。同时严格禁止医生向病人推荐特定药店和收取药店的回扣。

而中国的情况相反，为什么卫生部门发布人均门诊费用下降，与患者实际支付费用有较大差距呢？如北京的三甲医院诊疗费提高，分成40元、60元和100元3个档次，而患者仍在医院的门诊药房购药，这就无法抑制药品的回扣和处方费等不正之风。大家都知道医院药品购销的不正之风，以药补医的渠道有两条，医院药品销售的加价仅是其中之一。因此只是取消15%的加价，实行零差率是不能解决问题的。社会药房无法对每一个医生的处方进行统计，医药代表也无法返利，给医生处方费。日本在改革中想到了，把门诊的处方导向社会药局。

中国医保报销外药品的大量存在，医生推荐病人到特定药店购药，收取药企回扣，以及医院自制药普遍存在，大处方和高价药现象久治而无效。实行医保的各国和各地区，要么完全自费，要么完全走医保，当然这也与健保的水平较高有关。日本、韩国、中国台湾等，进入医保目录的药品都在一万多种，几乎90%以上的处方药都进入了目录。不进入目录的药品，多为非处方药。

2. 社会药品零售业发达，社会药局（店）承担了大部分社区诊所、医院门诊的药房作用。这种做法有利于所有药品费用由保险机构与药店直接结算，切断了"以药养医"的通路。

以法国为例，6000多万人口的法国有2.3万家私有社区药房。

在这8个国家和地区中，除香港地区外，社会药店药品的销售额普遍占市场总量的 60% 以上。2011 年，德国约 84% 的药品通过零售药店销售，10% 的住院及急救用药通过医院药房销售。法国 78.6% 的药品通过药店零售，另外 15.3% 由医院从厂商直接采购使用。英国 70% 的处方药是通过社会药局调剂的。韩国社会零售药店销售额约 70%，医院为 30%。美国有不少医院甚至将临床医学服务、住院药品调剂服务外包。

大约 2300 万人口的台湾，有 7699 家社会药局（店），不少医院药房通过委托经营等方式，实际上已从医院中剥离出去。医院仅保留住院及急诊药房。由于医院对医师和药师等实行聘任制，医院亦聘请专业药师调剂用药把关。台湾地区一度也出现了不少以诊所医师为幕后老板的"门前药店"，许多"医与药"内部勾结的违规行为陆续被健保局查处，严格的费用申报审核、公示制度，高透明度下的患者自由选择，诊所与社会药房的分工合作逐步提高，社区药师的民众认可度得到提升。

过去一些媒体和有关部门把日本看做医药不分的国家，认为日本的医院都有门诊药房。这有明显的偏差。目前，日本通过社会药局销售的药品已占药品总量的 60% 左右，如果考虑到住院药品的市场规模应在 30% 以上，门诊或诊所自办药房的销量已经不足 10%。日本是多岛屿的国家，小岛上居民很少，医和药自然也就放在了一起。

3. 药品流通企业的数量与流通服务发展的水平并无必然联系。发达国家特别是美、英、德、法、日等国，经过多年的充分竞争，形成集约的流通服务；而改革较晚的韩国、中国香港和台湾地区的药品流通产业的集中度比较低，与我国主流的现状相差并不大。但两种集中度下均可较好地保障药品流通市场的良好秩序。

过去一直有报道说，发达国家的药品批发市场集中度高。认为美国排名前三的药品批发企业占据美国药品分销市场的 90%，而中国则是多、小、散、乱——其实多和小与"散乱"并不划等号，散乱是行政监管缺失造成的。

我们在调查中发现，发达国家仍有众多的中小药品批发企业。美国麦肯森等三家企业实际上是药品批发配送和综合服务企业，甚至连运输配送服务都是外包的。日本虽然前四家医药流通企业占药品销售的大多数份额，但这四家大型医药流通企业，还包括与众多较小的药企组成的联合体。流通企业集中度的提高，即所谓做大做强，不是兼并和行政手段推动下的扩张，这是流通利润空间不断被压缩减少的结果。日本药品商业利润，包括流通和批发零售业以及医院的返利，整体被压缩到10%以下。医院的药房几近无利，处方药局靠医保和药师调剂费生存。

三、健（医）保改革的方向选择

医保机构（工团、基金、保险人）既管筹资也管支付。控费成为医保可持续运转的关键。

要用有限的投入解决百姓无限的健康需求，需要充分使用和发挥各方面的资源。建立专业协调，可最大限度保证和提升国家医保体系。在全民医保国家或地区，药品从定价到流通各个环节都与医疗保障体系付费有密切的关系。控费的主要手段为：

一是根据付费的水平控制药品目录，发达国家多数处方药进入药品目录，也就是说，医保外的药品市场大为萎缩；

二是限制医生处方价值量产；

三是实行药费共付机制。全国或全地区药局（店）的处方药销售实行联网，信息互通，有效加强了对处方药的监管。药师严格把关，有效抑制了不合理用药。

医生处方监管是整体医疗费用控制的核心。韩国、日本、中国香港与台湾地区等，无论个体诊所还是大型医院，均实现了计算机联网，有效控制了患者重复就诊和医师过度治疗现象。同时，也解决了所谓"异地就医"的报销问题。

韩国的医疗保险费是按诊疗项目付费的，同时规定药师对医师的处方可以提出异议，对于医生处方中的专利药，药师可以改为通用名药（仿制药），节省下的费用可以给药师30%左右的奖励。

德国医疗保险局向合同医生提供医疗服务项目及相关价格信息，供其比较和参考，医生结合患者实际并根据价格信息调整处方，超出目标限额的，会受到警告或被置于财务监控之下，如果超出的比例大而无法作出令人信服的解释，超出部分医生将按照一定比例承担赔偿责任。在美国，政府举办的联邦保险费率是全美医疗服务和药价的基本参照标准，私营保险公司每年都会依照这个标准与医生和医疗机构进行价格协商谈判，针对具体医疗服务，会对每张处方、每项检查进行审核，还会与患者通过电话核对。如果确认是过度用药、过度检查，保险公司就不付费。

香港是唯一没有实行医药分业的城市。规范医生处方和药房成为医疗机构控费关键而不是营利中心。香港是一座有六七百万人口的城市，其公立医疗机构医院、专科诊所、普通诊所普遍设有药房，由于公立医院的门诊、住院费以及药费受医管局收费标准限制，药品费用并不高。急诊每次100港币、住院费60港币再加上每天100港币。普通门诊每次45港币，若加一种药再付10港币，规定最多不超过5种药。这45港币中包括门诊化验费、检查费用，治疗后可获得不超过4周的用量的药品。住院费包括检查费和药费。100港币的门诊费用（包括药品和检查化验费用）事实上成了最高限额。因此对香港公立医疗机构来说，检查费和药品费用是必须严格控制的成本。

从这个意义上说，北京三甲医院为解决"以药补医"进行的收费改革，即门诊"诊疗费"42元、60元、100元三个等级中，并不包括药费、检查费用，这些都要另外支付，从这我们可以看出两地公立医院机构的差距。而实际上，北京医院的门诊治疗——无论社区还是大医院，不花上几百元甚至上千元，根本不够。

香港销售处方药的社会西药店（561家）的数量较少，但中药店

（3000多家）较多。除急诊外，香港居民通过预约才能获得收费较低的公立医疗机构的专科或普通门诊服务，因此约70%的门诊服务由私人诊所提供。通过调查了解，目前香港已经开始认识到对社会办医的资源利用不够充分。

医保有以下几种模式：

英国和中国香港基本上是一种模式，即实行统一的医保。筹资从税收中解决，居民就医时按比例自负一部分处方费或住院、急诊费。但从体制上说，英国卫生部和大区卫生局、医疗卫生服务体系（全民健保服务，医院或诊所）、国王基金会，三者是独立的。而香港地区的医院管理局，是香港特区政府全额预算的非政府机构，同为公立医疗机构的筹资、拨款与结算方。

英国的国民健保服务主要提供三层医疗服务：初级医疗服务，门诊；社区护照服务和二级医院服务；综合医院的住院，而非专科医院的治疗。

韩国也是由非营利组织举办统一的政府保险。中国台湾是由政府举办社会保险。

说一说美国。在大家的印象中，"美国靠市场"的观念深入人心。其实并非如此。首先是65岁以上老人的医保由联邦政府承担，个人就诊时自负20%的医疗费用。贫困的低收入者的医疗救助，联邦政府与地方政府大致各负担一半，一般4口之家年收入低于3.3万美元的医疗费用实行全免，收入在3.3万至6.6万美元的，分成三等，还需每月缴纳19至76美元，取药时部分自负5至10美元。还有覆盖很多人口的退伍军人及其家属，他们的费用由税收来承担。有能力者与业主共同自由购买商业保险。美国不享受医保的人大约3000万左右，失业者、非法移民、富人大致各占1/3。奥巴马的医改政策主要涉及这部分人，主要是低收入者，以减轻政府的支出。

美国的商业医疗保障机构经办，由雇主和雇员分担缴费责任，政府给予免税支持，但不参与管理，政府医疗救助的保障性项目和范围与联邦保险大致相同，私营医疗保险一般也以联邦医疗保险为参照，不会低于联邦保险，只是这类保险种类多，选择性也更大。

从这些国家和地区看，尽管医保的筹资分别由政府、企业和个人负担，社会各个群体负担有所不同，但总体的医疗保障水平不低，并不是我们通常所说的保基本。日本、韩国、法国、中国的香港与台湾等，只有一个统一的医保。日本医保基金有数百个，但医保水平全国统一。美国的联邦医保主要覆盖老年人，也是全国统一的。

日本有数百个健保基金等机构，筹资方式不同，分成两种方式：单位企业与个人，另一种是地方政府与个人共同负担。前者又分为两种，大企业单独举办医保，若干小企业联合举办的健保基金。后者个人的负担要多一些，但相互之间都可以结转。由于筹资和付费水平统一，因此患者在全国各医疗机构均可获得相差无几的水平较高的医疗服务。

这些国家和地区与中国的医保相比，明显的不同之处在于：一是政府举办的单一保险或多个保险，各国各地区均提供一致的保险待遇。而中国不但待遇不同，且各地区情况也不同，不能异地治疗或结转。二是中国除公费医疗外，各种政府医保均负有有限责任，而其他国家和地区承担无限责任。中国设立医保支付的上限，而其他国家和地区则设立个人或家庭支付的上限，以防止国民医疗支出过大而影响其生活水准。为了避免浪费，普遍实行了患者部分负担医疗费用，但负担有上限，即自负比例下的封顶线或一年自负金额的上限。

比如美国规定个人医疗费用年超过5000美元、家庭医疗费用超过1万美元的低收入家庭，超出部分的费用由政府负担。

而中国起付线和封顶线之间自负20%至60%不等，另有许多自费项超出封顶线的全部自理。所以患者个人在治疗费用上的责任无限。

中国目前还没有全国统一的（包括就医和报销）医保。应当看到，中国目前建立的"全民医保"体系还是初步的，很不完善，与这些国家和地区有十年至几十年的差距。这次政府改革与行政职能调整中，新农合与城镇居民基本医保有可能整合，至于设在哪个部门并不重要，重要的是打破地区和城乡的界限。还有，新农合提高政府补助当然十分重要，但要区分不同收入的人群，细化标准和管理同样重要。在城镇化迅速发展的时期，新农合管理上的混乱现象时有发生。

四、原先对国际医药业了解上的某些欠缺和误区

过去国内对于国际上药品流通、医保和医疗服务有过许多报道，通过这次考察和研究，发现不少与实际情况出入较大，甚至存在认识上的误区。

一是8个国家和地区没有"国家基本药物"这一概念。这8个国家和地区都比较发达，实行全民医保，或政府（如美国）对低收入或无收入群体（包括没有医保对象支付能力的个人和家庭实行政府兜底保障制度）保障程度较高，因此药品上没有基本和非基本之分。药品的分类管理按处方药（毒药）和非处方药、专利药（原研药）和仿制药等进行。

据了解，"基本药物"20世纪70年代源于非洲，后来推广到一些发展中国家，如印度、缅甸等。基本药物目录药品由国际组织提供援助或政府采购，无偿提供给一定标准以下的低收入无保障人群，用作免费治疗。如印度2012年免费的基本药物由200余种增加到300多种。

二是绝大多数处方药均进入健保用药目录。健保机构通过"参考价"等措施，在药品采购和报销价格上进行限制，事实上形成了医保用药的宽进严出。

健保药品定品规而不定生产厂家。如台湾进入健保目录的各种品规的药物达1.6万种，韩国达2.3万种，日本也达2万余种。

三是普遍建立了法人治理的现代医院制度。医疗机构是公立，还

是社会举办、民营，与医疗服务水平、服务效率并无必然关系。办医的多样化成为医疗服务市场多样化的一个显著特点。一般地说，这8个国家和地区的医疗服务分为三个层次：门诊、住院治疗和专科治疗。医院分为三种类型，即公立医院、私立非营利性医院和营利性医院。医院的归属各异，有政府投资的公立医院，教会医院，国立或私立大学的附属医院，慈善机构的医院，大公司、财团办的医院，此外还有大量的联合诊所和私立诊所。进入健保体系（或定点）的医疗机构（包括医院和诊所）是医疗服务的主体，并在服务质量和付费上受到严格的监管。

美国：公立医院约占医院总数的23%。

英国：公立医院占医院总数2/3。

德国：占30%，床位数44%。

法国：公立医院数量占1/3，床位占2/3。

日本：公立医院总数不到20%。

韩国：公立医院占床位总数12%。

台湾：公立医院占医院总数2.5%，床位16%。

这些国家和地区的公立医院的含义，并不一定是政府投资举办，私立大学的附属医院、公益机构、教会组织和慈善机构也同样属于公立医院范畴。而且，医院（或病院）——除香港外——主要提供住院手术医疗服务，门诊治疗大部分在社区诊所进行，诊所大都是私人合伙举办。比如英国，几乎所有诊所都是民营的，而医院不设门诊。这样算起来，即使英国、法国的公立医院提供了近2/3的住院治疗，诊疗人次的医疗服务总量也不会超过50%。

公立医院和几乎有一定规模的医院都建立了独立的法人治理制度，实行了管办分开，改变并摆脱将药品作为医院的利润中心，成为医院控制成本的关键。公立医院的所有权与经营权分开，医院所有建设发展的重大事项由管理委员会决定，日常工作由医院院长决定。英国还形成了非医学专业背景的医院管理的专业团队。日常运营主要是医疗保险的服务收入。

台湾的公立医院自负盈亏，很少由财政补贴。香港在总额预算下独立运营公立医疗系统。

日本公立医院在改革以前，政府投入不足，2/3亏损。实行建立行政法人制度、独立运营等改革后，政府投入没有增加，绝大多数医院已经扭亏。

四是美国等医疗保障和药品供应主要靠市场化的说法并不全面。总的来看，美国的保障水平是比较高的，特别是广大弱势群体主要由政府提供保障，包括没有保险又无支付能力的个人和家庭，有政府兜底的保障制度。此外还有荣军医疗福利和原住民医疗福利等，退伍军人及其家属、印第安人的免费医疗费用均由联邦政府承担。

五、药品的定价与采购机制

前一段时期，有关药品采购的二次议价问题的讨论有很多，争论也激烈。从目前看，在省级政府药品集中招标还在进行的情况下，再放开二次议价，确实有些问题。虽然医院的二次议价、返利事实上普遍存在。放开二次议价，也只是把暗扣转为明扣。

但是，从长远看，医院的经营自主权，包括药品采购的自主权，和人事权一样，都是建立现代法人治理制度不可缺少的。这就同企业的自主经营权有相似之处。现在实行的是双轨制，一部分计划内，一部分计划外。

国际上通行的做法是：

一是成立独立的第三方评价机构，确定健保药品的价格。韩国国民健康保险体系由三大部门（单位）组成，分别是政府健保福利部、全国健康保险公团和健康保险审核评价院。健康保险评价院为2.2万种品规的处方药（大部分为进入健保的药品）确定最高保险支付价。其专利药（包括原研药）参考7个发达国家的药价，按60%确定其在韩国的保险支付价。在调查中，有关方面认为，这个价格总体上还是偏高，50%左右可能是合理的。全国健康保险公团代替政府管理全民医保计划，是政府医保的筹资和付费机构。

非政府中介组织（第三方）代理采购药品成为国际上药品采购的一种方式。近年来，美国出现了800多家各种各样的药品采购组织，如集团采购组织、药品福利管理组织、美信医药国际连锁等，接受包括医院、家庭护理中心和其他医疗服务提供者组织的委托，形成较大的订单后与药企或药商协商谈判，其与委托方是合同关系，双方可以互相制约，这种模式更能体现市场机制，在控制药品费用方面具有积极作用。

二是政府制定医保药物参考定价，实际上为"最高零售限价"。欧洲的德国、法国等多数国家参考周边国家定价，制定本国医保参考价格，并及时进行调整。高于这个价格的药品由于无法进入医保，企业制定出厂价格时，会自动参照政府参考价和中间环节、药店营利等来制定。处方药被分为若干大类，每一类又分为若干组别。政府制定的是几十组别药品的参考价，而不是具体给某一企业生产的品规药物制定价格。药品参考价设置后，还保证医生有充分的选择余地，选择价格等于或低于参考价的药品，同时使低于参考价的药品之间形成竞争。

德国2004年生效的《法定医疗保险现代化法》，规定了患者对所承担药费的费用最低不少于5欧元，最多不超10欧元，对超过参考价的药费完全由个人承担。同时通过详尽的细则，规定了医生和医药行业共同为不断增长的医药费用承担责任，费用控制的义务分解到每一位合同医生，控制医药费用的责任与医生本身的经济利益直接相关。药品价格管理始终是全民医保费用控制的关键。

台湾对进入全民健保目录的药品，采用世界上比较发达的10个国家的均价，然后再按50%作为上限确定药价，其不同药品差别定价方法比较复杂。台湾自1999年至今，健保部门已经进行了6次药品降价，缩小了药品差价，减缓药品支出费用增长。由于价格上对进口药压得无利可图，有一些跨国药企开始放弃台湾的药品市场。

三是有的通过控制医保目录内药品在批发和零售环节的加成率，有的通过药房的处方药零差率和设立药师药事服务费，从而保证了境内所有药房零售的处方药价格基本相同。

德国法律对药品批发企业附加费作了严格规定，制药企业销售价格 3 欧元以下的药品批发附加费为 15%，以此类推，各为 12%、9%、7% 和 6%。这些规定严格限制了批发环节药品价格形成幅度。出厂价越高的药品，批发附加费越低，26.83 欧元以上的药品，批发附加费降至 6%。德国社会药店的药品价格由企业销售价格、批发附加费和药店利润率及增值税构成，药店的利润率等由法律规定，即 3% 加 8.1 欧元。德国的《药品法》和《药品经营法》的规则同样适用于公立医院，因此公立医院的药房实际上与社会药店受到同样待遇。

亚洲国家市场的健全与完善稍晚。20 世纪 70、80 年代，日本的药品流通市场尚不规范，日本 1992 年改革时对全国药品的出厂价实行统一定价，同时规定生产企业与流通分业，规定流通与批发零售业（含病院和医院药房）加价不得超过 15%。此后每两年药品价格调整一次，二十年来，总体上药价不断调低，商业营利的空间也不断被压缩，现在平均已在 10% 以下，即流通企业和医院、零售药局的加成不超过 10%，扣除成本，已近无利。

四是国际上通行药品销售中的折扣和返利。各国法律都规定了药品采购回款的时间，从两周到一月不等。在健保药品参考价实际上起最高零售限价的前提下，政府采购的公共卫生药品，健保机构、医院药房、社会药局在与医药生产和批发企业的谈判中，采购药品价格、数量和付款方式，成为折扣和返利的前提，一般地说这种药品供应链过程中产生返利是可查的商业行为，并非个人受贿或小团体的商业回扣，目的在于限制制造商的药品自定价和营利空间，控制药物的成本，有的用作药房费用的补偿。

德国药物市场上存在 4 种返利类型，如联邦疾病基金联合会组织的强制性折扣和集体性折扣（即集中采购折扣）。

五是国际上通行的药品招标采购一般是以医疗机构为主体的团购行为。医院只采购占全国消费比例不大的住院用药（德国 10%、法国 25%、韩国 28%）。多数国家的健保机构是按病种或住院天数支付住院医疗费用，在英国，甚至包括病人的伙食都需要由医院免费提供。由于药品、治疗成本均包括在内，使得在临床允许的情况下，尽量选择仿制药、提高病床的使用率成为必然。在此情况下，政府或保险人自然不会过多干涉医疗机构的药品采购。

我国从 2009 年开始新一轮医改，的确取得了众多可喜的成果，但由于过去医改主要集中在基层和基本药物，且以投入和建设为主，而对健康保障制度的建设和健全还很不足，认识也肤浅。医改缺乏顶层设计和实施路线。特别是对承担了 92% 门诊和住院服务的公立医院，真正的改革并未展开。有许多国际上众多国家和地区的失败与成功的经验，中国的医改并不需要摸着石头，也不存在所谓的深水区。中国的医改不能老围绕政府部门和行政权力、部分行业局部利益绕圈子。

以下是对几个问题的思考：

一是由于国家药物政策，药品的流通与销售与国家医保体系密切关联，在新一轮政府行政机构改革中，建立国家政府健保行政部门（机构）是必要的。从各国医改推进的情况看，已经建立全民医保的国家，完善的健保体系，对国家药物生产流通体系、医疗卫生服务体系提出全新的要求。这也是全面深化医改的动力。舍此，别无他途。

目前我国全民医保很不完善，需要进一步推进。比如，我国各种医保均有报销的起付线和报销封顶线，而各国的现代医疗保险体系却负有"无限责任"，即对贫困和低收入群体、参保人员，超过一定限额的医药费用全部由政府或医保基金、医保机构负担，由有限责任向无限责任过渡，全民医保和应保尽保才能完善。前提是必须对医疗服务和药品调剂建立严格监管制度，才能控制药品费用支出过快增长。

二是加快推进医药分业，并将其作为一个中期目标。加快医药分业立法，通过多种途径，把医院门诊药房的剥离作为医改和公立医院改革的中期目标。缩小三甲医院的门诊规模。推进医生的自由执业制度，推进全科医生培训考核，首先在条件成熟地区推行社区医疗服务中心（站）门诊药房的剥离试点。

三是在公立医院改革中，落实公立医疗机构独立法人或社会法人治理制度，将建立现代医院体制作为重点目标，而不是推行所谓取消"以药补医"，实则是将收费从药品加价转移至直接向患者收取"诊疗费"。因为此类收费"平移"，没有解决药价的虚高、相关人员的回扣等不正之风，也没有杜绝大处方和过度医疗检查，无助于缓解群众看病贵的问题。说白了，仅仅是一种改革的"假象"。要动态监管处方药的价格，参照港、台地区和韩国的做法，解决进口专利药和原研药定价过高的问题。

医院靠合理控制成本提供最佳医疗服务获得收入，是世界多数国家和地区医疗服务的从业观。相比之下，我国药品成为包括医院管理者、医生在内的诸多流通相关者的生财工具，药品流通环节诸多行政审批和行政干预也在不断推高药品的费用，而医保体系在药品采购使用中既没有参与，也缺乏监管。我国对医药分业的认识尚在讨论之中。中国公立医院的改革也还刚刚起步，先不说自由执业和医院的独立法人治理，医生多点执业，财权和事权的落实也有许多距离。诸多国际通行的服务理念、管理理念都还十分模糊。建立现代医院服务体系和管理制度，尚有诸多问题需要厘清并逐步解决。

四是建立国家药物制度，完善并落实药品分类管理。明确药房专业服务属性。在近期改革中开展药剂师立法和制度建设。促进医疗服务和药师服务的竞争。建立国际上通行的医保药品价格的协商谈判机制，加强医保对药品支出费用的监管。实行全民医保后，按照国际通常的做法，基本药物概念、目录等应逐步退出，建立国家药物政策。制定医保药物目录已经足够。

五是落实社会办医，丰富医疗服务资源。一方面投入不足，一方面社会资本却进不来。河南洛阳公立医院改革只走了一半。地区、市、大型国有企业，医院众多，政府投入却明显不足。

六是认真转变政府职能，清理和减少行政审批，改革现行的基药目录、政府招标采购制度等，改变政府对经济活动直接干预的情况。改革公立医疗机制的药品采购制度，改革现行政府举办的药品集中招标，在政府退出药品采购的市场活动后，逐步恢复医疗机构和医保机构药品自主采购权，鼓励联合采购。

总之，无论是与欧美发达国家，还是与周边的中国台湾地区、香港地区、日本、韩国的健保和医疗卫生体系相比，我国的药物流通体系和医疗卫生体系尚有大的差距，不能盲目乐观。党的十八大提出了2020年建立小康社会的宏伟目标，这对医改和完善健保体系提出了新的要求，时间紧迫，时不我待。只有大家共同努力，深化改革，才有可能追赶世界改革和发展的潮流，造福人民。

后 记

三十多年里，国人曾寄无限希望于医药卫生领域的改革，已有过多次启动、疾进、反复和停滞，以及重新出发。

随着新一轮医改的深入，各种尖锐的矛盾渐次展现，利益集团的代言人纷纷登场，令人眼花缭乱，亦相当无奈和纠结。无论"看病难、看病贵"问题，还是医患纠纷和矛盾的激化，都不是与生俱来的，而是体制与机制经历转型和危机时期，忍受力一度崩溃的迹象。从某种意义上说，这也为社会和医药卫生及社保领域认真的改革探索，提供了巨大的激励和丰富的研究材料。

越来越多的研究者意识到，真实书写当下医药行业现状与艰窘，诚实地接近改革的本质和关键，本身就非常艰难。越走近就越感到禁忌的存在。我想，一个人终不能失去信仰，这种信仰基于科学和对医学道德的坚守传之久远。从记者、官员，转型为一个学者和作家，只有两种选择：要么沉默，要么必须说出真话。

本来在完成《大国医改》后，我已如释重负。凝视着即将来临的春天，一度疏离了医药，也不再关心"给药治病"等问题，移心研究别的领域，探求历史上的灾难，比如地震、江河生态、佛教文化和书法等等，我通常会感到澄明和快慰。世界真大，知识如浩渺汪洋，人终其一生，连浅浅的一湾都不可能尽知。

每次写作告一段落后，我抽出时间逛逛书店，在舒适的下午或惬意的黄昏买书、读书、吃茶。不经意间又暂入另一领域，用自己的方式认识历史与现实，生态与山河纠结的关键，感知文字的气息。

这两年中交出的两份答卷便是《怅望山河》与《书风法雨》，前者是《后望书》的续集，青山涧河；而后一部则是书论，笔下墨迹纸砚，隶草楷行。

然而我的内心始终不能平静，那是风与海洋，雨与绿野。

我终非是有品位的高雅之人。

有时接受采访，或应邀讲课，准备材料时，得看看新闻，想想新近政策措施和发生的事情。令人印象深刻的虽多为偶发事件，医患纠纷频发、弑医和农民无钱自锯病腿，乱象惨相已超出想象，血腥得令人心悸。不管是医生的血还是患者的血，早已突破了道德所能忍受的底线，超出一般的共性和常识。我们已经很难直面、很难正视。

毕竟，想改变自己的性情已不太可能。虽然深感成为学者是件"没有前途"的事，但对已然熟悉的领域又不得不思考。我想，中国的药品生产营销、医疗服务行业和职业，本质上应没有什么特别的不同，也许只需要和世界上多数国家的模式一样，有一个共通的不断变好的选择。

年深月久，中国知识分子入世和为官的路径，已经养成许多人乖巧攀附的性格，他们的思维步态成了定式，也丧失了质疑和思考的能力。但一些人假改革的旗号，散布很多似是而非的理论，误导或延缓改革，不仅已被实践证明效果不显，如若深究到底，也未必经得起推敲。

我想，我们不能无视底层民众的诉求，无视世界的潮流。

廓清被遮蔽的行业本质和日常生活工作的底部，特别在各方利益固化、矛盾尖锐，各个群体对峙，表达亦相当情绪化的今天，我们需要怎样的勇气和坚守？或者说，如何调整我们的理念和认知，能使时代宽容或者等待一次漫长的渐进式改革。

《大国医改》之后，许多朋友鼓励我再写一本关于医药的书。于是有了现在这本《无药》，自然，药与医也无法完全分开。

遥看近观，扑面的表象与丛生的乱象背后，也能认出本质。

《无药》延伸了数年来对医药卫生改革的追问。虽然命题如此明确，如"四个分开"（管办分开、政事分开、医药分开、营利和非营利分开），但路径芜杂凌乱，并不明朗，加上犹疑不决和干扰不断，终极的意义也就因此延宕而变得遥远了。偶尔关心医药采购招标"双信封"等种种改革新方法，也只希望喧闹过后的循环与上升。

　　在一次会议上，有专业人士干脆提出，当初中央把医改目标定为缓解"看病难、看病贵"问题就不妥，这个问题连西方发达国家也没有解决好。这使我感到悲哀，深刻体会到了无义与无情，难道中国医药卫生体制改革，与他国是同一个层面的问题吗？

　　尽管关于医药和医改，有了堆积如山的文字，有了无数决定、规定、文件和书籍。但波涛上下，科学只有一条轴线，切近的航线也不会太多。

　　中国当前的医药界，有世界上最优和最劣的东西。好药是为了人的健康和生命，倘若在业内混一辈子，就会显得很短，生命的质量便不得不被无休止的琐事、俗事甚至恶事磨损。

　　要分辨、分析，首先得要有思考和判断。除了公共卫生学、药物经济学之外，还需智慧、审慎和其他学科的知识，对于研究路径的选择，应该有更优的方法。改革口号和利益诉求，都不是包治百病的万应灵药。在医药卫生领域里，不乏试图影响舆论和改革取向的人，但能提出科学透彻、视野宏大、洞悉实情、有深刻学术思想的人才，却往往被埋没了。

　　于是，学习之余，终于还是提笔续写，写我不太成熟但与时俱进的思考。

　　感谢生活。在新世纪开始的头十年，让我有幸跋涉这条浑浊的激流，否则对这一切也会茫然无知。

　　我偶然进入医药这个领域，又曾经介入现实，从《大国医改》到《无药》这本书，几年就这么度过了。好在我没有利用这条河流负载什么，也没有任何个人的私利，不用交换或妥协。不仅仅码字辛苦，写作与思考的过程也非常辛苦。又是一年春归，又是长夜人静。我深刻地意识到，任何学术思想的成熟和阐明，都是不懈努力求索的结果。每一个人都在创造历史，但个人的使命也仅仅在于研究和记录。

佛说，有即无，无即有。——从这个层面上看，"无药"即"有药"，前路似乎也在山重水复之处。

让人道之光、信念之光照亮我们永续的远途。

图书在版编目（CIP）数据

无药 / 朱幼棣著 . -- 北京：世界图书出版公司北京公司，2015.1
ISBN 978-7-5100-9342-5

Ⅰ.①无… Ⅱ.①朱… Ⅲ.①医疗保健制度—体制改革—研究—中国 Ⅳ.① R199.2

中国版本图书馆 CIP 数据核字 (2015) 第 022961 号

Copyright©2015 Ginkgo（Beijing）Book Co., Ltd.
All rights reserved.
本书版权归属银杏树下（北京）图书有限责任公司。

无 药

著　　者：朱幼棣	筹划出版：银杏树下	出版统筹：吴兴元
责任编辑：李婕婷	营销推广：ONEBOOK	装帧制造：墨白空间

出　　版：世界图书出版公司北京公司
出 版 人：张跃明
发　　行：世界图书出版公司北京公司（北京朝内大街 137 号　邮编 100010）
销　　售：各地新华书店
印　　刷：北京京都六环印刷厂（北京市通州区永顺镇刘李路　邮编 101101）
（如存在文字不清、漏印、缺页、倒页、脱页等印装质量问题，请与承印厂联系调换。联系电话：010-89597655）

开　　本：690 毫米 ×960 毫米　1/16
印　　张：22.5　插页 3
字　　数：312 千
版　　次：2015 年 5 月第 1 版
印　　次：2015 年 5 月第 1 次印刷

读者服务：reader@hinabook.com　188-1142-1266
投稿服务：onebook@hinabook.com　133-6631-2326
购书服务：buy@hinabook.com　133-6657-3072
网上订购：www.hinabook.com（后浪官网）

ISBN 978-7-5100-9342-5　　　　　　　　　　　　定　价：42.00 元

后浪出版咨询（北京）有限公司常年法律顾问：北京大成律师事务所　周天晖 copyright@hinabook.com

版权所有　翻印必究

大国医改

著　　者：朱幼棣
书　　号：978-7-5100-2939-4
页　　数：408
出版时间：2011.01
定　　价：39.80 元

前国务院研究室司长朱幼棣
给中国医改来一次刮骨疗毒

　　医疗腐败、药物滥用，以及药品回扣和"处方费"，直至"板凳费"之类"创收"，都是几十年来最糟糕的。
　　在现有卫生体制下，在危害极大的污血事件中，最难治理的，其实不是民，而是官。
　　为什么"国家基本药物制度"三十年来只开花，不结果？
　　无论是财政买单，还是医保保底，中国穷人应该有免费药。
　　体制机制改革，根本上就是为了千千万万民众能在低水平的医疗服务上，公平合理地享受发展带来的成果。舍此之外的堂皇言辞，大抵可认为是扯淡。
　　直面医改前途步步维艰的瞬间，直面理想回归照耀的瞬间，让我们心忧天下。

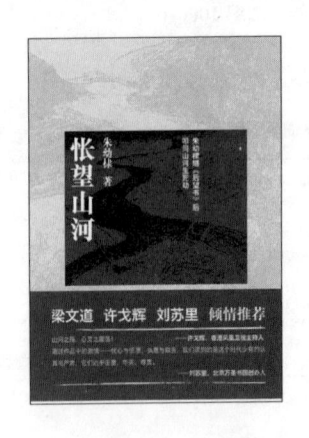

怅望山河

著　　者：朱幼棣
书　　号：978-7-5100-4716-9
页　　数：392
出版时间：2013.01
定　　价：42.00 元

梁文道、许戈辉、刘苏里倾情推荐
获第七届吴大猷科学普及著作奖佳作奖

　　2008年汶川地震令世界震惊，2012 年"到武汉看海""北京、天津大水""云南昭通地震"，灾难接连不断，究竟是天灾还是祸出有因？过去五十年，黄河、淮河、长江的水浑了，海河断流了，河流不再有生命的流量。完整生态系统的无序开发，导致流域调度失灵，怅望山河，一项项大工程是不是全"功在当代"，愧对子孙？
　　作者长期关注生态环境和社会发展问题，这使其能以绝无仅有的冷静笔触对现存问题和缺憾进行科学的观照，还原那些被隐瞒或者被忽略的重要真实，还山河以"清白"，引导客观深入的认知，唤醒人的科学觉醒。

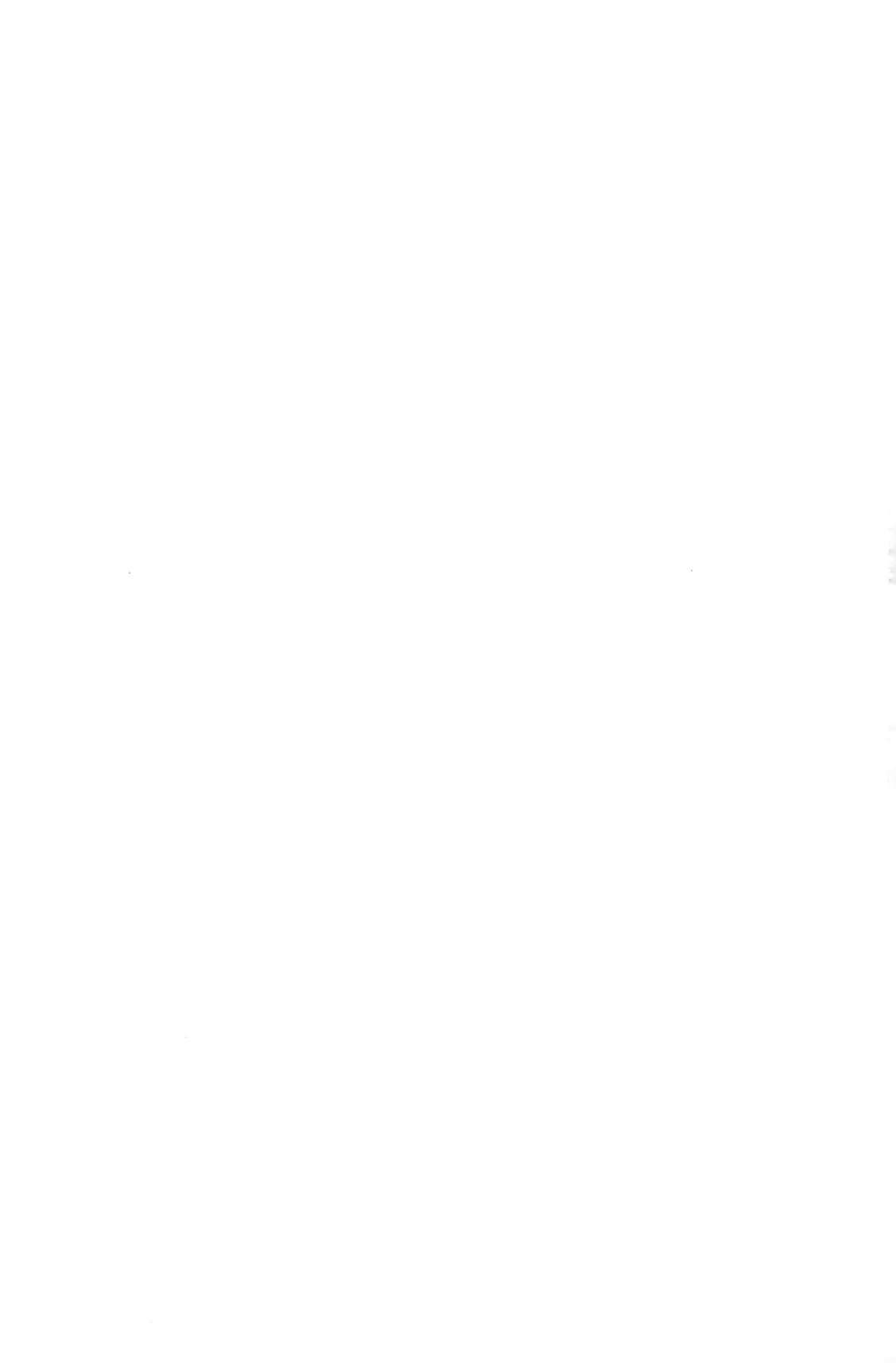